常见外科疾病诊疗学

黄　朔　马瑞东　鞠东辉　王忠洋　郭志祥　主编

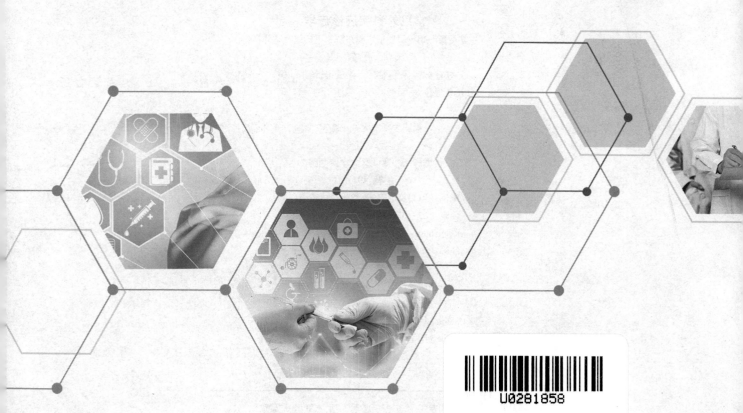

重庆大学出版社

图书在版编目(CIP)数据

常见外科疾病诊疗学 / 黄朔等主编.-- 重庆：重
庆大学出版社，2021.5
ISBN 978-7-5689-2684-3

Ⅰ.①常… Ⅱ.①黄… Ⅲ.①外科—常见病—诊疗
Ⅳ.①R6

中国版本图书馆 CIP 数据核字(2021)第 083077 号

常见外科疾病诊疗学

主编　黄　朔　马瑞东　鞠东辉　王忠洋　郭志祥

策划编辑：范　琪

责任编辑：张红梅　　版式设计：范　琪
责任校对：黄菊香　　责任印制：张　策

*

重庆大学出版社出版发行

出版人：饶帮华

社址：重庆市沙坪坝区大学城西路 21 号

邮编：401331

电话：(023)88617190　88617185(中小学)

传真：(023)88617186　88617166

网址：http://www.cqup.com.cn

邮箱：fxk@ cqup.com.cn（营销中心）

全国新华书店经销

重庆升光电力印务有限公司印刷

*

开本：889mm×1194mm　1/16　印张：12　字数：291 千
2021 年 5 月第 1 版　　2021 年 5 月第 1 次印刷
印数：1—1 000
ISBN 978-7-5689-2684-3　定价：78.00 元

编委会

主　编　黄　朔　　马瑞东　　鞠东辉　　王忠洋　　郭志祥

副主编　于　霞　　高　兵

编　委（按姓氏笔画排序）

于　霞　佳木斯大学附属第一医院

马瑞东　成都医学院第一附属医院

王忠洋　德州市人民医院

高　兵　四川省人民医院

郭志祥　安徽医科大学第一附属医院

黄　朔　佳木斯大学附属第一医院

鞠东辉　哈尔滨医科大学附属第四医院

前　言

近年来，随着现代医学影像、生物医学工程、分子生物学、微创外科及相关学科的发展，外科学也得到了日新月异的发展。临床医师必须不断学习才能跟上时代的步伐，本书正是在这样的背景下，由多位具有深厚理论基础和丰富临床经验的专家及活跃在临床一线的中青年医师，以自己的临床实践经验为基础，通力合作，分工执笔，编写而成。

本书力求系统完整，突出临床实用性和科学性，重点介绍了颅脑损伤、甲状腺疾病、肺部疾病、胃肠疾病以及阑尾疾病的手术治疗方法、步骤与注意事项等内容。本书适用于外科医师、高等医学院校师生以及相关医务人员参考使用。

由于编写内容较多，尽管在编写过程中反复校对、多次审核，但书中难免有不足和疏漏之处，望各位读者不吝赐教，提出宝贵意见，以便再版时修订。

编　者

2020 年 8 月

目　录

第一章

颅脑创伤手术治疗

第一节　颅脑损伤的一般手术方法

一、头皮损伤

头皮是一种特殊的皮肤,含有大量毛囊、皮脂腺、汗腺及皮屑,往往隐藏污垢和细菌,一旦发生开放伤,就容易引起感染,然而头皮的血液供应十分丰富,仍有较好的抗感染能力。

头皮损伤外科处理的麻醉选择,要根据伤情及患者的合作程度而定,头皮裂伤清创缝合一般多采用局部麻醉,对头皮损伤较重、范围较大者,仍以全身麻醉为佳。

1.头皮裂伤

清创缝合单纯头皮裂口,如果不是全层裂开,尚有帽状腱膜连接时,因受损血管不能退缩止血,往往失血较多;反之帽状腱膜完全断裂者出血较少。

(1)冲洗方法:清创时先以消毒干纱布压迫伤口控制出血,剃光裂口周围 6 cm 以内的头发,如系大裂口应剃光所有头发。然后用肥皂水冲洗创口周围,再用生理盐水纱布擦洗、拭干,乙醚脱脂后,以碘酒、乙醇消毒。根据伤情可确定局部麻醉或全身麻醉。局部麻醉时用0.5%普鲁卡因或利多卡因溶液行浸润麻醉。为减少出血可加少量肾上腺素(每 10 mL 加 1 滴,约 1/200 000 U)。麻醉显效后开始创口清洗,此时创口已无疼痛,出血亦减少,用软的毛刷蘸上消毒肥皂,轻轻刷洗创口及创缘,若有活动性出血点,用消毒止血钳夹住,然后用大量生理盐水(不少于 1 000 mL)反复冲洗。同时清除创口所有污垢、异物和头发等。随后再用消毒干纱布拭干,取下止血钳,创口用消毒纱布填塞,重新用碘酒、乙醇消毒创口周围,并用无菌巾覆盖术野,然后开始清创手术操作。

(2)清创方法:手术前应先控制活跃出血点,并仔细探查颅骨有无骨折,估计裂口的缝合有无困难。如系复杂的裂伤应考虑清创后缝合是否会有张力,有无施行附加切口、延伸切口或头皮下松解或植皮的必要,清创时由外向内,由浅入深,逐渐清除已废损或失去活力的组织。由于头皮的牵伸性较小,创口边缘的修剪不可过多,但至少应达到皮缘整齐,断面呈直角,可见健康的皮下组织。清创后的头皮须对合良好,分层缝合,一般不放引流,污染严重、组织活力较差时,可用橡皮片作短时皮下引流。

2.头皮残缺的清创整复

头皮裂伤较复杂或有部分残缺时,单纯清创缝合常有困难,必须根据裂伤的形状、残缺的大小和部位采取相应的整复方法。通常,不论头皮缺损有多大,原则上都应尽量做到一期缝合,不留创面;一般是有感染征象或污染严重的创口,才行后期整复或后期植皮。

(1)头皮下游离原位缝合:头皮裂伤残缺较小、属狭长或条状裂口、宽度不超过3 cm者,可以直接原位缝合,冲洗清创之后,将裂口周围头皮自帽状腱膜下层分离松解5~6 cm,即可将裂口原位缝合。

(2)延长切口整复残缺:头皮残缺较大、裂口复杂、残存缺损直径大于3 cm者,缝合时须先延长切口,然后行帽状腱膜下游离松解,施行缝合:

①"S"形延长切口:于裂口两端作方向相反的弧形延长切口,扩大创口帽状腱膜下的游离松解的范围,即可将缺损两侧边缘牵拉、移行、合拢,然后缝合(图1-1)。

②三叉形延长切口:头皮裂口及残缺区呈星形或三角形时,可将原创口作顺时针方向的弧形延长,形成3个大小相近的皮瓣,恰似电扇的三叶,然后游离松解并加以缝合。这种方式可整复直径4~5 cm的头皮缺损(图1-2)。

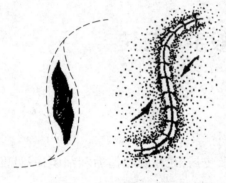

图1-1 "S"形延长切口

③瓣状延长切口:头皮裂口及残缺呈弧形或月形时,可沿创口的弧度做成瓣状切口,瓣的基部向下,作为瓣蒂中的血管,然后自帽状腱膜下游离皮瓣,牵拉移行皮瓣盖残缺区后缝合(图1-3)。

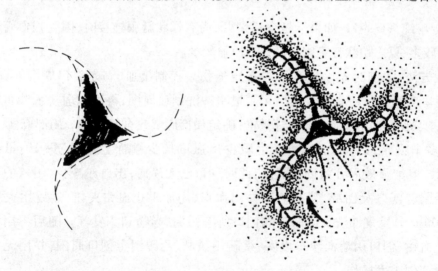

图1-2 三叉形延长切口

(3)转移皮瓣残缺整复:头皮残缺直径在6 cm以上时,用延长切口难以将创口闭合,须另作松弛切口1~2处,形成转移皮瓣,然后行帽状腱膜下分离,将皮瓣牵拉、合拢,封闭创面并缝合。松弛切口处的新创面则用中厚断层植皮覆盖。

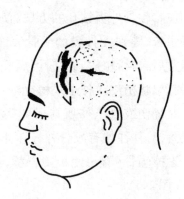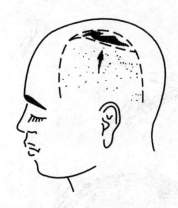

图 1-3　瓣状延长切口

3.头皮撕脱清创整复

头皮撕脱是指部分或整个头皮被撕脱,完全游离。严重的撕脱伤范围,前面可达前额和上眼睑,两侧可累及耳郭。这类伤员往往失血较多,清创前应先纠正血容量的不足,给予抗生素治疗,预防感染。应在全身麻醉下施行手术。

(1)清创自体植皮:在头皮撕脱伤早期,创面尚无感染征象时,应尽快清创,彻底冲洗并清除一切异物和失去活力的组织。清创时应保护尚有小蒂相连的皮片,切勿断离。对残存的颅骨骨膜须小心保护,以利植皮。创口边缘断面上的血管均应保留,以备必要时行血管吻合。创面的止血应完善,宜用双极电凝小心处理,避免过多的灼伤。植皮以中厚断层自体皮为佳。对头皮撕脱时间较短(8 h 之内)、污染较轻的,可清洗后剃去头发,剔除皮下组织,重新再植。对颅骨骨膜缺失的裸面,可用带蒂的颞肌筋膜翻转覆盖,然后再于其上植皮。或采用大网膜移植,覆盖裸骨面后于其上植皮。植皮后,在皮片上作多个小切口(0.5 cm 左右),有助于排液,然后加棉垫包扎,皮片与颅骨骨膜要紧贴,以利愈合。

(2)清创头皮再植:显微外科的发展,使小血管吻合成为可能。头皮撕脱后行头皮血管吻合,原头皮全层再植,已有成功的例子。撕脱头皮血管吻合再植,必须在 6 h 之内,对无严重污染、撕脱的头皮无明显挫裂,且主要血管断端尚属整齐的,可以进行吻合术。清创时应分两组:一组行头部清创,并游离解剖出枕动静脉和(或)颞浅动静脉,如果头皮的四对主要血管中,有一或二对能够吻合成功,则头皮再植即有成功希望;另一组作撕脱头皮的清洁,剃去头发,反复清洁冲洗,细心修剪帽状腱膜下的疏松结缔组织,注意保护头皮血管,仔细在皮缘断面的相应部位找出枕动静脉和(或)颞浅动静脉,并用 1/1 000 肝素溶液灌注,以供吻合。通常动脉常易寻获,静脉寻获则较困难,因撕脱时静脉被扯断在组织内,断端不易被发现,为常见的失败原因之一。

头皮血管吻合:患者头颅用三爪头架悬空固定,便于环绕四周的操作。根据可供吻合血管的部位和长度,修剪多余头皮,使血管的吻合及头皮的缝合均对合良好。先在头皮四周全层缝合数针,将头皮固定在头颅上,避免头皮滑动,然后开始在显微镜下行小血管吻合术。血管一旦接通,撕脱头皮的边缘即开始流血,较大的出血点可用双极电凝止血,一般渗血只需缝合头皮即可,皮下置橡皮引流,自低位引出,包扎不宜过紧,术后半坐卧位。

(3)晚期植皮:若头皮撕脱伤已属晚期,创面明显感染,则不宜再行清创植皮,只能清洁创面,用凡士林油纱敷料覆盖换药,待肉芽生长后再行晚期植皮。遇有颅骨裸露的区域,可以采用间隔

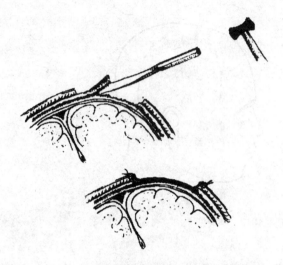

图1-4 凿去坏死的颅骨外板待肉芽生长后再植皮

1 cm左右颅骨外板钻孔的方法,使板障暴露,以利肉芽生长,等到无骨膜的颅骨表面全部被新生肉芽覆盖后,再行植皮。此时因属晚期植皮,应选用薄层邮票状植皮或种子式植皮。

对烧伤或电压伤所造成的头皮缺损,常有颅骨裸露,且往往伴有颅骨外板坏死,此时可用骨凿小心去掉颅骨外板,使板障暴露,生长肉芽,然后植皮(图1-4)。

二、颅骨损伤

颅骨属扁平骨,有内板及外板,其间为板障静脉,颅骨穹隆在儿童期靠骨膜营养,成年后主要由板障供应。颅底及颞枕区则由附着的肌肉提供血液供应。一般颅骨骨折之后,除部分儿童可以达到骨性愈合外,其余均属纤维性愈合。若颅骨骨折属于单纯的线形骨折,未伴有颅内继发损害时,无须作外科处理。

1.闭合性颅骨骨折

(1)乒乓球样凹陷整复:婴幼儿颅骨较软且富有弹性,当外力作用于颅骨时,可造成半球形凹陷,如果其范围小于5 cm,陷入深度不超过1 cm,又无任何神经系统症状或体征,则不必整复。若凹陷面积较大、较深,或伴有局部脑疝症状,则应在全身麻醉下,于凹陷区近旁钻孔,小心循硬脑膜外放入骨撬,选凹陷中心处,然后用力将其撬起,复位后应认真检查,确无出血,方能分层缝合头皮(图1-5)。

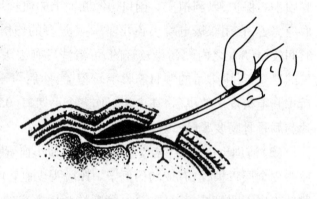

图1-5 乒乓球样凹陷整复

(2)单纯性凹陷骨折整复:颅骨单纯性凹陷骨折,并非都需要整复,除非凹陷骨折面积直径大于5 cm,陷入深度超过1 cm,或凹陷骨折压迫引起神经功能障碍,或有颅内主要静脉窦受压。由于凹陷骨折内板碎片常刺破硬脑膜,损伤脑组织或刺入静脉窦,故整复前应根据颅骨X线片,认真做好手术准备,以防术中大出血。整复时,头皮切口宜沿骨折外周向上作半弧形皮瓣,然后在凹陷区周边钻孔,用咬骨钳循骨折边缘咬出一骨槽,使陷入的骨片易于取出。然后检查局部硬脑膜有无破损,必要时切开硬脑膜查看下面脑组织,以排除脑内血肿。硬脑膜应严密缝合,有缺损时可将邻近的骨膜翻转修复,以防脑脊液漏。取出的骨折碎片,如果尚有板障存在,内外板没有完全分离,亦可用以拼补骨缺损区,大多于3个月后即可愈合,其抗冲击强度可达到正常颅骨水平。如果颅骨缺损过大,或骨折片已不适用于颅骨修补,则可采用人工材料修补术。

2.开放性颅骨骨折

(1)开放性线形骨折清创:对一般颅骨线形骨折,如果污染不严重,折线较细无异物嵌入者,仅施头皮及皮下软组织清创缝合即可。若骨折线较宽,有毛发等异物嵌入骨折缝中,则应沿骨折线用颅骨剪顺折线剪开,彻底清除异物。操作时应注意保护硬脑膜完整,以免引起颅内继发感染。

(2)粉碎凹陷骨折清创:绝大多数开放性粉碎凹陷骨折,都伴有不同程度的硬脑膜及脑组织开放性损伤,故行清创手术时应仔细检查硬脑膜有无破损,其下脑组织是否损伤或出血。清创应从头皮开始,方法同头皮清创缝合术。粉碎的小骨折片应悉数清除。在摘除颅内静脉窦附近的骨折片时应十分小心,偶尔可致出血性休克,切勿大意。对污染不重、较大的骨折片,尚有骨膜相连者可予保留,颅骨缺损留待后期修补,即可等伤口愈合3~6个月后,再行颅骨修补术(图1-6)。

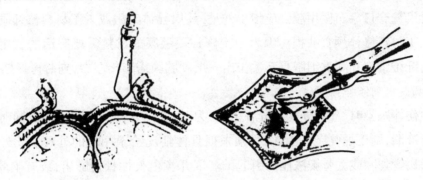

图1-6　粉碎凹陷骨折修补术

三、硬脑膜损伤

硬脑膜是颅内外隔离的天然屏障,也是保护脑组织避免脑脊液漏和颅内感染的主要结构,硬脑膜完整与否,是闭合性或开放性颅脑损伤的分界线。因此一旦破损应即予以缝合或修补,使开放伤变为闭合伤,以利愈合;偶因特殊原因(如颞肌下减压)需要敞开硬脑膜时,其表面头皮亦必须予以缝合。只有在开放伤晚期,伤口已感染,或伤口虽愈合,但硬脑膜与脑粘连形成瘢痕引发癫痫时,才作晚期修复处理。

1.硬脑膜裂伤缝合

若硬脑膜只有裂伤而无缺损时,经过头皮、颅骨及脑组织清创后,可直接将裂口用细丝线间断缝合。一般裂口不予修剪,以免增加缝合的张力,针距2~3 mm。若缝合困难,可将裂口周围正常硬脑膜的外层切开,呈瓣状翻转,覆盖于裂口上加以缝合修补。

2.硬脑膜缺损修补

硬脑膜的缺损往往是严重的开放性颅脑损伤所致。清创应按由浅入深、由外向内的次序,常规进行头皮及颅骨的清创处理,并根据需要适当延长硬脑膜的裂口,以便脑内清创操作,然后行硬脑膜缺损修补术。

(1)自体组织修补:常用的自体组织有颅骨骨膜、颞肌筋膜、帽状腱膜和阔筋膜等。一般最好用硬脑膜缺损邻近的自体组织,如颅骨骨膜、帽状腱膜或颞肌筋膜,尽量采用带蒂的转移瓣,以利修补组织的愈合。在切开、剥离和翻转用以移植的骨膜或筋膜时,应注意蒂的宽度与瓣的长度的比例关系,一般约为2∶3,不能小于1∶3。有时颅骨膜过于菲薄,可连同帽状腱膜一起剥离,使移植组织有一定厚度。为减少出血可在皮下层加压注射含1/200 000 U肾上腺素的生理盐水,然后再分离,但应注意勿损伤毛囊,否则将影响头发生长。按缺损大小做好移植瓣后,保护好靠瓣蒂侧小血管,缝合时避免损伤这些小血管。

有时硬脑膜缺损情况较复杂,利用带蒂自体组织修补有困难,则可采用自体游离组织,如阔筋膜或颞肌筋膜修补,也可部分采用带蒂组织,部分补以游离组织,游离的移植组织面积直径不大于 5 cm,以免发生坏死而致脑脊液漏或感染。

(2)异体组织或人工材料修补:硬脑膜缺损修补亦可采用异体组织,如干冻硬脑膜、涤纶人工脑膜及硅橡胶人工脑膜等。修补时应注意植片的光面向脑组织,其大小和形状与缺损相应,缝合缘的毛边必须向外,要求平整无褶、无张力、不漏脑脊液。为避免术后溢液,也可用医用胶粘封,或于缝合后再沿缝合口涂布医用胶。应指出的是,凡属异体组织或人工材料修补硬脑膜的病例,不宜同时用人工材料修补颅骨缺损。因为用于修补硬脑膜的材料需要有活的软组织覆盖,方能生长愈合。由纤维细胞和间皮细胞重新生长出一层硬脑膜需半年左右,到时再择期修补颅骨。

3.硬脑膜损伤次期修补

硬脑膜损伤伴感染时,外科处理十分棘手,因为头皮、颅骨和脑组织也往往同时存在感染,如果同时伴脑脊液漏,则更加复杂。因此,必须根据具体情况给予相应的处理。此外,尚有部分硬脑膜缺损是因病变切除或去骨瓣减压而引起的。因儿童生长性骨折膨出,或有脑膜-脑瘢痕形成引发癫痫,也需晚期施行硬脑膜缺损修补。

(1)次期清创植皮:有时硬脑膜损伤区有明显感染,脑膜与脑组织已粘连,表面有肉芽组织生长,并有脓性分泌物。对这种创面切勿过多操作,以免引起脑脊液漏,而应清除表面异物,用生理盐水和过氧化氢冲洗脓液,细心刮去腐朽的肉芽,然后用高渗或等渗盐水纱布交换敷料。等健康肉芽长出后,采用次期植皮,消灭创面,待伤口愈合后半年再择机作进一步处理。

(2)晚期修补:患者虽有硬脑膜缺损,但无感染,基本上可作为无菌手术择期施行,手术大多有脑膨出或癫痫发作。因此,术前需做颅骨平片、CT 扫描及脑电图(EEG)检查,了解颅骨缺损情况,局部脑组织有无囊肿形成、积液或脑穿通畸形,是否存在脑萎缩、癫痫灶或脑积水等情况,以决定术中是否要切开或切除部分硬脑膜。通常术前只需给予脱水剂降低颅内压或穿刺排液,硬脑膜缺损膨隆即变平或下塌,不必切开或切除硬脑膜,只需将颅骨缺损区整复即可。缺损区周围的正常硬脑膜间皮细胞会沿头皮内面长出一层新的硬脑膜,覆盖在脑的表面,如果勉强将其剥离,势必造成脑皮质的更大损伤,同时也可能引起脑脊液漏,因此,只有当局部有脑膜-脑瘢痕,并已导致外伤性癫痫时,才需要切除脑膜-脑瘢痕,重新修复硬脑膜。

儿童颅骨生长性骨折也是一种需要晚期修补硬脑膜的病变,由于骨折时硬脑膜被撕裂,局部脑组织亦受损膨出,骨折缝受到脑组织疝出和脑脊液的搏动性冲击,使骨折缝骨质不断吸收,颅骨缺损也逐日扩大,终成生长性骨折,局部软膜蛛网膜囊肿形成及脑膨出。手术的目的主要在于修复硬脑膜缺损。以婴幼儿患者为例,只需要将缺损的硬脑膜重新修补好,达到正常硬脑膜的强度及张力,即可防止脑膨出的继续发展,颅骨缺损也可以随着颅骨的生长而自行闭合。对于稍大的儿童,则要求在修补硬脑膜的同时修复颅骨缺损。因此,所选用的修补材料,以头部自体组织为佳,最好采用带蒂转移瓣,如颅骨骨膜、帽状腱膜或颞肌筋膜。若采用游离组织或人工材料修补硬脑膜缺损,则颅骨缺损须待 3~6 个月之后再行修复,以免引起头皮下积液或囊肿形成。

四、脑组织损伤

脑组织损伤包括脑实质的原发性损伤,如脑灰质、白质的挫裂伤,及其继发性损害,如脑血管破裂出血、脑水肿和感染。一般开放性颅脑损伤均需尽早行脑清创术,以减轻和避免脑的继发性损害。若患者就诊过迟,清创则有早期、次期以及晚期之分,当然,也有头皮、颅骨、硬脑膜的不同阶段处理。至于闭合性脑组织损伤的处理,只有在引起进行性颅内高压时,如颅内血肿、难以遏制的脑水肿、脑脓肿及脑膜-脑瘢痕形成引发癫痫时,才需要施行手术。

脑组织损伤的手术处理,应根据不同脑域和功能区而异,术者须有保护患者神经功能的强烈意识,熟知脑的解剖生理分区,仔细而又耐心地施行手术,以减少附加的损伤。

1.开放性脑损伤

(1)颅脑开放伤早期清创术:鉴于头皮、颅骨、硬脑膜均已开放,为预防感染,应争取尽早手术,变开放为闭合,同时给予抗生素控制感染。由于脑组织的特殊性,如果没有明显污染,一次彻底清创缝合的时限可以延长到伤后 72 h,在此期间颅内很少发生感染,即使头皮创口已有一些感染迹象,只要清创处理彻底,仍可能一期愈合。

冲洗方法:开放性颅脑损伤的冲洗和清创操作,基本上与头皮、颅骨开放伤相同。一般都在全身麻醉下冲洗,戴干手套,用适当大小的消毒纱布球填塞在创口内,勿用力加压,以免造成脑组织更多的损伤,嵌在创口内或骨折缝内的毛发、异物暂勿移动或拔出,以免引起大出血。剃光创口以外的头发,用乙醚脱脂,然后可略放低患者头部,取出纱布,用灭菌生理盐水沿创面的切线方向冲洗伤口,不可垂直正对创口冲洗,以免将冲洗液注入颅内。初步冲洗后,改用消毒软毛刷或纱布蘸灭菌肥皂水,轻轻刷洗或擦拭创面,清除所有泥沙和污物,暂勿拔出嵌入颅内的毛发或异物。继而再用不少于 1 000 mL 的生理盐水冲洗创口。此时,若软组织有较大的出血,可用消毒钳暂时夹住;若硬脑膜或脑组织出血,则用吸收性明胶海绵贴附,再用棉片轻压其上。最后按常规方法用碘酒、乙醇消毒皮肤,铺盖手术巾,取下止血钳及创口内纱布,重新开始组织的清创操作。

清创方法:应由外到内、由浅入深,先行头皮和颅骨的清创(参看头皮、颅骨损伤的处理)。根据需要可适当延长头皮切口,充分显露颅骨开放区。在摘除嵌入创内的毛发或异物之前,必须做好一切输血的准备,特别是当颅内静脉窦受累时应予注意。若属粉碎凹陷骨折,可小心依次移除骨折片,并用咬骨钳适当扩大骨缺损区,直到可见正常硬脑膜为止;若属嵌压很紧的陷入骨折,则需要在骨折线周边钻孔,再用咬骨钳咬除骨折片,使成一足够大的骨窗。硬脑膜裂口如果不足以显露脑损伤的范围,可按需要延长切口,将硬脑膜悬吊外翻,以利脑内的清创操作。急性脑挫裂伤组织很易被吸引器吸除,已破碎的脑灰质和白质与小血凝块混杂的糜烂组织,均失去功能和活力,应予彻底清除。留在颅内不仅加重脑水肿反应,而且容易招致感染,即使急性期没有问题,晚期亦将形成更多的胶样性病变和瘢痕组织,易引发癫痫。吸除挫碎糜烂的脑组织时应注意深部的异物或骨片。通常采用边吸边冲洗的方法,较易审视术野内的受损组织和色白而光洁的正常脑组织,特别是在重要脑功能区附近应格外小心,手术的损伤可加重神经废损。此外,在清创过程中,应注意妥善止血,应用湿棉片附在脑创面上,再用吸引器吸干棉片,然后将棉片慢慢揭开,既能清晰看到被吸附在棉片上的小血管(可用双极电凝烧灼止血),也可不断向创面上冲水,以发现出血点,予以电凝。因为开放脑损伤清创并非无菌手术,故不宜放置止血材料在创口内,诸如吸收性明胶海绵、止血纱布等,可增加感染的机会。清创操作完成后,分层缝合创口,尤其是硬脑膜的修复更为重要,颅骨缺损留待后期处理。术毕皮下置橡皮引流24~48 h,常规给予能透过血脑屏障的抗生素预防感染。

(2)开放伤次期处理:颅脑开放伤4~6 d的创口,早期未经清创处理,创口已有感染征象,可见脓性分泌物,甚至有脑脊液从伤口溢出,对这类伤员,不宜作过多的外科性处理,主要是进行细菌培养和改善局部引流条件。用过氧化氢和生理盐水清洁创面,摘除异物,用高渗或等渗盐水纱布交换敷料。根据细菌种类及过敏试验结果,选用有效的抗生素。创口过大的可以放置引流管,而将创口两端或中间全层减张缝合数针,缩小创面。待脓性分泌物减少,肉芽生长健康时,再进一步用缝合的方法缩小创口。应连续作细菌培养、敷料交换,直到创面分泌物很少,并连续3次细菌培养阴性时,再将伤口全层缝合,内置橡皮引流2~3 d,创口亦有愈合的机会。

对伴有脑脊液漏的感染脑开放伤,处理上更为棘手。原则上应先作细菌培养,了解菌种及其敏感的抗生素,保持创口局部引流通畅,小心清除异物及腐朽组织,但切勿分离已有的粘连。患者体位应向患侧卧,使创口处于低位,虽然在最初1~2 d,脑脊液漏出量有所增加,3~4 d后随着颅内压降低及脑组织向创口移位,漏出量会减少。如果脑脊液始终不减少,则说明漏与脑室相连,应考虑在远离创口的部位放置该侧侧室引流管,以减少漏液,以便漏口封闭愈合。

(3)开放伤晚期处理:颅脑开放创口未经处理已1周以上,感染已较严重,大多伴有颅内压增高和局部脑溢出或脑疝形成,甚至并发化脓性脑膜炎、脑炎和(或)脑脓肿。在此种情况下,外科性处理不但无益,反而有扩散感染的可能,主要的治疗措施是:保持创口引流通畅,及时交换敷料,使用强有力的广谱抗生素,增强营养和维持正常水电解质平衡。争取在全身情况有所好转、炎症得以局限、创面肉芽健康生长的前提下,次期植皮,待消灭创面后,再做进一步处理。

2.脑膜-脑瘢痕切除

脑组织挫裂伤以后常伴有出血凝块,形成破碎糜烂的坏死组织团块,这种失去活力的破碎组织如果未经手术清除,最终往往是小的可被完全吸收,较大的仅被部分吸收,部分被瘢痕结缔组织所代替。脑瘢痕的大小,视脑挫裂伤的程度和范围而定,严重的开放性颅脑损伤可以形成自头皮到脑深部的大块瘢痕,并牵拉周围的脑结构,引起脑室扩张、脑回萎缩、囊肿形成及胶样增生,很易引起癫痫,或伴有脑穿通畸形。脑膜-脑瘢痕切除的指征大多是药物难以控制的瘢痕,术前的脑电图检查、CT扫描、MRI扫描尤为重要,必要时尚须在癫痫源灶切除术中进行皮质电图监测。

脑膜-脑瘢痕切除可分下述4个步骤:

(1)头皮切口:手术切口必须精心设计,应考虑到头皮瘢痕和其远侧端(头顶)的血循环是否良好。若头皮瘢痕不大,可在瘢痕两端作"S"形延长切口,切除瘢痕,松解皮下,直接缝合切口;若头皮瘢痕过大或呈横向条索状,则必须重视切口远侧端的供血问题,切口与瘢痕之间应够宽,留有正常头皮作为供血蒂,最好是包含一对头皮供应血管,以防皮瓣远端发生坏死(图1-7)。翻转皮瓣及分离瘢痕区头皮时,可先注射生理盐水于皮下,并用刀片边括边切行锐性解剖,保持皮瓣有一定厚度,不可过于菲薄,以免皮瓣中心坏死。

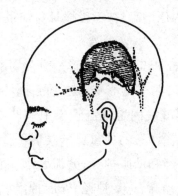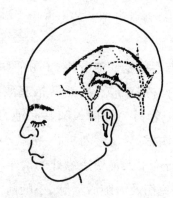

图 1-7 头皮有瘢痕时的切口设计

(2)颅骨切除:陈旧性脑膜-脑瘢痕,多是开放性粉碎凹陷骨折所致,也可能是初期处理不彻底所残留,或是闭合性颅脑损伤脑挫裂伤后局部产生瘢痕使膜与脑粘连,或形成脑穿通畸形。手术时应将骨缺损周边修剪整齐,或切除局部部分颅骨,暴露出正常硬脑膜至少 0.5 cm。对陈旧性单纯凹陷骨折或闭合性脑损伤者,则宜采用颅骨成形瓣开颅,以便于术中同期行颅骨整复。脑膜-脑瘢痕切除后,关于颅骨缺损是否需要同时施行颅骨整复,一般认为,留待后期修补颅骨为妥,除非硬脑膜的修补是采用带蒂的筋膜瓣,血液供应较理想,否则,若用人工颅骨同期修补,则有可能引起修补的硬脑膜坏死和皮下积液或脑脊液漏。

(3)脑膜-脑瘢痕切除:应在正常的硬脑膜上先切一垂直于瘢痕区的小切口,将此切口延向瘢痕边缘,然后围绕瘢痕成环形切开硬脑膜。应注意保护正常脑皮质,切勿损伤脑正常功能。再以缝线将欲切除的硬脑膜吊起作为牵引,沿瘢痕与正常脑组织之间,紧靠瘢痕小心分离。由于瘢痕组织质地硬而韧,且颜色略黄,较易识别。切除时可用吸引器和剥离器仔细分离,由浅入深。遇有血管时须小心分离自瘢痕旁经过的重要脑供应血管,不可贸然结扎。如系进入瘢痕的小血管,则可用双极电凝——处理后剪断。及至深部时,要特别注意,脑室可能被瘢痕牵拉,位置变浅并且紧密粘连,如操作不慎,很容易穿破脑室,将来有可能形成脑穿通畸形。当瘢痕切除切近脑室附近时,在良好的照明下,能透过洁净的脑白质看到深部发蓝的脑脊液,即达脑室壁,应在此处断离瘢痕,以免切开脑室腔。若不慎穿破脑室,可用止血银夹并排地将破口夹闭。此外,在瘢痕四周偶有小的囊腔形成,勿误为脑室,该腔内壁无正常室管膜,且囊液呈黄色,可资区别。

(4)修补及缝合:脑膜-脑瘢痕切除后,应妥善止血,残腔用生理盐水充满,尽量不留空气在颅内,硬脑膜修补最好采用局部硬脑膜外层翻转瓣,或用带蒂自体组织瓣,以利愈合。如果使用人工硬脑膜、异体组织或自体游离组织进行修补,则不宜同期使用人工材料修补颅骨,否则易发生脑脊液漏。头皮切口分层缝合,皮下置橡皮引流 24～48 h。

3.脑室穿通畸形手术

脑室穿通畸形多见于婴幼儿,常系产伤所致,由于脑实质损害,脑瘢痕形成或脑软化及囊性变,使脑室受到牵拉扩大或囊肿形成。有时成年人在脑外伤后亦可因脑挫裂伤及出血软化,引起瘢痕和(或)囊性变,造成脑脊液大量积聚,局部囊状膨大,脑室扩张。通常虽有脑室穿通畸形存在,但因囊肿与脑室或蛛网膜下隙相交通,可以不表现颅内压增高的症状,亦无进行性神经废损或癫痫发作,故不需要特殊处理。若患者出现颅内压增高,神经废损日益加重或有难以控制的癫痫时,则应考虑手术治疗。

(1)脑室穿通畸形脑基底池分流:于颞骨鳞部作四孔小骨成形瓣开颅,用脑针穿刺囊肿,插入内径2~3 mm的硅橡胶分流管,然后抬起颞叶,在直视下暴露脑基底部的脑池,将蛛网膜切开一小孔,再将分流管另一端插入脑基底池,用缝线固定分流管于中颅凹硬脑膜或天幕上即可。行此手术时应注意:分流管勿折叠;放置引流管时,勿使重要脑功能区受压;挑开脑基底池蛛网膜时,切勿损伤位于天幕切迹缘处的滑车神经和动眼神经;分流管远端宜向后插在桥池外上缘,不可过深,以免伤及大脑后动脉、小脑前上动脉、三叉神经、外展神经或脑桥;抬起颞叶时应小心避开中颅凹底部的静脉,特别注意勿损伤拉贝氏(Labbe)静脉;固定分流管时勿伤及硬脑膜或天幕上的血管。

(2)脑室-腹腔分流:先在头部颅骨钻孔,然后把专用的脑室引流管通过颅骨钻孔置入脑室,再连接分流阀。腹壁的一端在剑突下两横指开口处,找到肝上缘,然后穿过皮下通道,连接三处,将脑室内多余的积液引流到腹腔,通过腹腔内的大网膜吸收入血液循环。

五、静脉窦损伤

静脉窦损伤多为粉碎凹陷骨折所致,常因骨折片嵌压或血凝堵塞破口而自然止血,如不慎拔出骨片或移除血凝块即可引起汹涌的出血。静脉窦窦壁属纤维膜,具有一定张力,破裂后不能自动回缩,故出血往往十分严重,由于直接影响上腔静脉的回心血量,可使心腔空虚,极易导致休克。因此,在疑有静脉窦损伤,或在静脉窦附近进行手术操作时,应仔细谨慎,必须事先做好突发出血的应急工作,准备好有关止血和输血的各项措施,以防不测。

1.静脉窦破裂

(1)静脉窦裂伤缝合:静脉窦破裂以上矢状窦为多见,其次是横窦。一旦发生,应保持镇静,立刻用吸引器吸去积血,辨明出血的准确部位,随即用手指和棉片轻压裂口处,并适当抬高床头,出血即可暂时控制。此时不要急于缝合裂口,应先做好止血准备工作,如吸收性明胶海绵、肌块、医用胶、筋膜片、凝血酶、细缝合针线以及各项输血措施,同时麻醉师和巡回护士都要各就各位,不可松懈。然后有计划地咬除部分颅骨以扩大术野,充分暴露出血口四周及窦的远近端,以便必要时可以暂时断流。一切应急准备就绪后,即可开始下一步操作。首先是在强力吸引的控制下,小心地从出血口的周围轻掀棉片,仔细观察静脉窦破裂的具体情况,以便选择合适的止血方法。

对没有静脉窦壁缺损的小裂口,不足0.5 cm者,可直接用吸收性明胶海绵覆盖,或用肌肉块蘸医用胶粘堵,止血多无困难。为防止明胶海绵或肌肉块松脱,可以作十字交叉缝合,线横跨其上固定之。

若静脉窦裂口较大、较长,用明胶海绵或肌肉块止血,有陷入窦腔引起栓塞的危险。此时,裂口最好采用直接缝合的方法,缝合时用小脑板及棉片沿纵轴压在裂口处控制出血,然后边退脑板边掀起棉片,在吸引器和生理盐水不断冲洗的配合下,很容易看到裂口,从而加以缝合。

（2）静脉窦缺损修补：当静脉窦破口甚大，或部分窦壁缺失，甚至断裂时，可引起威胁生命的严重失血。这种致死性静脉窦缺损或断裂，往往见于火器伤。手术时除了要做好一切应急准备外（参见本节静脉窦破裂伤缝合），必须用手指和棉片暂时控制大出血。同时迅速咬开颅骨，扩大术野，暴露出窦的两端，并在窦的远近端两侧边紧靠窦缘硬脑膜上作与窦平行的小切口，以能容暂时断流钳放入为度，便于修补窦缺损时，暂时将窦断流。远端夹闭，可防气栓，近端则部分夹闭，或近全夹闭，目的在于减少出血量，又不致因完全阻断而引起急性脑膨出。然后借助吸引器和生理盐水冲洗，看清窦损伤情况，迅速予以修补。用作修补的材料，大多是就近取材，如利用靠近缺损旁的硬脑膜外层，将其作瓣状剥离后翻转，覆盖在破损上加以缝合，表面用明胶海绵或肌肉蘸医用胶粘封；亦可用邻近的大脑镰、小脑幕或颞肌筋膜转移瓣进行修补。甚至用全层硬脑膜翻转修补，硬脑膜缺损区用骨膜修补。

（3）静脉窦断裂的修复：当静脉窦已断裂或部分断裂时，应首先查明该窦是否可以结扎，诸如上矢状窦的前1/3段，非主要侧的横窦（一般为左侧），均可采用缝扎的方法处理。倘若为不允许结扎的静脉窦，则需将窦重新吻合或移植吻合。

手术步骤：将窦的远近端暴露，采用暂时断流钳控制出血，用吸引器吸出断端内的血凝块，在冲洗和吸引的配合下，看清断端情况。为防止血栓再形成亦可使用含肝素的生理盐水冲洗，同时由另一手术组自患者下肢切取一段大隐静脉，用以修复断裂的静脉窦。

清理好静脉窦两断端之后，将一根两端带有袖囊的分流管，分别插入静脉窦的两断端，充盈袖囊，控制出血。然后把备用的大隐静脉部分剖开，再把移植静脉片的一边连续缝合在断裂窦两端的侧壁上，继而改用间断缝合把移植静脉片的另一边缝在断裂窦两端的对侧壁上，但暂不打结，待全部缝完后，松开袖囊，拔出分流管，清除窦内血块，立即提紧缝线，逐一打结，使移植静脉段包裹在窦的两断端上，重建窦的血流。此方法可达90%的通畅率，死亡率仅为9%。

2.静脉窦闭塞

颅内静脉窦闭塞除好发于开放性颅脑损伤外，亦可发生于闭合性颅脑损伤，偶因静脉窦内或静脉窦外的原因而致窦腔闭塞，造成静脉回流受阻和进行性颅内高压。例如单纯性凹陷骨折压迫静脉窦，横窦沟小血肿压迫横窦，以及外伤性静脉窦血栓形成等。

（1）凹陷骨折压迫静脉窦：因单纯凹陷骨折造成静脉窦受压，而导致颅内压升高的病例，多系高处坠落的物体击中头顶部，骨折片压迫或刺入上矢状窦所致，有时脑损伤较轻，甚至只有内板塌陷而外板却看不出明显骨折。这类患者常有进行性颅内高压症状，头痛、呕吐剧烈，眼底视盘水肿较显著。拍摄受损区的切线X线照片，常能看到凹陷的骨片及其深度。

手术步骤：作瓣状切口，在凹陷区边侧钻孔，扩大钻孔至凹陷边缘，再用咬骨钳围绕凹陷区向两侧咬开，直到嵌塌的骨折松动可以取出为止。但应注意，摘除骨片前必须做好突然出血的应急准备以免措手不及。如果窦壁仅有轻微挫裂，只要用明胶海绵或肌肉贴附即可，若有破口则根据损伤情况予以缝合或修补。

（2）小血肿压迫横窦：枕骨线形骨折跨越横窦沟所致，沟内微型硬脑膜外血肿，若压迫主侧横窦，即可引起进行性颅内高压和眼底视盘水肿，通常非手术治疗效果甚差，而手术清除沟内小血肿，患者旋即痊愈，疗效极佳。

手术步骤:以枕骨骨折线与横窦沟交错处为中心,作纵行直切口,于横窦上骨折线旁钻孔,勿损伤窦壁,沿横窦沟扩大骨孔,充分显露沟内血肿。一般约 3 mL 大小的血凝块即可引起横窦受阻,甚至压闭。用剥离器小心将沟内血凝块刮除,切勿损伤窦壁,当受压的横窦复原后,即可见窦壁随呼吸起伏波动,出血处用过氧化氢和明胶海绵贴附片刻即可止血。悬吊硬脑膜于骨孔周的骨膜上,分层缝合头皮各层,皮下置橡皮引流,术后 24~48 h 拔除(图 1-8)。

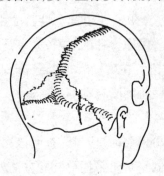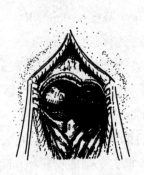

图 1-8 小血肿压迫横窦清除术

3.静脉窦血栓形成

颅脑损伤时,静脉窦管壁也常因暴力的作用,或骨折时的错位,而致窦损伤,使其内膜变得不光洁甚至粗糙,易于引起血栓形成。除此之外,脑损伤后脑缺血、缺氧、脑水肿及血液流变学的变化,诸如血液黏滞度增高、红细胞聚集性和压积升高、变形率下降以及血液流动或减慢等改变,也是引起血栓形成的因素。一旦发生,在治疗上常感棘手,非手术治疗往往效果欠佳。因此,必要时只有采用颞肌下减压或反复腰穿排放脑脊液,使颅内高压得以暂时缓解,症状改善,等待颅内侧支循环的建立,始得好转。

手术步骤:颞肌下减压术是一个传统的减压手术,过去减压的范围为 5~6 cm,近年来减压的范围有所扩大,一般为 7~8 cm,甚至有达 9~10 cm 者,但仍以不超过颞肌覆盖面为宜。头皮切口自颧弓中点上缘起向上后长 7~8 cm。切开头皮显露颞肌筋膜,沿颞肌纤维方向切开筋膜和颞肌,再沿颞上线离颞肌附着缘下方 0.5 cm 处,向前后切断颞肌各 3~4 cm,然后用骨膜刀自骨面剥离骨膜 7~8 cm,用自持露勾牵开颞肌,若暴露不够充分,可将颞肌筋膜颧弓上缘处,向前后剪开 2~3 cm。充分止血后,在颞骨鳞部钻孔,并用咬骨钳扩大骨窗至 7~8 cm,用骨蜡封闭板障出血。硬脑膜呈星状切开,脑组织即自骨窗凸出。止血后,间断缝合颞肌,颞肌筋膜不缝合,分层缝合帽状腱膜及头皮,不放引流(图 1-9)。

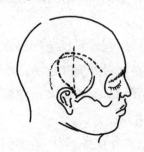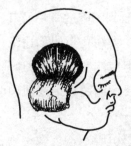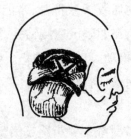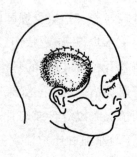

图 1-9 颞肌下减压术

第二节　颅内血肿清除术

颅内血肿是颅脑损伤常见且严重的继发病变,尤其是在闭合性颅脑损伤时,一旦引起脑受压及颅内高压,若不及时有效地解除,就会直接威胁患者的生命,故早期正确的诊断和及时有效的手术殊为重要。颅内血肿绝大多数属于急症手术,仅少数病程发展较缓,可以择期手术。因此,临床上按照症状出现的早迟,将颅内血肿分为三型:3 d 以内的为急性(24 h 内的又称特急性);4~21 d 的为亚急性;22 d 以上的为慢性。一般急性血肿发展较快,应及早手术,迅速解除颅内高压和脑受压,尽量缩短术前准备时间。对个别病情十分危急的患者,必要时可在现场(急救车手术室)或急症室即行钻孔,排出血肿的液体部分,暂时缓解脑缺氧和脑干受压的程度,延缓病情的恶化,赢得时间,进入手术室再按常规施行开颅术。对亚急性和慢性颅内血肿,大多有充分的时间做好术前准备,但一经确诊,也不可拖延观望、坐等时机。应视血肿的大小和部位,或及时安排手术予以清除,或严密观察和(或)放置颅内压监护仪,连续监测,随时调整治疗方案。

一、硬脑膜外血肿

硬脑膜外血肿的特点是:急性型占 85%,为数最多;90%伴有颅骨骨折,且出血源常与骨折线所累及的硬脑膜血管沟或静脉窦压迹有关;血肿的部位常以颞部及其附近为主,约占 60%;手术效果与脑实质受伤程度,以及血肿发展的速度、部位和手术时间有密切关系。硬脑膜外血肿死亡率为 20%~25%,引起死亡的原因,大多为脑原发性损伤过重,或脑疝形成时间过久,手术不及时,或并发症发作。

1.骨窗开颅硬脑膜外血肿清除

钻孔开颅清除硬脑膜外血肿,属探查性质的手术,多系病情危重,来不及进行特殊影像学检查,而直接送入手术室施行紧急手术。钻孔部位的选择,应根据临床体征、颅骨骨折线与硬脑膜血管或窦的交接点定位。一般好发部位在颞部,故应依次选择颞前、颞后、额颞、顶颞、额前及枕后。

钻孔探查时切口不宜过大,各钻孔切口的方向应便于互相连接,可以成为最后决定剖颅探查的弧形或瓣状切口(图 1-10)。

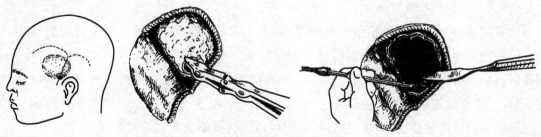

图 1-10　骨窗开颅硬脑膜外血肿清除术

（1）幕上骨窗硬脑膜外血肿清除术：通常先在颞前钻孔，该处在颧弓中点上方3~4 cm，即翼点稍后处。骨孔钻开后可见硬脑膜外有柏油样血凝块及蓝黑色的血液流出，此时可以用剥离子小心经骨孔插入直达硬脑膜，测定该处的血肿厚度。随即用咬骨钳向前、后、上、下各方扩大骨孔使其成为4~5 cm的骨窗。然后再用剥离子探测各方血肿的厚度，以便确定血肿中心最厚的部位，再进一步扩大骨窗，以利血的肿清除和止血操作。用中号脑板将血肿自硬脑膜上轻轻刮下，同时在强力吸引及生理盐水冲洗下寻找出血源。一般多为脑膜中动脉和静脉出血，予以电凝或缝扎即可，小的硬脑膜渗血可以用电凝、过氧化氢和（或）吸收性明胶海绵止血，必要时可蘸凝血酶贴附，板障出血用骨蜡封堵。若出血来自骨窗以外的颅骨深面，应在良好照明及直视下认真清除血块，找出出血点予以处理，切不可盲目填塞吸收性明胶海绵或其他止血材料。必要时应再扩大骨窗，以期妥善止血。有时甚至追索出血来源，达中凹底脑膜中动脉入颅的棘孔处，用小棉粒填塞始得满意止血。血肿清除后，硬脑膜塌陷，脑血管搏动即逐渐恢复，并慢慢膨起。此时应仔细观察硬脑膜下有无异常情况，若颜色发蓝，或脑血管搏动不恢复，或颅内压迅速升高或膨起，则需切开硬脑膜探查，仔细审视颅内是否另有血肿存在；或有小脑幕切迹疝嵌顿尚未解除所致脑基底池闭塞；或是脑水肿的原因。根据需要作硬脑膜下探查和脑内穿刺，行小脑幕切开或行减压手术。

术毕将硬脑膜悬吊在骨窗周围的骨膜上，分层缝合头皮，硬脑膜外置橡皮引流24~48 h。

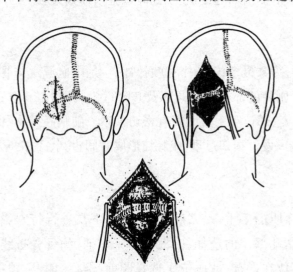

图1-11　幕下骑跨式硬脑膜外血肿清除术

（2）幕下骨窗硬脑膜外血肿清除术：颅后凹血肿，包括横窦上下的骑跨式硬脑膜外血肿，一般都采用钻孔扩大成骨窗的术式。幕下钻孔应选在骨折线与横窦交错的部位，纵向切开头皮，分离枕下肌肉，若无骨折时则在枕外隆凸至乳突尖连线的中点上钻孔探查。发现血肿后用咬骨钳将钻孔扩大至适于清除血肿的大小，但向上勿超过横窦。若系幕下骑跨式血肿，则应在横窦上，另钻孔并将其扩大，于横窦沟处留一骨桥，有利于悬吊幕上下硬脑膜，以保护横窦免受压迫（图1-11）。用剥离器及强力吸引器清除血肿，冲洗并妥善止血。如常缝合枕下肌肉及头皮，硬脑膜外置橡皮引流24~48 h。

2.骨瓣开颅硬脑膜外血肿清除

采用骨瓣成形开颅清除硬脑膜外血肿，是较为正统的手术方式，患者病情发展较缓慢，一般在术前已明确诊断和定位，故能根据特殊影像学检查的结果，设计手术入路、部位和大小。此法显露良好，利于操作，止血方便，创伤较小，且不残留颅骨缺损。不过骨瓣成形术步骤较多，操作费时，不宜用于紧急抢救的颅内血肿手术。有时病情较急，开始时虽拟采用钻孔—骨窗开颅，但因钻孔后血肿液体部分排出，病情相对稳定，也可以改行骨瓣成形术。

手术步骤：按血肿部位，作弧形皮瓣，切缘用头皮止血夹止血，将皮瓣自帽状腱膜下层分离，然后向肌蒂部翻转,用双极电凝止血。再根据血肿大小切开骨膜,钻孔 4~6 个,孔间距 6~7 cm,用线锯锯开各孔间的颅骨,最后锯开少许骨瓣肌蒂处颅骨,以便翻起骨瓣时易于折断。保护肌蒂、止血,用盐水纱布包裹骨瓣并固定之,板障出血用骨蜡封堵。此时,硬脑膜外血肿已暴露,颅内高压及脑皮质受压情况有所缓解,故不必急于挖出血肿。为减少出血可以从血肿的周边开始,用脑板将血肿自硬脑膜上剥下,同时边冲洗边吸引并用电凝止血,逐步接近血肿近颅底部分。出血源大都是脑膜中动静脉的主干或分支,找到出血点后,用电凝或细线缝扎,如有困难可循脑膜中动脉追索至中颅凹底,于棘孔处填塞止血。术毕悬吊硬脑膜于四周骨膜,然后分层缝合头皮各层,硬脑膜外置橡皮引流 24~48 h。

因枕骨骨折跨越横窦,所致横窦沟内的微型硬脑膜外血肿,引起进行性颅内高压的手术治疗,与上述方法类同,不再赘述。

二、急性和亚急性硬脑膜下血肿

急性和亚急性硬脑膜下血肿,在外伤性硬脑膜下血肿中各占 70% 和 5%,可见急性(3 d 内)为数最多,亚急性(4~21 d)则相对较少,但这两种硬脑膜下血肿有其共同的特点:都伴有不同程度的对冲性脑挫裂伤;受伤机制均属减速性暴力;绝大多数发生在额颞前部;伴有广泛性蛛网膜下隙出血和明显的脑水肿;出血源都来自挫裂脑皮层的动脉和(或)静脉;幕上双侧血肿占 15%,幕下硬脑膜下血肿罕见。急性和亚急性硬脑膜下血肿死亡率高达 40% 左右,致死原因主要为脑原发损伤过重和手术过晚或不彻底,其次是伴有多发性血肿及并发症。因此,只有在及时完善的手术和正确有效的非手术治疗相结合下才能切实提高治疗效果,降低死亡率。

硬脑膜下血肿不像硬脑膜外血肿那么容易凝结,伤后 24 h 内常为新鲜血液或较软的凝块;2~3 d 时血凝块变硬且与脑膜发生黏着;3~15 d 开始液化,成褐色液体,其中混有软碎的凝块,并在血肿表面形成一层由肉芽组织和间皮细胞构成的包膜。此后包膜逐渐纤维化而进入慢性阶段,甚至钙化为一个具有坚韧包壳的囊肿,与硬脑膜密切粘连,但与蛛网膜黏着较少。

1.前囟硬脑膜下穿刺术

前囟硬脑膜下穿刺术主要针对前囟未闭的婴幼儿患者,部分急性、亚急性尚无包膜或包膜菲薄的硬脑膜下血肿,经反复前囟穿刺抽吸,也有治愈的机会。但是对婴儿来说,脑组织还在发育之中,质地较软,且颅骨骨缝未闭,即使将有包膜的血肿抽吸排空,脑组织也很难凸起闭合血肿腔,故较易复发。

穿刺方法:穿刺常在局部麻醉下施行,患儿取仰卧位,助手用双手固定患儿头部,剃净头发。用龙胆紫标记出前囟侧角,再常规消毒、铺巾,于前囟侧角前缘,用肌肉针头呈 45° 斜向额部缓缓刺入,边进边吸,刺破硬脑膜时常有突破感,一般不超过 1 cm 立即有棕褐色液体抽出。此时应稳定针头,缓慢抽吸,每次抽出量以 15~20 mL 为度,不宜过多,每日或隔日一次,使受压脑组织得以逐渐凸起,压闭血肿腔。为避免术后穿刺针继续漏液,穿刺时可略向后牵拉头皮,使皮肤穿刺孔与硬脑膜穿刺孔相互错开,不在同一点上。术后局部稍事压迫即可防止漏液。

倘若抽出的血肿液呈鲜红色,则说明出血尚未停止,应改用剖颅术清除血肿并妥善止血;如果反复穿刺不见血肿体积缩小,抽出液中含血量也不下降,则表明穿刺法无效,应改行剖颅术。

2.钻孔冲洗引流术

凡属出血已经停止的液态硬脑膜下血肿,均可采用钻孔引流的方法。此术操作简单,费时短,创伤小,常能在局部麻醉下施行,优点较多。但是,对急性硬脑膜下血肿患者,常因出血尚未完全停止,虽然有暂时缓解颅内高压的作用,却不能进行止血操作,较易复发。因此,钻孔引流更适于出血已经停止的慢性或亚急性硬脑膜下血肿。对急性患者仅用在紧急抢救时,作为剖颅手术清除血肿的前奏或过渡,其作用是延缓病情,争取时间,为下一步处理作好准备。近年来,国内有学者改进钻孔引流技术,采用 5 mm 钻头钻孔,插入带绞丝的吸引管,在 0.03 MPa 负压下,作绞碎吸引及注入尿激酶连续引流的方法治疗外伤性颅内各型血肿,大多取得成功,其中虽有 10% 失败而改用剖颅手术清除血肿,但仍不失为一种行之有效的方法。

3.钻孔—骨窗硬脑膜下血肿清除术

20 世纪 50—60 年代,通过钻孔探查,确定血肿部位,然后扩大骨孔成一骨窗行硬脑膜下血肿清除者较多。该手术主要针对病情紧急的患者,为了抢救生命而采用的紧急手术方法。当时没有 CT 和 MRI 等计算机断层扫描设备,确切的血肿定位诊断常有困难,因此仅能依靠受伤机制、临床表现和颅骨平片,作出初步判断即行颅骨钻孔探查,明确血肿部位后,再按需要扩大骨窗,或行骨瓣成形开颅术。这种紧急手术方法目前仍有实用价值。对情况危急的患者,处于分秒必争的严峻时刻,即使在设备完善的现代化医院,也不能按部就班地例行各项特殊检查,况且许多基层医疗机构还没有这些先进设备,故钻孔探查骨窗开颅的手术方法仍有其重要的地位。

手术步骤:一般多在气管内插管、全身麻醉下施术,以保证患者呼吸通畅,随时可以控制呼吸和过度换气。患者常取仰卧位,以便必要时转换头位行双侧钻孔探查。钻孔的位置及次序与急性硬脑膜外血肿相似。根据硬脑膜下血肿的好发部位,在翼点稍后处钻孔探查,有 60% ~ 70% 的血肿被发现(图 1-12)。钻孔时切口的方向应适于下一步剖颅切口的需要,以便连成皮瓣。钻孔后若硬脑膜呈蓝色,即说明硬脑膜下有血肿,可行十字形切开,排出液态血肿,使颅内高压稍有缓解,再将钻孔扩大为骨窗。硬脑膜瓣状切开后翻向矢状窦侧,以便术毕减压时可用以覆盖外侧裂和重要脑功能区。此时倘若颅内压极高、脑膨出,应迅速清除血肿,包括挫裂伤区及脑内血肿,并施以强力脱水、过度换气和降温降压等措施,以防止严重脑膨出。对已挫裂糜碎的脑组织,应尽量清除,特别是非功能区的脑域,务必彻底,以减轻术后脑水肿反应及将来的脑膜-脑瘢痕形成。

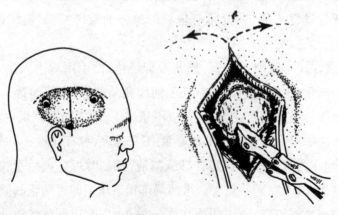

图 1-12 钻孔探查骨窗剖颅硬脑膜下血肿清除术

术毕,颅内压得以缓解,将硬脑膜平铺在脑表面,即可分层缝合头皮各层,皮下置橡皮引流24~48 h。若经上述处理颅内压并无缓解,甚至反而膨出,则应考虑颅内多发性血肿的可能,必须在同侧、对侧或者后窝依次探查。首先探查同侧额、颞脑内有无血肿,继而探查同侧顶、枕部骨折的部位有无硬脑膜外血肿,然后探查对侧额、颞部有无硬脑膜外或硬脑膜下血肿,最后行后颅窝探查,有无骑跨横窦的血肿或后颅窝血肿。若有血肿发现,必须立即清除,始能缓解脑膨出。若属阴性,均无血肿查见,则须放置脑室引流管,行小脑幕切开,或行基底池引流,甚至颞肌下减压术。

4.骨瓣开颅硬脑膜下血肿清除术

此术适用于诊断及定位均较明确的患者,可于术前预计好骨瓣的位置和大小,按计划施行手术,显露良好,操作有序,能在直视下清除所有的血凝块,止血方便。但是手术程序复杂,费时较多,不适于紧急抢救的患者。

手术步骤:骨瓣成形开颅方法与硬脑膜外血肿相同。对急性硬脑膜下血肿患者,于硬脑膜切开前,颅内压如果很高时勿全部敞开硬脑膜,否则可致严重脑膨出,不仅给操作带来困难,而且可造成更多的脑组织损伤。较好的方法是:先于硬脑膜前后两处,切开硬脑膜2 cm左右,令其自然排出一些血液和凝块,然后放入小号或中号脑板,紧贴硬脑膜内面伸入硬脑膜下,将脑板平放在脑表面轻轻下压,再顺脑板浅面送入吸引器,小心将切口周围5~6 cm范围内的血肿吸除。待脑压下降后,再瓣状切开硬脑膜,进一步清除颅内血肿。为便于看清出血点和避免吸引器阻塞,应边吸引边用生理盐水冲洗。清除血肿时切忌损伤皮质静脉,特别是汇入矢状窦的桥静脉、侧裂静脉和Labbe静脉,吸引时应始终用脑板保护脑皮质。对深在的位于静脉窦旁的少量血凝块,只要没有新鲜出血,不必勉强清除,以免引起难以控制的出血。如果遇有深部出血,应在良好照明和暴露的条件下,细心查明出血来源,不可盲目填塞止血明胶海绵或其他止血材料。有时貌似出血的部位并非出血点,其实血是从较高的部位流下来的,尤以上矢状窦为多见。窦旁的静脉出血较易控制,脑皮质侧静脉出血仅用双极电凝即可止住,窦侧出血则宜先用电凝,再以吸收性明胶海绵贴附。

对主要由脑挫裂伤引起的硬脑膜下血肿,因为出血源来自脑皮质的动静脉,所以脑内也常有血肿存在,约占10%,值得注意。在清除硬脑膜下血肿的同时,须将已失去活力的糜烂脑组织予以吸除,此时,应有目的地探查额叶及颞叶是否有脑内血肿,以免遗漏。术毕若脑压已缓解,即可缝合硬脑膜,还纳骨瓣,逐层缝合头皮,皮下置橡皮引流24~48 h。若脑压不降,则应疑有多发血肿,必须仔细探查,一并清除。对因脑损伤严重、脑水肿导致肿胀明显、脑压不降者,应去骨瓣减压行小脑幕切开,放置脑室或脑基底池引流。

5.枕下减压颅后窝血肿清除术

此术是传统的颅后窝骨开窗术,适用于多种颅后窝手术,其中也包括颅后窝硬脑膜外血肿、硬脑膜下血肿及小脑髓内血肿。

手术步骤:患者体位多取侧俯卧位,即躯体全侧卧,上面的肩稍前倾,头屈略俯,使枕后与颈部的自然凹度变平,以利显露和操作。由于要求高位屈颈,故宜选用气管内插管全身麻醉,以保证气管通畅。手术切口大多采用正中线直切口,上起枕外隆凸上4~5 cm,下止颈椎第4或第5棘突,沿中线项韧带切开枕下两侧肌肉的中线间隙,直达枕骨和颈上段椎骨棘突。此入路创伤小、出血少、显露好，是颅后窝手术应用较广的理想切口。有时因为血肿偏向一侧小脑半球，也可以采用旁正中切口，即通过枕外隆凸至乳突的连线中点，自上项线上 2~3 cm 起，到寰椎水平上，作平行中线的直切口，此切口虽能照顾到偏一侧的病变，但若需要行枕骨大孔后缘和寰椎后弓切除减压时，不如正中切口操作方便，而且有误伤椎动脉的危险。但无论采用何种切口均须注意，在枕外隆凸或上项线处切开筋膜和肌肉时，应呈"V"形，以期留下一片有利于缝合的软组织（图 1-13）。

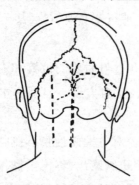
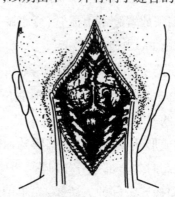

图 1-13 枕下减压颅后窝血肿清除术

颅后窝骨板较薄，尤其是枕骨鳞部有时菲薄，钻孔时切勿用力，以免钻头穿入颅内。枕骨下减压向上可达横窦下缘，两侧到枕乳缝内侧，向下可达枕骨大孔后缘及寰椎后弓，甚至枢椎椎板，不过在手术实践中，骨切除的范围或骨窗的大小，还是要根据手术的需要而定。例如局限于一侧的后颅窝血肿，清除后颅内压已缓解，就没有必要再作广泛的枕下减压。咬除枕骨的中线部分时，常遇到内凸的骨嵴，应注意勿伤及小脑半球。近枕外隆凸处，骨质坚硬而厚实，咬除困难，必要时可先行钻孔再予以咬除。此处操作必须格外小心，以防误咬伤窦汇。板障出血可用骨蜡封堵止血，两侧乳突区如有气房被打开，必须及时予以封堵。切除枕骨大孔后缘时，由于位置较深，可先剪去寰椎后弓，再咬除枕骨大孔后缘。切除寰椎后弓时应将附着在枕下的头后小直肌，自中线切开向两侧分离，同时剪断其在寰椎后弓结节上的止端，为达到良好显露，还可以将头后大直肌附着于枢椎棘突上的止端剪断，并向两侧分离。扪清寰椎后弓，切开骨膜，用骨衣刀剥开骨膜至寰椎后弓两侧各 1.5 cm，然后用 Horsley 骨剪或尖嘴咬骨钳将寰椎后弓切除，但两侧不能超过 1.5 cm，否则可能损伤椎动脉。寰椎后弓切除后即可见寰枕后膜，两侧的椎动脉分别于距中线 1.5 cm 处，穿过寰枕后膜及硬脑膜，并经枕骨大孔两侧入颅。将寰枕后膜附着于枕骨大孔后缘处切开，即可用小咬骨钳咬除枕骨大孔后缘 2.5 cm 左右，以作减压。

若患者有后窝硬脑膜下血肿或小脑内血肿时，则硬脑膜作"Y"形切开，以利清除血肿及止血。颅后窝容量较小，有时仅十余毫升的血肿，亦可引起颅内高压，甚至死亡，故止血务必完善。术毕，用生理盐水冲洗创腔、枕大池及两侧桥小脑角池，最好能细心抬起双侧小脑扁桃体，探查四脑室正中孔，冲洗残存的血迹，以减少术后粘连。关颅时，硬脑膜不必缝合，但应平整铺盖在小脑表面，必要时可松松地固定数针。筋膜和肌肉的剖面用双极电凝认真止血，然后由内至外分层严密缝合，特别是肌肉、肌膜、皮下及皮肤的缝合，必须互相交错，不留死腔，不放引流。

三、慢性硬脑膜下血肿

慢性硬脑膜下血肿多是大脑皮质凸面汇入上矢状窦的桥静脉破裂出血所致，血液常集积在蛛网膜外的硬脑膜下间隙,体积较大,可遍及半球表面的大部。由于血肿为时已久,均有厚薄不一的包膜形成,故手术前常能作出明确的定位,可以从容不迫地择期手术。不过慢性硬脑膜下血肿双侧发生率较高,尤其是婴幼儿,因为血肿包膜的增厚和钙化,刺激脑组织,不仅影响大脑的正常发育,还能引起局部脑功能废损和(或)癫痫发作。

1.慢性硬脑膜下血肿钻孔引流术

慢性硬脑膜下血肿,属液体状态者,包膜不甚肥厚,无钙化者,皆为钻孔引流的适应证。

手术步骤:在局部麻醉或全身麻醉下,取仰卧位,头偏向健侧,患侧肩下垫枕,减少颈部的扭曲。根据血肿的定位,于额、顶部两处分别钻孔。因为有包膜形成,硬脑膜发蓝不明显,往往呈青灰色,质地较厚。十字形切开硬脑膜后,即看到血肿包膜的外层包膜,将其切开即有大量酱油样血溢出,其中混杂棕褐色碎血凝块。用连接有计量瓶的吸引器将流出的液态血肿慢慢吸除,然后小心将硅胶管或橡皮管(8 号导尿管)循脑表面轻轻插入血肿腔,深度不要超过血肿腔的半径,切忌用力,以防穿破包膜进入血肿包膜外间隙。当灌水冲洗时,可引起急性脑膨出。用同样方法再钻第二组孔,放入导管,然后用生理盐水从高位的导管冲入,由低位的导管引出。冲洗时不可强力加压,冲入和流出的冲洗液应保持相对平衡,如果只进不出或进的多出的少,即应停止冲洗,调节管子位置后再冲,直到冲洗液变清为止。将两根引流管均通过钻孔外 3~4 cm 处的刺孔引出,外接已排空空气的灭菌软塑料密封袋,仅使血肿腔液体可以流出,但无空气逸入颅内。如常缝合钻孔切口,将引流管缝扎固定在头皮上,刺孔处各缝合一线,留待拔管时打结,封闭孔口。引流管一般于术后 3~5 d,排液停止或极少时拔除。拔管时应注意先拔低位引流管,并用手指紧压导管在皮下行经的通道,以免空气逸入颅内。如果在高位引流管处,还有空气存在,可用空针轻轻抽吸,边抽边退,因低位导管先已拔除,不会再将空气吸入,待引流管完全拔出后,立即结扎刺孔口缝线。

必须指出,慢性硬脑膜下血肿好发于老年人和幼儿,术后常因颅内压过低或因血肿包膜压迫,致脑膨起困难,或因空气置换了血肿,包膜不能塌闭,致血肿腔顽固性积液和(或)积血。因此,这类患者术前、术后尽量不要用强力脱水剂;术后静脉内适量注入低渗溶液,或经腰穿注射适量空气或生理盐水至蛛网膜下隙,以纠正颅内低压,促使脑膨起,闭合血肿腔。但对包膜过厚或已有钙化者,或婴儿脑组织较软不能将内层包膜抬起而影响脑复位时,均应考虑骨瓣开颅切除包膜或内膜。

2.骨瓣开颅慢性硬脑膜下血肿清除术

此术用于包膜较肥厚或已有钙化的慢性硬脑膜下血肿,或经钻孔引流失败的患者。剖颅方法已如前述。当掀开骨瓣后,即见硬脑膜呈青紫色,较正常,韧而硬。为了避免骤然减压引起不良反应,应于切开硬脑膜之前,先切一小口,缓缓排出血肿腔内陈旧血液。对婴幼儿更需注意,颅内压的骤然改变,可致严重反应。为了减少创伤和出血,对包膜的外层,即紧贴在硬脑膜的外膜不必剥离,以免广泛渗血,造成止血困难,可以连同硬脑膜一起切开翻转。包膜的内膜与蛛网膜多无明显粘连,易于分离,可予切除。切开内膜后,轻轻将边缘提起,小心分离至包膜周边,在内膜与外膜交界处前 0.5 cm 左右剪断内膜,予以切除。切忌牵拉内膜,否则可将外膜翻转处剥脱,而引起深部出血,尤其是在靠近静脉窦处更需注意。一般残存少量内膜不致影响脑组织的复位,亦不增加再积液或癫痫的机会,操作中应尽量保持蛛网膜的完整,有助于减少局部再积液。术毕,如常缝合硬脑膜,血肿腔内置软导管引流,自刺孔引出颅外。骨瓣复位,分层缝合硬脑膜及头皮各层,硬脑膜外置橡皮引流 24~48 h。血肿腔引流管留置 3~5 d,低位持续引流,待引流液色浅、量少时拔除。

对双侧慢性硬脑膜下血肿,应分侧、分期手术,特别是婴儿,为了逐渐减压,可先行前囟穿刺引流,待颅内压有所缓解时,再行剖颅术。术后如常放置血肿腔引流管。

对已钙化的有坚实包膜的血肿,必须将包膜完整剥离摘除,才能解除对脑的压迫。故手术显露要求够大,直达血肿包膜的边缘,特别注意在靠近矢状窦旁的包膜,分离时应小心保护皮质静脉。待外膜游离后,内膜的分离一般较为顺利。

个别患者,虽经骨瓣开颅已切除血肿内膜,但因脑萎缩较明显,或因婴幼儿脑发育已受损,脑组织膨起困难,留下永久性腔隙,顽固积液或多次复发出血,则只有弃去骨瓣,缩小颅腔,以闭合血肿腔。近年来,还有人采用大网膜移植颅内,以闭合血肿腔,取得成功,但对其疗效,目前尚难评估。

四、脑内血肿

外伤性脑内血肿可能是脑挫裂伤出血,血液流入白质内所致,故急性外伤性脑内血肿常伴有硬脑膜下血肿;也可能是脑深部组织在剪切力作用下血管破裂所致;还有可能是穿透性颅脑损伤,如火器伤或锐器刺入颅内所致。脑内血肿可以发生在脑内任何部位,包括小脑和脑干,其深部血肿甚至与脑室穿通,但最多见的部位仍是额、颞部,其次为顶、枕部。

伤后初期脑内血肿多为血凝块,周围脑组织有水肿、坏死。如属表浅血肿,常与脑挫裂伤及硬脑膜下血肿相融合,故在清除挫裂糜烂组织时,常被偶然发现。3~4 d 后血肿开始液化为棕褐色半流体状陈血,此时血肿较易清除,血肿与周围的脑组织已互相分离,几乎不出血。2~3 周之后血肿周围开始有包膜形成,血肿液变稀,并逐渐被吸收,小血肿可以完全消失,残留一腔隙,较大的深部血肿则演变为脑内囊肿,如有脑受压和颅内压增高,则应行穿刺引流。此外,CT 问世以后,临床上外伤性迟发性脑内血肿的发生率日渐增多。这种情况可能是在脑挫裂伤的基础上发生的,也有人认为是伤后脑缺氧,脑血管麻痹、扩张及毛细血管透性增加而破裂出血,手术与否应视有无颅内压增高及脑受压而定。

1.幕上脑内血肿手术治疗

(1)脑内血肿钻孔穿刺术:适用于血肿已液化,不伴有严重脑挫裂伤和(或)硬脑膜下血肿的患者。对虽已液化或囊性变,但并无颅内高压或脑受压表现的深部血肿,特别是脑基底节或脑干内的血肿,一般不考虑手术,以免增加神经功能受损。

手术步骤:根据脑内血肿的定位,选择非功能区又接近血肿的部位钻孔。硬脑膜十字形切开,电凝脑回表面的血管,用尖刀刺破软膜,选择适当的脑针,按术前已确定的部位缓缓刺入,达到预计的深度时,即应拔出针芯,用空针抽吸审视,因为除慢性血肿已有包膜者外,一般都无穿入血肿的突破感。证实血肿后,如果颅内压高,可任其自然流出,然后用空针轻轻抽吸,负压不可过大。排除部分血肿后,即可按脑针的深度,改用软导管插入血肿腔,并用生理盐水反复交换冲洗,每次约 5 mL,直到冲洗液变清为止。留置导管经刺孔引出颅外,作为术后持续引流。如常分层缝合头皮。

近年来有人倡导用细孔钻颅及带绞丝的吸引管穿刺并碎吸脑内血肿,术后持续引流 1~4 d,并注入尿激酶溶解固态血块,亦取得一定效果。

(2)骨瓣剖颅脑内血肿清除术:主要是针对急性脑内血肿伴有脑挫裂伤和(或)硬脑膜下血肿,因血为固态,且清除时常有新鲜出血,其次针对亚急性或慢性脑内血肿已经液化或囊性变,伴有颅内压增高或脑功能障碍或癫痫发作时,需要行骨瓣开颅手术治疗。

手术步骤:骨瓣开颅术方法已如前述。硬脑膜瓣状切开并翻转,即可见脑表面有挫裂伤痕迹,有古铁血黄素染色,脑回变宽,脑沟变浅,扪之有囊性感,具有一定张力,选择血肿较表浅处非功能区脑回,先行穿刺,证实血肿后,即沿脑回长轴切开。再用小脑板循脑针分入血肿腔,直视下吸除陈旧血肿液及挫碎的废损脑组织,尽量不要损伤血肿腔的四壁,以免引起新的出血。冲洗血肿腔、止血,留置引流管,经刺孔导出颅外,如常缝合硬脑膜,还纳骨瓣,硬脑膜外置橡皮引流 24~48 h。头皮分层缝合,倘若颅内压极高,在切开硬脑膜前最好先行血肿穿刺,排出部分血肿液,待颅内压有所缓解时,再切开硬脑膜,显露血肿腔,以免术中发生急性脑膨出。如果经穿刺引流血肿后,颅内高压不减,应考虑有无多发血肿存在,须行必要的探查。若属脑水肿肿胀,则术毕应弃去骨瓣,行颅内减压或颞肌下减压术。

2.幕下小脑内血肿手术治疗

外伤性小脑内血肿很少见,可因枕部着力、枕骨鳞部骨折而引起,出血源多为小脑皮质挫伤或小脑深部挫裂灶血管出血,偶尔也可因后窝穿透伤而致。浅表的血肿常在挫裂伤的裂口内,并可与硬脑膜下血肿伴存。深部血肿多因出血灶向脑白质发展,形成脑内血肿,常直接压迫四脑室和脑干,可导致病情骤然加重,呼吸抑制,甚至死亡。临床上小脑血肿早期诊断较为困难,CT 扫描有助于及时发现血肿。一旦明确诊断,应及时排除,以防不测。

(1)小脑内血肿钻孔穿刺术:此法与幕上脑内血肿钻孔穿刺术相同,适用于亚急性和慢性小脑内血肿,血肿常已液化,且不伴有其他外伤性后窝血肿。钻孔后,十字形切开硬脑膜,电凝小脑皮质穿刺点,然后以脑针向血肿部位缓缓刺入,进入血肿腔时,常有突破感,拔掉针芯,用空针轻轻抽吸,多为棕褐色陈血。测定深度后将引流管沿穿刺创道放入血肿腔。然后小心反复灌洗,留置引流管,在切口外另作刺孔,将引流管穿过肌肉,自刺孔引出颅外并固定。分层缝合肌肉、筋膜和皮肤,不放引流。

近年有人将钻孔穿刺法用于急性外伤性小脑内血肿,亦取得成功。但是,由于不能进行直接止血操作,再出血的机会较多,不如开颅清除血肿安全,除非紧急抢救,一般较少采用。

(2)颅后窝骨窗小脑内血肿清除术:手术方法与枕下减压颅后窝血肿清除术相同,已如前述。适用于颅后窝各种血肿。硬脑膜切开后,如属小脑内浅表血肿,多伴有硬脑膜下血肿。常于血肿清除后,即可见小脑皮质有一紫红色挫伤灶,扪之较软,用剥刀镊轻轻分开小脑皮质,即有暗红色血液溢出。直视下小心吸除陈血及凝块,用生理盐水冲净血肿腔,再用双极电凝止血。如系小脑内深部血肿,脑表面可见明显伤痕,则需根据术前特殊检查定位,进行试探性穿刺,或选择小脑皮质有增宽、变软的部分,作穿刺探查。确定血肿部位后,横行切开小脑皮质,清除血肿,并如常冲洗,止血。术毕,视颅内压缓解的程度,决定有无施行枕下减压的必要。若术前已有幕上脑室对称性扩大,则应探查四脑室中央孔有无阻塞。必要时可行侧室钻孔引流,以期患者安全度过术后水肿期。颅后窝缝合方法如前,不放引流。

五、脑室内血肿

脑室内出血多系脑深部较大血肿破入脑室;或因外伤时,脑实质与脑室之间的剪切力引起脑室壁出血;亦可因开放性脑贯穿伤,累及脑室而引起;但极少有脉络丛出血引起脑室内血肿的。CT问世之前脑室内血肿诊断较困难,因临床上没有特征性表现,仅在后期容易并发脑积水。脑室内出血,由于脑脊液稀释,吸收较快,少量出血可不行手术,任其自行吸收。出血量多时须行脑室引流术。

1.脑室内血肿引流术

颅骨钻孔脑室引流的方法与传统的脑室穿刺引流相同。首先根据脑室内血肿的部位,按侧脑室穿刺的标准入路,施行穿刺放入脑室引流管,然后再轻轻向内进入1~2 cm,并检查确定导管在脑室内无误后,用空针吸生理盐水3~5 mL,小心冲洗交换,切不可用力推注和抽吸,以免引起新的出血。待冲洗液转清时,留置引流管,经刺孔导出颅外,如常缝合钻孔切口,不放引流。

2.骨瓣开颅脑室内血肿清除术

一般单纯性脑室内血肿,无须施行剖颅手术,多数在1~2周之后,大部分被吸收。需要开颅清除脑室内血肿者,均为严重脑挫裂伤、脑深部血肿破入脑室、开放性贯穿伤继发脑室内积血的病例。骨瓣开颅方法已如前述。于清除脑内血肿之后,可见血肿腔深处或脑贯穿伤创道与脑室相通,此时即有血性脑脊液流出。用脑板深入到脑室破口处,挑起脑室壁,在直视下吸除脑室内血凝块,可利用吸引器上的侧孔,调节负压强度,将血凝块吸住,轻轻拖出脑室,但应注意勿损伤脑室壁。然后将引流管插入脑室,反复冲洗并留置引流管,术后持续引流。如常止血、缝合,硬脑膜外置橡皮引流。

部分脑室内血肿患者,在恢复过程中,又并发脑积水,以致脑室引流管不能如期拔除,容易继发感染。故一经证实并发脑积水时,宜早行分流手术。

六、多发性血肿

多发性血肿没有独特的临床征象,虽然可以根据外伤机制、神经体征及骨折部位,疑诊某些不同部位和不同类型的血肿,但确诊还须依靠特殊性检查或手术探查。多发性血肿通常分为三类:同一部位不同类型的血肿,如急性硬脑膜下血肿伴脑内血肿或硬脑膜外血肿伴硬脑膜下血肿;不同部位同一类型的血肿,如双侧硬脑膜下血肿或双侧硬脑膜外血肿;不同部位不同类型血肿,如着力部为硬脑膜外血肿,对冲部有硬脑膜下和(或)脑内血肿。对术前已经过CT或MRI扫描,多发血肿的部位和类型均已明确者,手术可以按影像学检查的发现,合理设计手术的入路、方法和次序,决定一次手术清除或分次手术清除多发血肿。原则上应在一次手术中清除所有颅内血肿。但在临床实践中,多数情况下是在手术清除一处血肿后,颅内压仍不能缓解,需要对颅内多发性血肿的可能性作出判断,对疑诊的血肿部位进行探查。

1.同一部位不同类型血肿的清除

这类多发性血肿有三种情况:一是急性硬脑膜下血肿伴脑内血肿,常因枕部着力引起对冲性脑挫裂伤,导致额颞部硬脑膜下及脑内血肿,又称混合性血肿,最为多见,在手术清除硬脑膜下血肿时,应仔细对额、颞部脑挫裂伤较显著的部位作认真探查,以免遗漏。二是头部侧方着力,引起局部硬脑膜外血肿及硬脑膜下血肿,多为着力部颅骨骨折所致。于清除硬脑膜外血肿后,应对可疑的病侧作常规探查硬脑膜下有无血肿。如若确有硬脑膜下血肿,还应注意局部有无脑内血肿。后一种情况当然不多,但不可忽视,必要时应行脑穿刺以排除之。三是硬脑膜外血肿伴局部脑内血肿,这种情况虽较少,但亦不可大意,局部常有颅骨骨折,有怀疑时应予探查。以上几种类型的血肿,由于均在同一部位,故可在同一术野中及时处理,不必另作切口,只要提高警惕常能发现。

2.不同部位同一类型血肿的清除

这类多发性血肿多为双侧硬脑膜下血肿,或额部近中线着力的减速性损伤因严重对冲性脑挫裂伤引起的硬脑膜下血肿,常位于额极与底部或颞尖与底部;其次是因大脑凸面桥静脉撕裂出血引起的血肿,老年人和婴幼儿较多见,血肿以额顶部为主;再次是双侧额颞部硬脑膜外血肿,常为头部挤压伤、双颞部骨折而引起。手术探查、清除这类多发性血肿时,患者应取仰卧位,选用直径较小的头圈,将头部垫高,以便向两侧自由转动,兼顾双侧探查的要求。

手术步骤:

(1)一侧骨窗开颅清除血肿,对侧钻孔引流:多用于急性和亚急性双侧硬脑膜下血肿。首先在脑疝侧或血肿较大的一侧行钻孔扩大骨窗清除血肿,对侧钻孔引流。若钻孔侧有新鲜出血,则应骨窗开颅清除血肿和止血。

(2)双侧骨窗开颅清除血肿:用于急性和亚急性双侧硬脑膜外血肿,或双侧硬脑膜下血肿经钻孔不能排出凝块和(或)有活跃出血时。此法对病情紧急的患者较为有利,手术简捷,可以一期完成双侧手术,并能彻底清除血肿,妥善止血,必要时尚可行小脑幕切开,放置脑基底池引流。

(3)一侧骨瓣开颅,对侧骨窗开颅清除血肿:用于病情不甚紧急的患者,经一侧骨瓣开颅清除血肿后,脑压不能缓解,又在对侧钻孔发现血肿,逐行骨窗开颅予以清除,必要时亦可行颞肌下减压。

(4)双侧钻孔血肿引流术:一般仅双侧慢性硬脑膜下血肿患者选用此法,偶尔也用于亚急性婴幼儿双侧硬脑膜下血肿。

(5)双侧骨瓣开颅血肿清除术:只有双侧硬脑膜下血肿已有较厚的包膜形成或已钙化时,才采用分期双侧骨瓣开颅切除内膜或整个包膜。

3.不同部位不同类型血肿的清除

这类多发性血肿各种形式均有,以减速性头侧方着力引起的同侧硬脑膜外血肿及对冲部位硬脑膜下血肿为多;亦可因枕部着力、局部颅骨骨折引起硬脑膜外血肿、对冲部位硬脑膜下血肿和(或)脑内血肿。手术时,应以引起脑疝的血肿侧或体积较大的血肿侧先行清除,再清除其他多发血肿。通常情况下,位于两侧额颞部的血肿,可以在仰卧位下完成手术,位于单侧的不同类型血肿,可采用全侧卧位施行手术,但对位于额及枕部异侧的血肿,则须待一侧手术结束后,重新调整体位、消毒铺巾，再开始对侧手术。

手术步骤：习惯上，对硬脑膜外血肿多采用钻孔扩大骨窗的方法清除血肿，对硬脑膜下血肿行骨瓣开颅，因为前者较局限，后者常广泛，且往往伴有脑挫裂伤，甚至脑内血肿。病情紧急时，均宜采用钻孔大骨窗的方法缩短手术操作的时间，以期尽快缓解颅内高压，必要时尚须行进一步减压措施，如颞肌下减压、开幕切开及脑池或脑室引流等。对伤情较稳定的亚急性或慢性病例，则应分期手术，均采用骨瓣开颅，以免残留颅骨缺损。

第三节　严重对冲性脑挫裂手术治疗

对冲性脑挫裂伤是指运动的头颅撞击相对静止的物体所造成的原发性脑损伤，亦即减速性外力所致着力点对侧的对冲性脑挫裂伤。其特点是：外力作用在枕后，而脑挫裂伤却发生在额、颞前端和底部；外力如果作用在一侧头顶部，则脑挫裂伤表现在对侧额颞部外侧和底部；外力作用越大，方向越垂直，着力点越近枕中线，所造成的对冲性脑挫裂伤越严重，而且越容易引起双侧额、颞部的损伤。对于闭合性脑挫裂伤，如果程度较轻，没有颅内继发性血肿，并无手术的必要，因为手术无助于已溃裂挫碎的脑组织。对于严重脑挫裂伤患者施行手术治疗，主要是因为有难以遏制的进行性颅内压增高和脑疝。如果不及时把大量挫碎糜烂的脑组织清除掉，这些挫裂伤灶的出血、缺氧、水肿和坏死，势必继续发展，进而压迫邻近的正常脑组织，导致更广泛的脑继发性损害，使缺血、缺氧、水肿甚至出血、坏死的范围不断扩大，加重颅内压增高，如此周而复始形成恶性循环，终致中枢性衰竭而死亡。因此，及时清除严重挫裂伤灶区的脑组织，有助于打断颅内高压的病理生理恶性循环，虽不能恢复已损伤的神经功能，但尚可挽救一部分患者的生命。

一、脑挫裂伤清除术

严重对冲性脑挫裂伤患者，并非都适于手术治疗，对原发性损伤过重或为时过晚的患者，或年龄过大、全身情况极差的患者，都应慎重，尤其是已有呼吸或循环衰竭的濒危患者，均不宜手术。这种挫裂伤组织清除术，创伤大、出血多、废损重、术中容易发生急性脑膨出，殊为棘手。因此，术前必须认真分析、抉择。对损伤较为局限，没有严重脑干损伤的患者；或有脑疝但尚未进入衰竭期的患者；或经颅内压监护和（或）CT连续动态观察下，具有手术指征的患者，均应及时施行手术。

手术步骤：一般都在气管内插管全身麻醉下施术。患者取仰卧位，以便同时兼顾双侧。手术切口多选用患侧额、颞前外分大骨瓣开颅，以使额叶及颞叶脑域得以良好显露。为使骨瓣的下缘靠近颅底，应将额部外侧的钻孔钻在额骨眶突的后分，颞部的钻孔应在颧弓上耳轮脚前分。骨瓣翻开后，常见硬脑膜发蓝，且张力增高。先在蝶骨嵴前方的额部及后方的颞部硬脑膜上分别切开两个2 cm左右的小口，并通过切口吸除部分额叶外侧、底部和颞叶前部的挫裂伤组织及血凝块，使脑压有所缓解,然后再瓣状切开硬脑膜,以防脑膨出。如果脑压不能降低,则需进一步清除挫裂伤灶组织,同时给予强力脱水剂、过度换气、降温和降压,必要时应行额极、颞尖脑穿刺以排出脑内血肿,或穿刺脑室引流脑脊液,甚至作腰椎穿刺缓缓减压。继而将靠颅底侧的硬脑膜两个小切口连通,并向额部和颞部稍加延伸,让额叶和颞叶的外侧分突出,在不损伤重要脑功能区的前提下,切除额极和颞尖行内减压术。然后经中颅凹暴露天幕切迹,予以切开。此时如能排出积贮于天幕下的脑脊液则可使脑压得以明显缓解,同时可放置引流管于基底池,作为术后外引流。对脑创面或切面的止血,务必耐心,尤其是灰质和脑沟深部的小血管,应用棉片贴附或冲洗检查的方法,确认出血点,再用双极电凝一一止住。对重要功能区的渗血,不宜过多操作,除有活跃出血者外,一般都用明胶海绵或蘸有凝血酶的明胶海绵贴附,其上垫以脑棉片,轻轻吸引,片刻即可止血;否则,有加重神经废损的危险。经过上述处理,如果颅内压已下降,脑血管搏动良好,即可缝合硬脑膜,还纳骨片,如常缝合头皮各层,硬脑膜外置橡皮引流24~48 h。

二、脑挫裂伤减压术

1.脑挫裂伤去骨瓣减压术

所谓去骨瓣减压,是指骨瓣开颅清除脑挫裂伤灶及血块后,由于脑压缓解不明显,而采取的外减压措施。一般都是根据术中的具体情况先已打算弃去骨瓣,故不必施行费时的骨瓣开颅,而选用骨窗开颅和(或)扩大颞肌下减压术。故凡有以下情况者可以考虑去骨瓣减压:术前已有钩回疝,经手术清除脑挫裂伤灶及血凝块后,脑压仍不能缓解,且颅内其他部位又无血肿者;紧急手术清除挫碎组织及血块后,脑压稍有缓解,但患者呼吸和循环仍差,脑血管搏动未恢复,皮质色泽差;术前有双瞳散大、去大脑强直,经手术减压后,一侧瞳孔已开始缩小,肌张力也有好转,但脑压缓解不明显;或经充分减压后,脑压一度好转,但不久又复膨出,探查其他部位并无血肿者,均属去骨瓣减压适应证。

手术步骤:骨瓣开颅术已如前述。清除脑挫裂伤灶及血凝块后,如脑压仍高,则可根据需要行内减压术,即将额极、颞尖非功能区脑域切除,使脑压进一步下降,然后妥为止血。必要时尚可切开小脑幕切迹,放置基底池引流,或行脑室穿刺引流,硬脑膜敞开不予缝合,弃去骨瓣。术毕,如常缝合头皮各层,皮下置橡皮引流24~48 h。

2.双侧额颞部大骨窗减压术

双侧额颞部大骨窗减压多数应在术前确定方案,少数是在术中行一侧减压后,因脑压下降,发现对侧亦需要减压而施行的。因为多数患者在术前已有影像学的检查,证实为双侧病变。少数患者情况紧急来不及做特殊检查,但临床上多已表现有双侧严重对冲性脑挫裂伤征象或致伤机制,例如枕中线的减速性损伤。有的患者术前已发生单侧或双侧脑疝,生命体征亦开始出现异常,或者表现双侧锥体束征,对于这类患者即有考虑双侧额颞部特大减压的必要。但应强调,该手术破坏性大、出血甚多,非属必要,不可擅为。

手术步骤:自一侧耳轮脚上方0.5~1 cm,经发际内2 cm,至对侧耳轮脚上方0.5~1 cm,作冠状切口,向额前翻转头皮至眉弓上方1 cm左右,勿伤及额部眶上缘内侧的眶上神经、滑车神经及额动静脉。将两颞侧颞肌附在颧骨眶突和髁上线的止端切开,用骨膜刀分离颞肌,推向后方,再以蝶骨嵴为中心咬除颞肌附着区的部分额骨、顶骨以及颞骨鳞部,直至中颅凹底,为 7~8 cm 直径的骨窗。然后沿骨窗的下缘即颅底侧切开硬脑膜,排出挫裂伤灶糜烂脑组织及血凝块,以便部分缓解脑压。止血后用脑棉覆盖。同法行对侧颞部减压术,继而将额部骨膜冠状切开,向眶部剥离翻下。行双侧额部颅骨切除,前至额窦,上至冠矢点前约 1 cm,中间不留骨桥,两侧与颞肌下减压相连。如果额窦不慎开放,可用额骨骨膜包裹封闭。将额前硬脑膜沿骨窗前缘横行剪开,继续排出该处挫碎脑组织及血凝块,进一步降低颅内压。然后将上矢状窦最前分缝扎切断,并将大脑镰前部剪开。两侧硬脑膜切开与颞部相续,使双侧均获得相应的减压措施。随后,将两侧额、颞部硬脑膜均作星状切开,彻底清除挫裂伤灶内失去活力的废损脑组织,充分止血。必要时亦可切开双侧小脑幕切迹,放置基底池引流,或行脑室引流。术毕,将颞肌切缘用缝线缝在头皮帽状腱膜上,以免皱缩。最后分层缝合头皮,皮下置橡皮引流 24~48 h。

近年有人认为,特大的去骨瓣减压手术创伤大、失血多,虽然其中有部分患者得救,但还存在不少缺点:如手术复杂费时,前颅窝和中颅窝的底部减压不够充分,破坏性过大等,因此提出了改进的手术方法,现介绍如下。

改进手术方法:切口自中线旁 3 cm 发际处向后呈弧形在顶结节前转向颞部,再向前下,止于颧弓中点。骨窗下界平颧弓,后达乳突前,前至颞窝及额骨隆突后部,保留颧骨隆突及额突(眶突),使额叶前中部侧面与底面、外侧裂及颞叶前极与底面,均获得充分减压。如系双侧减压,可先行排放双侧血肿缓解颅内压,再扩大骨窗完成手术全过程,避免一侧减压后加重脑移位。充分止血,冲洗创腔,将颞肌缝合于脑膜边缘。如常关颅,伤灶区置引流。

第四节　脑脊液漏和气颅手术治疗

外伤性脑脊液漏和气颅实际上是同一疾病的两种表现,都来自颅底骨折,并且伴有硬脑膜及蛛网膜破裂。脑脊液通过骨折缝,经鼻腔、耳道或耳咽管流出;空气也可经相同的路径入颅,大量气体积贮在颅内可致颅内高压。脑脊液漏和气颅的主要危险是引起颅内感染。所幸,大多数外伤性脑脊液漏或气颅常在 2~3 周内自愈。只有少数患者因为颅底骨折裂隙较宽、漏孔较大,或有组织突入漏口,或局部并发感染,会造成脑脊液漏经久不愈,一般超过 3~4 周仍不能自愈者,即应考虑手术治疗。

一、脑脊液鼻漏

脑脊液鼻漏的途径较多,因额窦或筛窦骨折引起者最为常见,其次是因蝶窦骨折引起,偶尔可因岩骨骨折,脑脊液进入中耳腔又经耳咽管流至鼻咽部,再入鼻腔引起。临床上,恒定自一侧鼻孔漏液者多系该侧额窦或筛窦鼻漏,可行该侧额部骨瓣开颅,进行修补。如果两侧鼻孔均漏液,或左右交替,则难以定侧。

1.术前漏口定位检查

术前漏口定位检查的方法:

①压迫双侧颈静脉,使脑脊液快速滴出,在改变头位时,恒定从一侧鼻孔流出,即可视为患侧。

②用麻黄素滴鼻,待黏膜收缩后,放入测尿糖的试纸,有漏部位先变色。

③根据 X 线平片找出骨折部位。

④CT 扫描见积气侧多为鼻漏侧,同时鼻副窦常有特别积液,调节 CT 窗位可见骨裂缝。

⑤^{131}I、^{169}I、Yb-DTPA 或 ^{99m}Tc 同位素扫描观察漏孔。

⑥将棉球放入鼻腔各部,然后将靛胭脂 2 mL 注入小脑延髓池或椎管蛛网膜下隙,看棉球着色的先后,同时还可以检查耳鼓膜有无发蓝和耳咽管口有无蓝色液体流出,以排除岩骨骨折所致耳漏经耳咽管溢入鼻孔的假象。

⑦将碘苯酯 3 mL 注入小脑延髓池,在 X 线透视下观察漏孔部位再拍摄照片定位。

2.经颅脑脊液鼻漏修补

脑脊鼻漏需要手术修补者,远较耳漏为多,由于术前很难确定鼻漏的具体位置,因此术中尚须进一步探查或测定,较费时。虽然一侧鼻孔漏液,同侧骨折者为多,但亦偶有对侧骨折致本侧鼻孔漏液或单侧骨折双侧鼻漏液的情况。故除术前漏口定位较为确切者外,一般多主张用双侧额骨瓣开颅。为避免术中脑脊液流入气道,宜选用气管内插管全身麻醉。

(1)经颅额窦鼻漏修补术:额窦骨折所致鼻脑脊液漏,多因额窦后壁破裂并与蛛网膜下隙连通。故行单侧或双侧额部骨瓣开颅后,可以先从硬脑膜外探查,将硬脑膜自额窦后壁分离,正常情况下极易剥离,如遇有附着较紧密处,多为漏孔所在。此时应紧靠骨壁锐性解剖将硬脑膜剔下,尽量避免扩大漏孔。额窦后壁裂缝较小时,可用双极电凝烧灼,并刮去表面的软组织,用骨蜡或医用胶封闭。裂缝较宽或有粉碎骨折时,则需将后壁咬除,把窦内黏膜游离推向窦下端使黏膜背面合拢,然后电凝黏膜使其同缩封闭窦口,最后填入小块肌肉,以医用胶封闭之。行硬脑膜破损的修补时更为重要。裂口较小者,可以直接严密缝合。缺损较大者,则应用邻近的骨膜、颞肌筋膜翻转覆盖并缝合,然后再用医用胶和肌肉片、颞肌筋膜片、帽状腱膜片或阔筋膜片,粘贴在漏口之上。补贴的组织片应大于修补区,并用医用胶妥为密封,以防再漏。术毕,如常关闭颅腔,硬脑膜外置橡皮引流 24 h。术后患者采取半坐卧位,给予适当脱水或腰穿引流脑脊液,以利漏口愈合。

(2)经颅筛窦鼻漏修补术:经颅筛窦鼻漏几乎都是筛板骨折破入筛窦所致,且双侧受累的概率较高,故宜采用双侧额部骨瓣开颅。先沿一侧颅前窝横行切开硬脑膜,作硬脑膜下探查,由鸡冠开始向后审视同侧筛板有无漏口。抬起额叶时应十分轻柔,以免将嗅球撕脱。除非患者术前已丧失嗅觉,或已证实漏口就在本侧,否则都应尽量保护好至少一侧的嗅神经。一般有漏孔之处,蛛网膜与脑组织常呈乳头样突起,伸入漏口。用剥离子稍加分离即可抬起,漏孔处硬脑膜常呈鞘状陷入并穿破骨裂口。若漏孔处粘连较多,局部瘢痕块较大,即应注意有无脓肿包裹其中,慎勿撕破,最好将其完整切除。漏孔较小的,可用双极电凝将陷入漏口处的硬脑膜稍微烧灼一下(有助粘连愈合);再用大小适当的小块肌肉蘸医用胶,填入漏孔;然后将鸡冠上的大脑镰或前窝底的硬脑膜瓣状切开,覆盖在漏口上,再以医用胶密封粘牢,手术即可结束。

若筛板上的漏孔较大或累及双侧,则须再经硬脑膜外游离漏口,加以修补,并封闭骨裂口。

遇到这种情况,较为明智的做法是,先将上矢状窦前端紧靠骨窗前缘处切断、结扎,剪开大脑镰以增加显露。如有可能,应设法保留一片附着在鸡冠上的大脑镰,其大小足以用来遮盖漏口,将颅前窝硬脑膜沿中线剥离,根据已进行的硬脑膜下手术发现寻找漏孔多无困难。齐漏口处切断硬脑膜乳头状突起。然后,将黏附在漏口周围的硬脑膜及瘢痕组织剥离,并推入漏孔中,用双极电凝烧灼凝固,有助于粘连愈合。再用大小适当的肌肉块,蘸医用胶填入漏孔,必要时也可用明胶海绵蘸医用胶堵塞漏孔。表面再用大脑镰、筋膜、帽状腱膜或骨膜等做成修补植片,覆盖漏孔(包括双侧筛板在内),并粘固。硬脑膜缺损的修补,常因破口过大,难以直接缝合,故可用脑膜修补材料行第一层修补,再用肌肉片或明胶海绵蘸医用胶后贴附在漏口上封闭之,然后翻转带蒂额部骨膜或颞肌筋膜瓣作为第二层,覆盖在补片上,加以缝合和(或)黏合固定。术毕,如常严密缝合额前硬脑膜切口,颈部加压检查有无漏液或出血,如有则应再缝合或以肌肉片(或明胶海绵蘸医用胶)粘封加固。最后,还纳骨片,分层缝合头皮,硬脑膜外置橡皮引流24 h。术后处理同上。

(3)经颅蝶窦鼻漏修补术:经颅蝶窦鼻漏由蝶窦骨折致脑脊液鼻漏,因漏口可能在蝶鞍内、鞍旁或气化的蝶骨大翼等部位,修补极为困难,失败概率较高。术前漏口位置的测定有重要意义,特别是同位素脑池扫描或碘苯酯漏口造影,它可以识别漏口是在蝶鞍还是在气化的蝶骨大翼,从而决定手术的入路是经颅前窝还是经颅中窝。

①蝶鞍部漏口的修补:采用双额部骨瓣开颅。结扎并切断上矢状窦前端,剪开大脑镰,牺牲一侧嗅神经(有时为双侧),显露蝶骨平台及鞍区,发现有脑组织和蛛网膜突出并与之粘连的部位,即可能是漏口所在。漏口处理方法同前。但应注意勿伤视神经及大脑前动脉。用以修补的组织片必须够大,超过漏口四周越宽越好。在鞍区用针缝合较困难,主要靠医用胶粘封。粘贴组织补片时,须将局部脑脊液吸净,否则不易粘牢。若系鞍内漏口,因不能在直视下操作,则更为困难。此时,可切开鞍隔前缘,吸净脑脊液,用肌片、筋膜或吸收性明胶海绵蘸医用胶,循鞍前壁填入鞍底,以期封堵漏口。有人提出切除鞍结节,显露蝶窦,再行填堵,或经鞍结节开口处向蝶窦内填充肌肉等粘堵组织,使蝶窦腔封闭,以达到止漏的目的。也有人采用挖空鞍内容物再以组织补片封堵的方法。不过上述这些方法都带有试探性,成功或失败,很难预料,所以常有多次手术仍不能治愈的病例。因此,曾有学者提出,对多次手术失败的脑脊液漏患者,可考虑施行腰蛛网膜下隙-腹腔分流术。

②蝶骨大翼漏口的修补:有人研究发现蝶窦窦腔向外侧扩展到蝶骨大翼中的占28%,所以气化的蝶骨大翼骨折也可能引起脑脊液流入蝶窦,引起鼻漏。如属此种情况,必须在术前明确定位,方能决定修补漏的入路。手术方法与颅中窝开颅相似,作颞部骨瓣成形,术野下界要求尽量靠近颅底,必要时可将颞窝骨质咬除,以利颞尖及底部显露。硬脑膜如常呈瓣状切开,向上翻起,沿蝶骨嵴后下缘,放入脑板,将颞尖及底部向上后抬起,于颞尖内下缘常遇汇入海绵窦的蝶顶窦静脉,眼下静脉及侧裂静脉,慎勿撕破。上述诸静脉如有碍操作则可择其次要者电凝剪断。显露颅中窝即见蝶骨大翼,其前内侧界是眶上裂,后外侧是蝶鳞缝。继续向内探查即是海绵窦,其前圆孔居眶上裂内端之后下,为上额神经出颅孔槽,其后约1 cm处即为卵圆孔,为下颌神经出颅孔道。在显露的范围内,如有蛛网膜及脑组织呈乳头状突起,黏附于蝶骨大翼上,则多系漏口所在。用剥离子分开粘在漏口处的脑组织,看清漏口情况。较小的漏口,用肌肉片蘸医用胶粘贴,其上

再粘以筋膜片即可;较大的漏口,须向漏口内填充蘸有医用胶的肌肉块使之封闭后,再用带蒂颞肌瓣覆盖,缝线固定之。术后应予脱水和(或)腰穿引流脑脊液,以利漏口愈合。

3.颅外脑脊液鼻漏修补术

经鼻脑脊液鼻漏修补的手术入路,由于手术只能对漏口加以填堵,实际上不能直接进行硬脑膜漏孔的修补,因此带有较大的试探性,加之鼻腔、鼻窦无菌条件差,故感染概率高,容易复发。不过经鼻修补脑脊液鼻漏手术方法较简单、安全,对脑组织干扰小,也有不少成功的经验,不失为一种可供选择的手术方法。

术前鼻漏的定位方法已如前述,但术前应再例行一次鼻漏的直观检查,以防有误。首先清洁并收缩鼻甲,在良好照明下仔细审视脑脊液漏出的具体部位。由鼻顶内侧流下者,可能来自筛板或筛窦后组;从中鼻甲最前端流下者,可能来自筛窦前组或额窦;自鼻后孔上方流下者,应考虑来自蝶窦,必要时可再用鼻咽镜检查确定;漏液量多的可能是蝶鞍区的脑脊液漏;漏液量少的可能是额部的脑脊液漏。据此决定手术探查的部位和次序。

(1)鼻侧额窦鼻漏修补术:作患侧眉弓至鼻根外侧的切口,即由眉内侧端紧靠眉下缘,沿眶内缘弧形切开,至眼内眦鼻梁侧。应注意避免损伤眶上神经、滑车神经及内眦韧带。于额鼻缝之上,平眶上缘处,行额窦前壁钻孔(留下骨屑以备修补骨孔),即可进入额窦腔。探查额窦内有无漏口,一般多在后壁,可压迫患者双侧颈静脉或刺激患者咳嗽,以观察漏口所在。发现漏口后,先经碘酒、酒精处理及抗生素(庆大霉素)溶液冲洗,再用刮匙轻轻刮除增厚的黏膜及肉芽组织,推漏口处残留的黏膜于漏口内,电凝烧灼。同时尽量刮除额窦内黏膜,扩大鼻额孔,以利向鼻腔引流。用蘸有医用胶的肌肉碎块填堵漏口,其外再用颞肌筋膜片严密粘贴封堵。表面可用额部骨膜翻转覆盖粘牢,或用蘸医用胶的明胶海绵粘固。然后经鼻额孔通过鼻腔,放置引流管引流。再经鼻腔由深至浅填塞碘仿纱条。额窦前壁骨孔,用医用胶将骨屑黏合成片状,封闭之。分层缝合切口。术后鼻腔纱条于6~7 d后逐渐抽出,视分泌物的多少,留置引流管至10 d后拔出,必要时可经引流管用抗生素溶液缓缓冲洗残留瘘腔。

若术侧额窦探查属阴性,则需打开窦内侧壁(即窦中隔)进入对侧额窦探查。必要时在对侧另作切口施行手术。

(2)鼻侧筛窦鼻漏修补术:经鼻脑脊液鼻漏修补术,泛指由鼻侧切开经眶—筛窦入路和鼻侧切开经眶—筛窦—鼻腔入路的手术方法。后者是前一入路不能完成手术时而采用的方法,故不论术前是否已计划有进入鼻腔的操作步骤,都必须做好鼻腔的清洁、消毒工作,以防感染。同时,术前也应进行常规耳鼻咽喉科检查,排除鼻旁窦的化脓性炎症。

①经眶—筛窦鼻漏修补:术前3 d开始用1%氯霉素滴眼、滴鼻,以0.5%氯己定清洁鼻腔。术前用抗生素预防感染。

麻醉方法已如前述。作患侧鼻根部眶内侧缘切口,自眉弓内端下缘至眶内侧下缘弧形切开,距内眦0.5 cm,直达骨膜。分离软组织将泪囊牵向外再沿骨膜下向眶内侧壁剥离,剪断内眦韧带,保留其在上颌额突上的止端,以便术毕时对位缝合。沿眶顶(额骨眶板)与筛骨纸板相连骨缝,寻找筛前孔,此孔距内缘约2 cm。结扎筛前动静脉及神经,再向后剥离约1 cm即为筛后动脉,慎勿损伤,并小心保持眶骨膜完整。将眶内容物小心牵向外下方,显露泪骨及筛骨纸板,小心凿开或钻开眶内侧壁约 1.5 cm×2.5 cm 大小,保留骨片备用。轻轻刮除窦内房隔,尽量保持筛窦内侧壁的完整,能在不进入鼻腔的情况下完成手术更佳。注意有无积液、肉芽及黏膜增厚等异常情况,有炎性反应的部位多为漏口所在之处。用小刮勺仔细刮除肉芽和黏膜,局部以碘酒、酒精处理,再用庆大霉素溶液冲洗,然后电灼漏口处,吸干,随即将蘸有医用胶的肌肉碎块填塞于漏口内,其外用筋膜片粘贴加固,表面再用保留的骨片粘封。为了增强局部修补的可靠性,亦可打开筛窦内侧壁进入鼻腔,将中鼻甲外侧黏膜刮除,并于其根部向外上骨折转位,形成带蒂的骨粘骨膜瓣,盖于筋膜之上,然后经鼻腔填塞碘仿纱条加压。术毕,分层缝合切口。术后患者采取半坐卧位,给予适当脱水或腰穿引流脑脊液,以利漏口恢复。保持大便通畅,避免用力擤鼻及打喷嚏。

②经眶—筛—鼻内鼻漏修补:手术入路已如前述。若在筛窦各组房隔中没有发现溢液的漏口,即可向内进入鼻腔查寻。沿嗅裂向上审视鼻腔顶之筛板区有无溢液。如已证实漏口部位,可用小刮勺认真刮去肉芽组织及肥厚的黏膜。漏口以碘酒、酒精处理,庆大霉素溶液冲洗。然后吸干,将蘸医用胶的肌肉碎块填塞漏口,外用筋膜片重叠粘堵,其上再用取下的骨片封闭加固,亦可将刮去黏膜的本侧鼻中隔作为骨粘骨膜瓣,骨折转移覆盖在筋膜外,给予加强。然后,经鼻腔填塞碘仿纱条。切口如常缝合,术后处理同前。

③经眶—筛—蝶窦鼻漏修补:手术入路已如前述。若在筛窦各组房隔中和鼻腔顶筛板区均未发现漏口,则应沿筛窦向假想的两外耳道连线中点逐渐深入,刮除后组筛房隔及其内侧壁,包括上、中鼻甲。慎勿损伤筛窦顶壁,其深度以术前侧位 X 线片测距为准,一般 5 cm 左右即可达蝶窦前壁。此时,应注意约有 25% 的后组筛房扩展入蝶骨,多在蝶窦上方或外侧,并与蝶窦之间有骨隔,从前壁看并非窦腔的水平隔。为了准确地打开蝶窦显露鞍底,必须观测蝶窦前壁的纵轴和横轴位置。因蝶窦中隔变异很大,即使进入蝶窦,仍须以蝶骨嘴为纵轴(中线),蝶窦口为横轴作标志,以免误入上方的颅底或侧方的海绵窦。一般蝶窦口均接近蝶骨嵴,右侧约 3.21 mm,左侧约 3.10 mm,故从中线向两侧探查窦口多无困难。当位置确定之后即可凿开或钻开蝶窦前壁,进入窦腔,探查鞍底。如有积液、肉芽及增厚黏膜则多系漏口之所在,应小心刮除炎性组织。若属阴性,为进一步扩大审视范围,可将对侧蝶窦前壁内侧骨质除去,包括窦隔和嵴,但开口不宜过大,否则填塞、粘堵的组织容易脱出。窦内炎性黏膜及肉芽刮除后,漏口的处理和填塞、粘堵的方法同前,将取下的骨片嵌于蝶窦凿口并封固,表面再用蝶窦前壁外侧的骨粘骨膜回位覆盖。术毕用碘仿纱条填塞筛窦经由鼻腔引出。术后处理同前(图 1-14)。

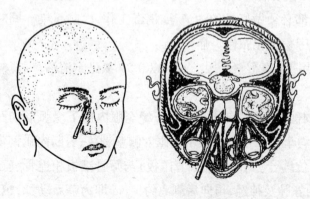

图 1-14　经眶—筛—蝶窦鼻漏修补术

④经口—鼻—蝶窦鼻漏修补术:术前漏口定位已明确来自蝶窦时,可用经蝶垂体腺瘤手术入路,修补鼻脑脊液漏。术前准备同前。经唇龈皱襞横行切开骨粘骨膜约 3 cm。由骨膜下剥离,至鼻底及中隔黏膜,直至蝶窦前壁。放入窥鼻器,截除筛骨垂直板和部分犁骨,将骨片保留备用。找到蝶窦口内侧缘,确认蝶窦前壁,然后凿开或钻开蝶窦前壁,分离

蝶窦黏膜。于鞍底查寻漏口,刮除局部炎性肉芽组织,以碘酒、酒精处理,庆大霉素溶液冲洗。用蘸有医用胶的肌肉碎块填塞漏口,复以筋膜粘贴,表面再用取下的骨片封固。术毕,将鼻中隔复位,鼻腔用碘仿纱条填塞,缝合唇龈切口。术后处理同前。

二、脑脊液耳漏

脑脊液耳漏因颅中窝骨折累及颞骨岩部及中耳腔引起,较常见,多数能自行闭合,少数需要手术修补。通常依具体骨折部位的不同而分迷路外及迷路内两种脑脊液耳漏来源:前者系颅中窝骨折累及鼓室盖直接与中耳腔相通所致;后者系颅后窝骨折累及迷路而将蛛网膜下隙与中耳腔连通所致。两者都可经破裂的耳鼓膜流至外耳道而溢出,亦可经耳咽管流向鼻咽部而造成鼻漏的假象,应予注意。

1.颞枕骨瓣开颅脑脊液耳漏修补术

岩骨骨折后,脑脊液漏可以来自岩骨的后面(颅后窝侧),亦可来自前面(颅中窝侧),有时术前很难判定,甚至手术探查也不能明确。因此,行颞枕骨瓣开颅手术可以兼顾颅中、后窝。

(1)颞枕骨瓣颅中窝耳漏修补:以外耳孔为中心作弧形皮瓣,前起颧弓中后1/3,后至星点("人"字缝、顶乳缝与枕乳缝交点),于颞骨鳞部作一四孔肌骨成形瓣,基底尽量靠近颅中窝。先行硬脑膜外探查。岩骨前面鼓室盖区是骨折的好发部位,若有耳漏存在,该处硬脑膜即有炎性粘连,可见脑组织经硬脑膜破孔延伸向颅底。漏口的修补方法同前。此处的有利条件是可利用带蒂的颞肌瓣妥善修复硬脑膜缺损,因此只要漏口定位准确,则成功率较高。

若经硬脑膜外鼓室盖部的探查属阴性,切勿将硬脑膜继续向岩尖部深入剥离,以免损伤岩大浅神经、三叉神经、脑膜中动脉而引起出血。应改为硬脑膜下探查,小心抬起颞叶后,可以直接审视小脑幕切迹缘及岩尖部,找到漏口即予以修补。不放引流。

(2)颞枕骨瓣颅后窝耳漏修补:正如上述,若颅中窝硬脑膜下探查未发现漏口,则应切开天幕,探查颅后窝有无漏口。沿岩骨嵴后缘,距岩窦约0.5 cm切开小脑幕,内侧达切迹,外侧至乙状窦前0.5 cm处,将天幕翻向后,作岩骨后面的探查。漏口一般在内听道外侧,往往有蛛网膜或小脑组织突入。修补方法已如前述。不过后颅窝漏口无法缝合,除用医用胶肌肉填塞、筋膜粘堵外,最后应采用带蒂肌肉片覆盖封固。不放引流。

2.单侧枕下骨窗耳漏修补

在确定为岩骨后面漏口的病例,或因颞枕骨瓣颅后凹耳漏修补失败后,应采用此入路,方法与小脑脑桥角探查术相同。找到漏口之后,清除黏附在漏口的组织,然后如常修补并用枕后带蒂肌肉瓣封固。不放引流。

3.乳突凿开耳漏修补

当乳突部并发骨折时,可经耳道入路,沿乳突骨折线凿开乳突,用磨钻打开气房寻找漏口所在,然后彻底刮净炎性肉芽,显出新鲜创面后,用蘸医用胶的肌肉碎块、筋膜和带蒂肌瓣填塞。

三、外伤性气颅

外伤性颅内积气并不多见,因为CT的问世,近年来发现较多。绝大多数气颅都不需要手术治疗,常能自行吸收,仅少数因大量积气伴颅内高压或复发性气颅伴有脑脊液漏者,才有必要手术。气颅与脑脊液漏的原因相同,为颅底骨折累及鼻旁窦或乳突气房所致,但因活瓣作用,气体仅在咳嗽、喷嚏、擤鼻时进入颅内,可不表现脑脊液漏。故漏口的定位更为困难,通过X线片和CT、MRI扫描可以作出诊断。一般常见气颅多在单侧,积气侧即漏口所在侧。额部硬脑膜下积气多为额窦和(或)筛窦骨折引起。脑室内积气常为额部脑挫裂伤后,气体经脑裂伤破口而入。经乳突进入颅内的气体,患者常诉患侧有气过水声。严重的双侧性高压气颅可引起猝死,应紧急钻孔排放。气颅手术方法与脑脊液漏完全相同。

第五节 颅骨感染治疗

颅骨感染即颅骨骨髓炎,多见于开放性颅骨骨折或火器伤。常因初期处理不彻底而引起,其次亦可因头皮缺损、颅骨裸露而引起,如头部电击伤或头皮撕脱伤感染;偶尔因血行性感染累及颅骨而引起。由于颅骨板障有许多导静脉与颅内相通,故急性颅骨骨髓炎的主要危险在于伴发颅内感染,诸如硬脑膜外脓肿、硬脑膜下积脓、脑膜炎、脑脓肿、血栓性静脉炎和(或)静脉窦炎等。

颅骨感染急性期,应以抗菌治疗为主,除非局部有脓肿形成,始需要扩大创口引流或切开排脓。慢性颅骨骨髓炎则常有瘘管形成,脓液时多时少,偶有死骨碎块或异物排出,迁延不愈,则需手术治疗。

一、急性颅骨骨膜炎

急性期手术的目的主要在于引流脓腔,不可过多操作,以免引起炎症扩散,术前给予大剂量广谱抗菌治疗控制感染。手术应在全身麻醉下施行,局部麻醉有扩散感染的危险。根据影像学检查及临床表现,选择病变的中心处,作直切口显露感染灶,排出脓液,若有异物或游离的死骨可予摘除。然后用庆大霉素溶液冲洗脓腔。如系开放伤伴感染时,则只需扩大原创口,摘除异物和(或)死骨,达到有效引流的目的即可,脓腔亦需冲洗。术毕,脓腔置引流管,经切口将脓液导出,切口两端全层缝合数针,以缩小创口。术后每日经引流管冲洗脓腔,并根据细菌培养结果,继续全身抗菌治疗,待炎症转为慢性阶段,再图进一步处理。

二、硬脑膜外脓肿

硬脑膜外脓肿可继发于颅骨感染,亦可来自中耳炎或鼻窦的炎症,术前应作出正确诊断,使原发感染灶得以清除。手术在局部麻醉或全身麻醉下施行,体位应视有无耳鼻喉科情况而定,以便必要时同台处理原发病灶。

对有颅骨骨髓炎的硬脑膜外脓肿,应以骨感染灶为中心,作直线或"S"形切口,牵开头皮即可见颅骨表面粗糙发黄,或有肉芽覆盖,常有小片死骨形成。一般感染颅骨质地松软,较易咬除,但为时较久的慢性炎症,因有坚硬的骨质增生、变厚,常须多处钻孔,方能予以切除。病骨切除的范围应达正常板障出现为止,至少应暴露出四周正常硬脑膜0.5~1 cm。用刮勺小心清除硬脑膜外所有的炎性肉芽组织,慎勿刮破硬脑膜。感染腔用庆大霉素溶液冲洗,双极电凝止血。脓腔置引流管,头皮全层松松缝合。术后继续全身抗感染治疗,局部每日冲洗,若无明显脓性分泌物,引流管可于72 h后拔除。

对无颅骨骨髓炎的硬脑膜外脓肿,应查明感染原因及原发炎症部位,以便同时消除。麻醉方法同前。在脓肿所在部位的低位处作直切口,切开头皮行颅骨钻孔。通过钻孔探查,如有肉芽组织可见,即可试探穿刺抽脓。若属正常硬脑膜外观,未见炎性肉芽组织,切勿随意穿刺,应扩大钻孔查寻感染病灶,确认为脓壁后始能穿刺抽吸。根据脓肿的部位和大小,再将颅骨骨窗扩大至需要的大小,以便能彻底刮除脓腔内的炎性肉芽组织,冲洗脓腔,妥为止血。然后放置引流管于脓腔内,经头皮切口导出,作为术后引流和冲洗管道。若同时经耳鼻喉作手术入路进行手术操作,清除了原发感染灶,则引流管可直接经原发灶导出颅外,新切开的头皮伤口,则全层松松地缝合,不放引流。术后处理同前。

三、硬脑膜下积脓

硬脑膜下积脓常因鼻副窦感染引起,尤以额窦为多,偶尔亦可因颅骨骨髓炎或慢性硬脑膜下血肿继发感染引起,故术前影像学定位十分重要,须根据积脓的部位和范围设计钻孔引流的位置。一般需要多组钻孔作对口引流和冲洗。钻孔的位置应选在脓肿较厚处的低位,同时还应避开某些重要的解剖部位,如颅内静脉窦和颅骨气房等。假若鼻旁窦即是原发感染灶,可与耳鼻喉科医师合作,将该窦凿开,直接放置硬脑膜下脓腔引流管,作为对口引流之一。另一引流管则经颅骨钻孔置入。若钻孔部位得当,则常见硬脑膜色泽灰暗,失去正常外观,硬脑膜下即为脓肿壁膜,予以切开吸出脓液,放入导管引流,并反复用庆大霉素溶液冲洗,直至清亮为止。留置引流管,经钻孔引出颅外,脓腔充盈抗生素溶液。头皮全层缝合。术后继续全身抗感染治疗,每日冲洗脓腔。不用或少用脱水剂,以利脓腔闭合。当残腔容量减少,引流液清亮时,即可拔除引流管。

四、慢性颅骨骨髓炎

慢性颅骨骨髓炎多有瘘管形成,常因有死骨或异物存在瘘管,经久不愈,时有急性发作,故手术应选在无急性炎症时施行。手术切口以直线或"S"形为佳。由于术前较难估计炎症的实际范围,常需扩大手术术野,故以全身麻醉为宜。病骨和肉芽清除的方法和范围已如前述。因为炎症已处于慢性阶段,如能彻底清除感染病灶,用抗生素液冲洗创腔,妥为止血,则伤口可以全层松松缝合,不放引流,亦常能一期愈合。若术后感染复发,应敞开伤口引流,待急性炎症消退后,再择机手术,进一步清除病骨和炎性组织。

第六节 颅脑损伤并发症与合并伤

一、颅脑损伤并发症

开放性或闭合性颅脑损伤均可引起一系列并发症,这些并发症既可能是颅内的,也可能是颅外的,或颅内外同时并存。事实证明,颅脑损伤患者,一旦出现颅内外并发症,其病程预后均会受到明显影响。因此,了解这些并发症的发生原因、临床表现以及对整个病程及预后影响,无疑会对预防及诊治颅内外并发症、提高颅脑损伤患者的生存率大有裨益。现将颅脑损伤患者常见的颅内外并发症分述如下。

(一)颅内并发症

本节所讨论的颅内并发症不包括颅脑损伤本身所产生的直接后果,如血管损伤、脑神经损伤、颅底骨折引起的脑脊液漏等,而仅涉及由于处理不当所引起的手术区再出血、脑脊液漏、颅内感染等并发症。这些颅内并发症包括颅内出血、脑室内出血、硬脑膜下血肿、硬脑膜外血肿、脑脊液漏等16种。

1.颅内出血

颅内出血是指术后发生于原手术区脑实质内的血液再积聚所形成的脑内血肿。发生在远离手术区脑内新的出血不应视为并发症。

术后手术区脑实质内发生再出血,临床上并不鲜见。其特点是颅脑损伤患者的手术治疗后病情曾一度好转,但由于手术区脑内复发血肿,患者可在术后再次出现颅压增高表现术后已清醒的患者又有意识障碍,或原已处于昏迷的患者意识障碍加深,同时伴有神经系统受损征象,如瞳孔散大、肢体活动障碍,直至出现典型脑疝表现。意识障碍出现的快慢以及深浅、神经系统受损的轻重,取决于再出血的速度及出血量的多少。术后手术区脑内复发血肿的原因是多方面的:

①手术操作粗暴。由于颅脑结构的特殊性以及丰富的血循环,尤其是脑组织对干燥、机械、物理、化学刺激的反应常极为强烈,操作不当不仅招致术中失血过多,加剧脑组织水肿肿胀反应,也为术后再出血留下了隐患。

②创腔止血不彻底,未完全清除已废损脑组织。特别在手术进行过程中血压偏低,术中看来似乎已控制了的出血,术后由于血压回升,或因麻醉苏醒、躁动、呛咳、呕吐、体位不当,或术后脑水肿反应等引起颅压增高,均易诱发再出血。

③伤员原有凝血功能障碍。颅脑损伤手术多系急症,由于情况紧急,在多数医院难以迅速对患者凝血功能进行比较全面的检查,即行手术,特别是输血较多的患者,更易发生凝血机制障碍,招致术后发生再出血。CT脑扫描有确诊的意义。

2.脑室内出血

脑室内出血是指颅内施行诊断性或治疗性手术操作后发生的脑室内出血。此类并发症在临床上虽不多见,但因其部位特殊及影响脑脊液循环,故后果颇为严重。其发生原因多为在对脑内血肿行诊断性穿刺及清除血肿的过程中穿通脑室,术后又未行外引流;术中遗漏的深部脑内脑室旁血肿术后扩大破入脑室。发生脑室内出血时,临床上除颅内压增高的表现外,常有另两个特征:

①早期出现中枢性高热,体温常持续在39℃以上。

②迅速进入深昏迷。CT脑扫描有确诊意义。

3.硬脑膜下血肿

硬脑膜下血肿为颅脑损伤术后的较常见并发症。血肿发生于手术区硬脑膜下腔。不同类型的复发硬脑膜下血肿的发生原因不尽相同,急性和亚急性复发性血肿的发生原因多为:

①手术区皮层血管,特别是动脉或较大的静脉,在术后脑水肿肿胀过程中被撕破。

②邻近运动区的手术,术后未采取必要的抗癫痫措施,一旦癫痫发作,极易招致出血。

③重型颅脑损伤患者多有不同程度的凝血功能障碍。文献报道40%的重型颅脑损伤患者可发生弥散性血管内凝血(DIC)。

④手术操作不当,止血不彻底,未清除已碎裂的脑组织,或缝合硬脑膜时误伤其深面的皮层血管又未及时发现,而皮质硬脑膜下血肿的发生多系细小的血管特别是桥静脉,因手术操作不慎所损伤,或因术后颅内压下降,脑组织塌陷时被拉断。由于出血量小,须经较长时间才能形成血肿。另外,在对慢性硬脑膜下血肿行钻孔治疗时冲洗不够,又未置外引流,以致血肿残留;或对尚未完全液化的慢性硬脑膜下血肿行开瓣手术时,未切除血肿脑面内膜,或试图剥离、切除血肿硬脑膜面外膜,招致血循环比较丰富的外膜血管再出血。

硬脑膜下血肿复发,无论病程缓急,其临床表现不外乎两大类:颅内压增高症状及体征;神经系统废损征象。确诊有赖于CT脑扫描及MRI成像。

4.硬脑膜外血肿

颅脑损伤术后,发生于术区硬脑膜外间隙的血肿。此并发症的发生常与以下两种因素有关:

①术区硬脑膜与颅骨内板剥离。当颅脑损伤行手术治疗颅压下降后,硬脑膜因塌陷而自颅骨内板上剥离。特别在额部,硬脑膜较其他部位更为菲薄,与颅骨内板贴附欠紧密更易剥离,若术中未行硬脑膜悬吊或悬吊过稀,即容易在颅骨内板与硬脑膜间形成腔隙,从而为血液聚集创造条件。

②术中止血不可靠,如板障出血未以骨蜡妥为封闭;或粗大的脑膜血管(如脑膜中动脉及其主要分支)电凝烧灼不彻底;或硬脑膜上多发小出血点止血不够;或因开颅时操作粗暴致皮瓣内侧或肌瓣内侧不断渗血,血液经骨瓣钻孔处流入硬脑膜外间隙形成血肿。术后硬脑膜外血肿的临床表现与脑内、硬脑膜下复发血肿相似。CT脑扫描有确诊意义。

5.脑脊液漏

脑脊液漏发生于手术切口,一般颅底骨折所致的脑脊液鼻漏及耳漏不作为并发症,但若在颅底手术操作后发生的脑脊液耳、鼻漏,则应视为并发症。手术切口脑脊液漏临床上并不多见,一旦发生又未及时处理,极易招致颅内感染。此类并发症多系手术处理不当所致。如重型颅脑损伤的内外减压术后,硬脑膜未予缝合,骨瓣已去除,特别是术区与脑室相通又未另行戳孔外引流时,局部压力常影响唯一一层头皮愈合,易引起脑脊液切口漏。另外,即使行脑脊液外引流,但引流时间过长,作为异物的引流管也影响局部伤口愈合,导致脑脊液漏。靠近颅底的开放伤清创时撕破硬脑膜及蛛网膜,即可能引起脑脊液鼻漏或耳漏。脑脊液切口漏诊断不难,关键在于必须尽早处理,以避免因此而导致的颅内感染。

6.术后脑室炎、脑膜炎

术后脑室炎、脑膜炎发生在颅脑损伤尤其是开放性颅脑损伤清创术后,且后果严重,特别是脑室炎,若处理不及时,死亡率颇高。闭合性颅脑损伤手术治疗过程中操作粗暴,可加重局部组织创伤,术后易发生血管痉挛、局部组织水肿、缺血软化,特别是手术时间过长,暴露太久,或打开脑室术后行脑室外引流时间过久,均易招致此并发症。近几年,颅压监护仪已在临床上逐步推广应用,监护器置于脑室内增加了脑室炎的发生概率。开放性颅脑损伤术后发生脑膜炎,多因直接污染而又未行及时、彻底清创所致,也可继发于伤口感染。致病菌常为葡萄球菌、链球菌和革兰氏阴性杆菌,多于伤后3~4 d出现症状。临床表现主要为头痛、呕吐、发热、嗜睡、血常规中的细胞增高;脑膜刺激征阳性;脑脊液浑浊、白细胞增多、糖含量下降;脑脊液培养可有细菌生长,但培养阴性不能排除诊断,只要脑脊液多核白细胞计数大于50%或脑脊液葡萄糖小于15 mg/100 mL即应疑有脑膜炎的可能。脑室炎的发生是与脑室相通的开放伤所致,临床表现虽与脑膜炎相似,但程度更为严重,常出现高热、谵妄、昏迷、抽搐及血压、呼吸、脉搏的明显变化,脑室脑脊液炎性改变明显。

7.脑脓肿

脑脓肿多见于开放性颅脑损伤。清创不彻底、脑内残留异物是发生脑脓肿的重要因素;个别情况下,亦可发生于闭合性颅脑损伤术后。一般来说患者具有三类症状:急性感染症状、颅压增高和脑局灶性病状。在急性脑膜炎阶段,患者出现高热、头痛、呕吐、谵妄或昏迷,体检可发现明显的脑膜刺激征,脑脊液检查的白细胞明显增高或出现脓细胞。起病2~3周后,炎症逐渐局限。形成具有包膜的占位性病变,此即脓肿形成阶段。在此阶段中,患者有颅内压增高症状,还可出现因脓肿压迫相邻脑组织而产生的局灶性病征,如偏瘫、失语、偏盲等,若未治疗可进而发生脑疝致死。

8.伤口感染

伤口感染是指开颅术后发生于骨瓣的颅骨骨髓炎、帽状腱膜下感染、硬脑膜外或硬脑膜下积脓。以上并发症最常发生于开放性颅脑损伤清创术后,或因清创不彻底,或因清创过晚、手术区域已有感染存在;个别闭合性颅脑损伤也可因多种原因导致手术区域头皮、骨瓣及硬脑膜外或硬脑膜下的感染。

(1)颅骨骨髓炎:急性颅骨骨髓炎,除局部头皮有炎症反应,出现脓肿、压痛、溢脓或渗出、颈部淋巴结肿大外,也可表现为轻度的全身反应,如发热、倦怠、白细胞升高等。急性颅骨骨髓炎,无全身症状,局部头皮下或骨膜下可有积脓,并可反复在多处头皮溃破溢脓,形成经久不愈的窦道和瘢痕,X线颅骨平片或CT检查有助于确诊。

(2)帽状腱膜下感染:帽状腱膜下为疏松蜂窝组织,一旦发生感染,特别是又有血肿存在的情况下容易形成帽状腱膜下积脓,出现明显波动和压痛,穿刺抽出脓液即可确诊。

(3)硬脑膜外积脓:此类并发症少见,多发生于术后切口感染或邻近感染灶,如由颅骨骨髓炎蔓延而来,由于颅骨与硬脑膜间贴附紧密,故一旦发生硬脑膜外积脓,多局限于切口处骨瓣与硬脑膜之间。由于解剖结构和感染后的组织反应不同,实际上很少在硬脑膜外形成真正具有完整包膜的脓肿,而是在大片肉芽组织中充塞许多大小不等的积脓堆,肉芽组织与硬脑膜外层紧密黏着,常使该处硬脑膜明显增厚。硬脑膜外积脓一旦发生,可出现全身化脓性感染症状,血常规升高,出现局部疼痛、呕吐,甚至脑膜刺激征,若积脓仅限于硬脑膜外间隙,则神经系统定位和颅内压增高症状多不明显。

(4)硬脑膜下积脓:常与硬脑膜外积脓并存,亦可单独存在,其发生原因也多来自切口头皮、颅骨或硬脑膜感染。在硬脑膜下腔发生炎症时,可产生大量渗出液,因此脓液常较稀薄,量也较多,容易在硬脑膜下腔扩散流动,故硬脑膜下积脓范围较广,甚至占据整个大脑半球凸面及脑底部。此类并发症一旦出现,特别是急性硬脑膜下积脓,病情多极严重,出现高热、头痛、呕吐、抽搐、意识障碍、明显的脑膜刺激征及神经系统受损表现,若未及时处理,病情可迅速恶化甚至死亡。在 CT 问世之前,急性硬脑膜下积脓患者的死亡率可达 40%。

9.去皮质综合征(植物状态)

去皮质综合征是由广泛性脑皮质严重缺血、缺氧,损害了皮质功能,进而使皮质萎缩造成的,颅脑损伤中常见于广泛而严重的脑挫裂伤,曾有呼吸、循环暂停的患者易发生。

临床表现:有意识障碍,但呈特殊表现,可睁眼,眼球无目的游动或若有所视,系无意识、无目的运动,对外界刺激无任何反应,无情感,无语言,无任何主动要求,肢体无任何主动运动。脑干功能如角膜反射、吞咽反射、咳嗽反射等仍存在。颅脑外伤后 3 个月若患者处于上述状态,则可以诊断为去皮质综合征。

患者饮食、大小便不能自理,多因并发症而死,无特殊治疗,主要是预防并发症,可试用恢复脑功能药物,少数小儿及青年可以有所恢复(3 个月后),年龄较大者几乎不能恢复,终生需他人照顾。

10.颅内低压综合征

外伤性颅内低压综合征多见于轻、中型头部损伤,原因尚不清楚。伤后合并耳漏或鼻漏,脑脊液大量丢失;闭合性头伤亦可出现颅内低压综合征,可能系脉络丛分泌抑制或脑脊液吸收增加。

临床最显著特征是头高位性头痛,即头痛可因头低、平卧、大量饮水而减轻;并因抬头、坐、立和使用脱水剂而加重。除与体位有关的头痛外,可出现眩晕、恶心、呕吐、食欲减退、乏力、脉搏细弱、血压偏低等。神经系统检查包括眼底检查无阳性发现。水平侧卧位腰穿脑脊液压力偏低,低于 0.7 kPa(70 mmH$_2$O),放 5 mL 液体后压力下降超过 0.2 kPa(20 mmH$_2$O)更有诊断价值。

11.外伤后脑萎缩

脑萎缩系颅脑损伤常见并发症,广泛脑挫裂伤引起弥散性脑萎缩,局部脑挫裂伤或脑内血肿吸收后形成局限性萎缩。

外伤后脑萎缩主要表现伤后遗留的脑功能障碍症状,病程中不再出现新症状,亦无颅内高压。根据原发性脑损伤的严重程度而有不同表现,严重者表现为表情淡漠,思维迟钝,记忆、判断、计算能力明显减退,可能有性格、情感改变。外伤后脑萎缩可合并外伤性癫痫。脑萎缩主要靠 CT、MRI 检查确认,弥散性脑萎缩、皮质萎缩仅有脑沟、脑池扩大,白质受累有脑室扩大;局限性脑萎缩使局部脑沟增宽,脑室扩大。

12.蛛网膜囊肿、脑积水

(1)颅内蛛网膜囊肿:除先天性蛛网膜囊肿外,后天性蛛网膜囊肿的病因主要是颅脑损伤、颅内炎症。外伤、出血或炎症,造成蛛网膜粘连,或原有先天性囊肿存在,外伤和炎症诱发囊肿增大。常发生囊内或硬脑膜下出血。

患者可终生无症状,但当囊肿扩大时,由于颅内占位效应,可引起颅内高压和局灶性神经废损。常见部位依次是中颅窝(外侧裂),大脑半球凸面,后颅窝中线,四叠体池,其余鞍区、桥小脑角区等少见。依其位置,各有特点,确诊需依靠影像学检查。

无症状者可非手术治疗,严密观察。手术治疗适应证为颅内出血(硬脑膜下或囊内)、颅内压增高、局部神经体征。行囊壁大部切除+囊腔-脑池分流或囊腔-腹腔分流术。

(2)脑外伤后脑积水:严重颅脑外伤后脑积水的发病率为 7%~8%,特别易发生于伤后较长时间昏迷的患者。

脑外伤后脑积水按时间可分为急性,发生于 2 周内,较常见;慢性,发生于 1 年内。发生原因:外伤后出血,脑脊液循环通路受阻,蛛网膜绒毛被红细胞堵塞或粘连影响脑脊液吸收及脑脊液吸收障碍。

严重脑挫裂伤、脑出血,伤后昏迷时间较长;伤情一度好转,又复突然恶化;急性颅内压增高;神经系统有进行性损害者,均应考虑有脑积水可能。确诊需依靠影像学检查。术前临床上有颅内压增高,腰穿放出脑脊液后症状改善,CT 见脑室扩大伴前角周围透壳区(低密度区)者术后效果较好。

13.颈内动脉海绵窦瘘

由于颈内动脉海绵窦段或该段分支破裂,形成与海绵窦直接连通的动静脉瘘,立即或伤后一段时间后发生,由于高压动脉血直接注入窦内,导致海绵窦内压剧增,造成静脉回流障碍,也可使动静脉瘘的动脉血流量减少。数字化减影血管造影术(DSA)、CT 血管造影(CTA)均可明确诊断。

病侧有搏动性突眼,眼球突出,球结膜及眼睑静脉怒张与水肿,可致外翻,可见眼球搏动。自觉患侧搏动性头痛和颅内血管性杂音,由于杂音干扰而焦虑不安,甚至影响睡眠。眼球扪诊有震颤,额、颞及眼部听诊可闻得与脉搏一致的收缩期增强的连续性杂音,压迫同侧颈总动脉,搏动、震颤、杂音均立即消失,除去压迫又立即出现。因动眼神经、滑车神经、展神经受累,眼球活动受限或固定,出现复视。因眼静脉压升高,视网膜水肿,视盘水肿、出血,以致萎缩,引起视力减退及失明。

若瘘孔不大,可能自愈。多数需手术治疗,堵塞瘘口,消除颅内杂音,保存视力,改善血供。

14.外伤性假性动脉瘤

外伤性假性动脉瘤指动脉因损伤而破裂出血,在周围形成血肿,以后血肿外周肌化,中心部分的血液与动脉管腔相通,形成的瘤样膨隆,由于其壁不含动脉壁的组织成分,故称为假性动脉瘤。

动脉壁因缺损后能否形成假性动脉瘤,首先取决于周围是否有血肿形成,其次动脉缺损必须持续开放,血管内压力得以通过动脉壁的缺损传递到周围血凝块中,这种动脉创伤形成后不久,流出血管外的血液发生凝固,经过一段时间,血肿中心保持的液态血液成分因受到血管腔内传递来的压力与血管中的血液发生交换和流动,而血肿周围部分被增生的成纤维细胞所穿越,发生机化,形成纤维性壁;最后中心空腔继续扩大,形成囊状,囊内被覆内皮细胞,与血管内皮层相连接,而囊壁外层与周围组织相连接,从而形成假性动脉瘤。假性动脉瘤形成后,由于囊壁与受损血管之间有数相通,因而可持续扩大并最终发生破裂。

15.脑外伤后综合征

脑外伤后综合征一般是指患者在颅脑损伤后,经过治疗仍然在神经功能方面遗留有许多症状,如头昏、头痛、失眠、记忆力下降、注意力不集中、多汗、烦躁、易激动、抑郁等躯体、认知或精神情感方面的障碍。神经系统检查无确切的神经系统体征,甚至 CT 或 MRI 检查都没有任何异常发现。

16.脑死亡

脑死亡是包括脑干在内的全脑功能丧失不可逆转的状态。某些临床患者由于某种病损已导致中枢神经功能严重损害而且不可逆转,但患者的心肺功能可用药物、机器来长期维持,这种生存其实已毫无生理学意义。此时患者虽然没有临床死亡,但已脑死亡。诊断脑死亡的意义在于:可以节约有限的医疗资源,减轻患者家属负担,可提供器官移植供体,造福社会。但脑死亡诊断是一项十分严肃、科学的工作,必须科学慎重地进行。

(二)颅外并发症

在严重颅脑损伤患者中,颅外并发症相当普遍。近年来,国内外不少神经外科医师已逐渐注意到颅外并发症的重要性,虽然患者的预后可因几种并发症同时存在而受到不同程度的影响,但通过大量病案的分析,发现有几类颅外并发症发生率特别高,对病程及预后的影响特别明显,且其在发生时间上有一定的规律,如低血压、凝血机制障碍等发生在伤后早期,肺炎、败血症则稍后发生。现将常见的几种颅外并发症分述如下。

1.肺部并发症

肺部并发症为常见的颅外并发症,其中又以肺部感染为多见,其次为神经源性肺水肿,肺栓塞罕见。颅脑损伤患者发生肺部并发症后带来系列严重后果,直接威胁患者生命:因缺氧促进或加重脑水肿,脑肿胀使颅内压进一步增高,后者又进一步加重呼吸功能紊乱,形成恶性循环;因呼吸障碍又可导致缺氧、酸中毒、血钾增高和血氯下降,患者可因水、电解质及酸碱平衡紊乱而死亡。

(1)肺部感染:70%以上重型颅脑损伤患者常在病程的第3—5天出现肺部感染并发症,严重影响脑的微循环,导致病情不断恶化。发生肺部感染的常见原因为:

①重型颅脑损伤后肺实质多有淤血、水肿等变化,脑损伤特别是脑干损伤所致的中枢性呼吸功能不全、换气不足、缺氧为早期发生肺部感染的主要因素。

②昏迷患者吞咽、咳嗽反射减弱或消失、气管内分泌物排出不畅、细支气管被分泌物堵塞造成小叶膨胀不全、呕吐所致的误吸造成气道堵塞,均利于微生物的滋生。

③急性期负氮平衡状态,机体因消耗脱水、高热导致抵抗力下降,加之激素在颅脑损伤患者中的广泛应用,进一步降低了机体抵抗力。

④部分患者年龄大,原有肺气肿、慢性支气管炎,颅脑损伤后更易发生肺部感染。颅脑损伤并发肺部感染的病原菌主要是革兰杆菌、金黄色葡萄球菌、卡他球菌、铜绿假单胞菌等,其中铜绿假单胞菌感染后果尤为严重,一旦发生,治疗困难,病死率高。肺部感染又多为混合性,随着大剂量广谱抗生素的使用,在治疗过程中又常出现新的真菌感染,更增加了治疗的难度,从而影响患者的预后,肺部感染一旦发生,诊断不难,发热、血常规增高、肺部出现干湿啰音、胸部 X 线等均有助于诊断。

(2)神经源性肺水肿(NPE):这是重型颅脑损伤的一种暴发性肺水肿,发病急骤,治疗困难,预后恶劣,死亡率达 90%以上。神经源性肺水肿是颅脑损伤后呼吸功能障碍的一种特殊类型。由于下丘脑受累或颅内压增高致中线结构移位,可导致交感神经系统的强烈兴奋,大量交感介质释放引起周围血管收缩,全身动脉压升高,使部分血液进入低压系统肺循环;同时,周围血管阻力增加使右心室负荷加重,左心房压力增加致肺血管床淤血。另外,颅压增高可直接影响肺血管床,形成肺动脉高压。临床上 NPE 常被误诊为心衰、输液过量或吸入性肺炎。因此,凡颅脑损伤患者出现颅压增高后或伤后立即发生并迅速发展的急性肺水肿表现和体征,伤前心肺功能正常;呼吸窘迫、频率超过 30 次/min;氧分压(PO$_2$)在 8 kPa 以下者,均应考虑发生 NPE 的可能。

2.心血管并发症

颅脑损伤患者出现心血管心电图异常情况,临床上并不鲜见且多发生于伤后早期,可以表现为心律失常、充血性心力衰竭、心肌缺血、血压变化,称为脑心综合征。由于下丘脑、脑干网状结构、边缘系统等高级自主神经中枢的损伤以及颈内动脉经颅底血管环周围植物性神经兴奋而出现心功能及神经内分泌改变,冠状动脉痉挛缺血,心电图(ECG)显示脑源性心肌损害、缺血或心肌梗死。由于其临床表现可完全被严重的颅脑损伤所掩盖,所以缺乏心绞痛症状,极易误诊。因此,对重型颅脑损伤患者应常规行 ECG 检查或心电监护,对既往血压正常的颅脑损伤患者,若伤后收缩压<11.90 kPa(90 mmHg)或舒张压>21.20 kPa(180 mmHg)持续半小时以上时;或原有高血压的患者,颅脑损伤后血压波动超过 5.3 kPa(40 mmHg)时,均应视为已存在心血管并发症,并应及早进行相应处理。

3.周围血管并发症

周围血管并发症主要指肢体(特别是下肢)或盆腔脏器深静脉血栓形成,显然在临床上发病率不高,但可导致致命性的肺栓塞,后果极为严重。颅脑损伤的患者,因昏迷或肢体瘫痪长时间卧床,下肢或盆腔器官静脉回流缓慢,血液淤滞的静脉内可有大量的细胞积聚,在移向内质细胞和基底膜的过程中,能造成内膜损害,激活凝血过程,加之颅脑损伤本身可引起血小板反应性改变,具有强烈抗凝作用的蛋白质 C 减少,造成高凝状态,以上两种因素并存,更易促使血液在深静脉系统不正常地凝结,最终形成血栓。根据血栓形成的部位,血栓可分为周围型(发生于小腿肌肉静脉丛者)及中央型(发生于髂静脉者)。无论哪种类型的血栓,在颅脑损伤患者特别是昏迷患者中诊断都存在一定困难,对清醒的患者,若出现下肢胀痛、肿胀、浅静脉曲张,即应考虑深静脉血栓形成的可能。多普勒超声检查和电阻抗体积描记法检查能相当可靠地判断主干静脉是否有阻塞;静脉造影可以明确诊断。

4.胃肠道并发症

胃肠道出血为颅脑损伤后最常见的并发症,在重型颅脑损伤患者中发生率为40%~60%。胃肠道出血主要是创伤后发生的应激溃疡所致,往往与颅内压增高和脑疝伴发,且多在病程的1周后出现。由于下丘脑及脑干损伤,植物性神经中枢功能紊乱,胃酸分泌增加,同时交感神经兴奋,促使血液中儿茶酚胺浓度升高,胃黏膜血管强烈收缩,黏膜缺血缺氧,最后发生溃疡及出血。加之颅脑损伤时皮肤激素的广泛应用,胃肠道出血概率大为增加。消化道一旦出血,常严重影响有效循环压力的维持和血液的携氧能力,使颅内压进一步增高,导致缺氧的脑组织缺血缺氧的状况加剧。早期消化道出血,特别在昏迷的患者中易被忽视,出现柏油样大便或自胃管内抽出咖啡色液体,出血量已相当可观,故早期预防胃肠道出血至关重要,胃肠减压既可观察有无出血又可经胃管注入胃肠黏膜保护剂,以降低胃酸含量,提高胃液pH。国外神经外科医师经实验研究及大宗病案分析,认为皮质激素对颅脑损伤所致脑水肿并无明显疗效,且有诱发消化道出血可能,主张慎用或完全不用皮质类固醇药物。

5.肾脏并发症

肾脏并发症主要为急性肾衰竭。颅脑损伤患者出现轻微肾功能改变,如蛋白尿、血尿较为常见。发生急性肾衰竭者少见,但后果颇为严重。此类并发症的出现,绝大多数是治疗过程中应用大剂量甘露醇引发的。甘露醇导致肾血管及肾小管细胞通透性增加,致肾组织水肿,肾小管受压闭塞。国内外的大量研究资料证实,大量应用甘露醇后远端肾小管的总容量增加、刺激致密斑、激发强烈的肾小管-小球反馈,使肾单位滤过率明显下降,导致急性肾衰竭。为了防止甘露醇所致的急性肾衰竭,甘露醇的使用一般不宜超过100 g/次,每日不超过300 g,输液速度以10 mL/min为宜,同时常规查尿常规、血肌酐及尿素氮,若血肌酐>2 mg/100 mL,提示已出现急性肾衰竭。近年来国内外越来越多的学者主张使用大剂量呋塞米、促肾上腺皮质激素(ACTH)辅以小剂量甘露醇用于颅脑损伤的脱水治疗,效果明显,且避免了因大剂量使用甘露醇所致的急性肾衰竭。

6.肝脏并发症

肝脏并发症包括肝衰竭、肝炎、胆管炎及肝肾综合征。临床上因颅脑损伤发生肝脏并发症者少见。通过测定谷丙转氨酶(GPT)及血浆总胆红素可估计肝功状态。头伤后患者常规检测肝功则肝脏并发症的诊断可以确立。颅脑损伤患者何以引起肝功损害,目前尚无统一意见,估计多系视丘下部损害引起内分泌紊乱所致,肝功损害在颅脑损伤患者中虽不多见,但对其预后却存在明显影响。由于症状阙如,临床上易被忽视,故常规监测肝功提高早期诊断率至为重要。

7.水、电解质失衡

水、电解质失衡在颅脑损伤患者中极为常见,国外文献报道约有60%的颅脑损伤患者存在不同程度的水、电解质失衡。颅脑损伤引起的水、电解质失衡,除了带普遍性的机体通过中枢神经系统而实现对外来损伤的应激性反应外,还有其特殊性,例如颅脑损伤患者因高热出汗、强直抽搐、频繁呕吐、过度换气或呼吸抑制等容易造成代谢紊乱的异常情况,同时某些特殊治疗措施,包括脱水利尿、激素治疗、气管切开以及患者常须被动补充液体以维持生理平衡,因此更易招致水、电解质紊乱或酸碱失衡。更为突出的是颅脑损伤若直接累及某些影响水盐调节、容量、渗压、觉渴等中枢或有关神经内分泌调节功能的重要结构,如额叶、丘脑、视丘下部与垂体系统、脑干等部,则又有导致特殊形式紊乱的可能。本节主要讨论伤后应激反应及伤后继发因素所致的水、电解质失衡,对特殊性水、电解质失衡,如尿崩症、抗利尿激素异常分泌失调综合征(SIADH)等将在以下各节内讨论。

(1)伤后应激反应所致水、电解质变化:

①水钠潴留:伤后初期常有水钠潴留,多系伤后抗利尿激素(ADH)及醛固酮分泌增加所致,与额叶、视丘下部或中脑等部位的损伤有关,水钠潴留加重了脑水肿反应。临床表现为初期少尿,因水与钠同时潴留,血钠不一定升高,但尿钠下降。

②钾与氮的负平衡:肾上腺皮质醛固酮的分泌增加,促使潴钠排钾。伤后组织的分解又增加钾及氮的排出,因此伤后钾与氮的负平衡同时存在,不过这种变化对机体的影响不大。

(2)伤后继发因素所致水、电解质紊乱:颅脑损伤后,除因伤后应激反应引起水、电解质变化外,还常与其他继发因素所致紊乱相互影响,加之患者常有意识障碍,缺乏自我纠正的要求,治疗中又往往需要使用激素、脱水利尿、限制水盐摄入量等措施,因此情况比较复杂,特别是患者出现的反应淡漠、恶心呕吐、肌肉痉挛、意识不清等征象又极易与脑伤症状相混淆,所以在诊断上常难及时正确掌握。因此,原则上对受伤3~4 d后仍不能主动进食的头伤患者,不论水、电解质紊乱的临床征象出现与否都应逐日记录出、入量,定期测定血、尿中电解质浓度,综合患者情况进行分析。这类患者虽有其特殊性,但所引起的各种水、电解质紊乱的类型与其他损伤所致者并无特异。诊断时,除根据常见原因、病征和实验室检查外,尚应考虑脱水、激素、气管切开、强直、抽搐、高热、呕吐、中枢神经系统和内分泌失调等因素。

8.凝血功能障碍

凝血功能障碍是重型颅脑损伤的严重并发症,其发生率为10%~20%。患者的存活率、预后凝血系统失调的程度和弥散性血管内凝血(DIC)的代偿功能密切相关。通过监测凝血酶原时间(PT)、部分活化凝血活酶时间(APTT)、血小板计数、血清纤维蛋白原、血清纤维蛋白降解产物(FDP)及鱼精蛋白等6项指标,常可反映颅脑损伤患者伤后的血液凝固和纤溶功能。伤情越重,血液凝固和纤溶功能障碍越明显,表现为:血小板减少、血凝固时间延长、血液纤维蛋白降解产物增加。重型颅脑损伤患者由于伤后脑组织的凝血活酶渗出到局部循环,可通过继发性纤溶引起局灶性的DIC,根据脑组织损伤程度,亦可导致全身性的DIC。积极地进行抗凝治疗对降低失代偿性DIC患者的死亡率具有积极的意义。

9.抗利尿激素分泌失调综合征(SIADH)

SIADH是颅脑损伤患者常见的并发症之一。在正常生理条件下,垂体前后叶之间在下丘脑的调整下维持平衡。垂体前叶分泌的促肾上腺皮质激素(ACTH)通过增加醛固酮的分泌,潴钠排钾,使血钠$^+$和血浆渗透压升高,从而导致细胞内液外流、细胞内失水。ADH的作用正好相反,它通过促进肾对游离水重吸收导致水潴留,引起稀释性低血钠$^+$、低血浆渗透压<高血容量,促进水进入细胞内,造成细胞内液增多。由于颅脑损伤影响下丘脑神经元的功能,引起ADH分泌逾常,使ADH/ACTH比例失调,导致抗利尿激素分泌失调综合征,尿量减少,水潴留,细胞外液扩张,产

生稀释性低血钠和低血浆渗透压,引起细胞内渗透压高于血浆渗透压。细胞外的水向细胞内移动最后造成细胞内液扩张,这也是颅脑损伤后脑水肿形成的主要机制之一。在 SIADH 发生的同时,ACTH 分泌相对不足。潴钠作用减弱,尿钠排出反而增多,使血钠$^+$更进一步下降。以下几项指标可作为 SIADH 的诊断依据:

①低血钠、血浆钠$^+$<130 mmol/L。

②高尿钠:≥130 mmol/24 d。

③低血浆渗透压:血浆渗透压<270 mmoL/(kg·H$_2$O)。

④高尿渗(尿渗/血渗>1)。

⑤血 AVP(加压素)升高。

⑥严格限水后病情迅速好转。SIADH 的临床表现取决于低血、低钠$^+$、低血浆渗透压的严重程度及进展速度。在慢性低血钠$^+$、低血渗时,由于自身调节机制暂时缓解了低渗性脑水肿,在血钠$^+$>120 mmol/L、血浆渗透压≥240 mmol/(kg·H$_2$O)时,可无任何症状,甚至个别患者血钠$^+$低于10 mmol/L 也仅有轻度嗜睡症状;但若低血钠$^+$、低血渗发展很快,即使血钠$^+$高于 120 mmol/L,也已出现明显症状:首先是恶心、呕吐等消化道症状,随即出现意识模糊、木僵,直至昏迷。故常规监测重型颅脑损伤患者的血钠$^+$、血渗及 24 h 尿钠,对早期发现 SIADH 十分重要。

10.尿崩症

尿崩症是一种少见的颅脑损伤并发症,常见于颅底骨折伴有视丘下部损伤的患者。尿崩症发生的原因是抗利尿激素作用于肾小管远端,促使水分的再吸收,因而能调节体液。抗利尿激素由下丘脑的视上核及室房核细胞产生,经垂体束输送于垂体后叶贮存,然后随渗透压感受器的支配而释放入血。当下丘脑垂体系统受损后,垂体后叶抗利尿激素的分泌或释放即出现障碍,引起体液调节机能紊乱而大量排尿。视丘下部损患者,除表现昏睡、高热、异常出汗、阵发性皮肤潮红、呼吸急促、消化道出血等自主神经功能紊乱征象外,亦可出现尿量骤然大增和严重失水现象。尿崩症被视为视丘下部损害综合征之一。

这类患者的突出表现,为每日尿量增至数千毫升,甚至 10 000 mL 以上。尿比重甚低,为1.000~1.008,浓缩试验亦难高于 1.010。若为清醒患者,则有烦渴感,自觉头痛、乏力,精神萎靡、黏膜及皮肤干燥等,症状可因大量饮水而减轻。外伤性尿崩症通过测定尿量及尿比重就能确诊。

11.败血症

败血症在颅脑损伤患者中并不多见,但后果极为严重、死亡率高。发生败血症最常见的原因如下:

①肺部感染。颅脑损伤患者并发肺部感染比例较高,特别在昏迷或长期卧床患者中更易发生,若未得到控制,易发展成败血症。

②颅内感染。开放性颅脑损伤或伴有鼻窦炎的患者而并发颅内感染,若未能及时治疗,可能发生败血症。

③在 ICU 病房内,患者的特殊性和因治疗或监护需在体内安置某些装置或通道增加了败血症的发病率。

颅脑损伤并发败血症的临床表现与其他原因所致者无异。然而由于此类患者常用巴比妥类药物降低颅内压,患者可能体温不高和全身反应性下降,使败血症常见表现较为隐匿,以致早期诊断颇为困难,一旦病情恶化即迅速出现感染性休克。

二、颅脑损伤合并伤

(一)口腔颌面部损伤

颅脑与口腔颌面部紧密相连,多数患者在颅脑损伤时伴有不同程度的口腔颌面部软硬组织损伤;而在口腔颌面部损伤时,由于致伤力的传导,有相当部分患者可伴有颅脑损伤,因此神经外科医师应了解口腔颌面部损伤的特点及处理原则。

(二)五官损伤

闭合性颅脑损伤中头面部常作为暴力着力点,而在开放性颅脑损伤中常作为入口,故颅脑损伤常合并五官损伤。

1.眼损伤

(1)软组织损伤:提上睑肌直接损伤引起上睑下垂,原发性视神经损伤、动眼神经损伤、外伤性散瞳以及霍纳(Honer)征均可造成一侧瞳孔散大。

(2)骨损伤:构成眶壁的任何骨均可受累,而眶顶或眶底为眼眶最薄弱部分,最常受累。眶底骨折可能伴随颧骨凹陷骨折或由于眼球被打击,眶内压突然增高达到一定程度,引起爆裂骨折,眶底内侧壁破裂,眼外肌疝入上颌窦及筛窦,引起复视,最后可致眼球内陷,需早期行眶壁修复术。暴力打击颅骨穹隆可产生单侧或双侧眶顶骨折。

(3)眼球贯通伤直接损伤:由于眼球破裂,常见角膜贯通伤,眼内容物部分或全部脱出,对于爆炸伤,异物贯通眼球,通过眼眶进入颅内,造成脑伤。

(4)眼内异物:对于清醒患者,异物进入眼内会引起严重不适,而对于昏迷者则可能被忽略,从而导致进一步损害。角膜、结膜异物应彻底冲洗、机械除去。无论什么时候,一眼表现有裂伤或穿透伤(无论大小)必须排除球内存在异物的可能。异物引起炎症、感染或金属异物化学反应,可致失明。

(5)球内感染:重者可产生化脓性眼球内炎或全眼球炎,视力完全丧失。

(6)交感性眼炎:被认为是一种自体免疫葡萄膜炎,当一眼因钝挫伤或贯通伤致角膜、巩膜破裂,或眼内异物、感染发生葡萄膜炎,而正常眼亦发生葡萄膜炎,常致两眼失明,后果严重。任何有疑似交感性眼炎症状者应长期观察,至少一年,一旦诊断确立,应系统治疗。

头伤合并眼损伤,应在初期避免使用散瞳药。

2.耳损伤

耳郭挫伤,钝器撞击,常致耳郭血肿,血肿不易吸收,常机化,血肿易继发感染,因软骨坏死导致耳郭瘢痕挛缩,形成"菜花耳"畸形。

中耳、内耳及部分外耳道均包含在颞骨岩部之中,解剖关系密切,当中窝颅底骨折,特别是颞骨岩部骨折,可出现内耳、中耳损伤。纵行骨折常见,系头部受侧方撞击所致,骨折线与岩部纵轴平行,起自颞骨鳞部,经外耳道后上壁、鼓室顶,沿颈动脉管至颅中窝底棘孔附近,主要造成中耳损伤,鼓膜常有撕伤,临床表现有耳流血,可有传导性耳聋,面瘫较少。横行骨折因头部受前、后方撞击所致。骨折由颅后窝跨过岩部至中窝，主要损伤内耳，临床表现除有眩晕、眼震、感音性耳聋外，常见面瘫，有时可见血鼓室，但无鼓膜破裂。

3.鼻损伤

鼻软骨血肿如未适当处理和引流，可致鞍鼻畸形。

鼻骨折：鼻骨突出于面部中央，最易遭受暴力打击，为所有面部骨折中最常见者。临床最易查得：鼻锥偏斜、鼻出血、骨擦感、伴有筛板骨折可造成鼻漏。鼻窦骨折，常见于上颌窦、额窦，筛窦次之，蝶窦最少。鼻窦骨折常合并颅底骨折。

鼻部贯通伤：需注意与颅内是否相通，如有意识障碍、局部神经废损、鼻漏或有脑碎屑局部溢出，均提示有脑损伤。

当颅脑损伤合并鼻损伤，患者处于昏迷时，应防止血液流经咽喉部造成呼吸道梗阻。

4.喉损伤

喉外伤常同时累及颈部软组织、气管、食管，为颈部外伤的一部分。喉闭合性损伤即喉挫伤，多见于暴力撞击或挤压喉部，常合并喉软骨骨折或脱位，临床表现为局部疼痛，说话、吞咽加重，声嘶或失音，呼吸困难甚至窒息，应及时切开气管。

(三)胸腹部损伤

1.胸部损伤

暴力打击胸部或挤压胸部除引起单纯肋骨折外，相邻多条多处肋骨折可引起连枷胸。由于局部胸壁失去肋骨支持而软化，产生反常呼吸运动，即局部胸壁吸气时内陷，而呼气时向外凸出。如软化区广泛，可引起纵隔摆动，导致呼吸功能不全、缺氧及二氧化碳滞留，另外还会由于影响静脉血液回流而加重循环障碍导致休克。软化胸壁需局部加压包扎固定或牵引固定。

气胸常是肋骨骨折致肺撕伤，常常导致肺萎缩，肺活量降低，临床表现不同程度的呼吸困难，气管向健侧移位，叩诊呈鼓音，呼吸音减弱或消失。由于活瓣机制导致张力性气胸，引起纵隔向对侧移位，产生呼吸循环严重障碍，表现极度呼吸困难和发绀，烦躁不安、昏迷和休克，除非及时处理，否则易致死。对单纯血(气)胸，大的血胸可有胸腔积液征象，由于血液丢失，通常伴有休克。颅脑损伤合并胸部损伤，由于意识障碍，患者平卧，立位胸部 X 线摄片受限，血(气)胸不易及时发现，对怀疑胸部合并患者应及时进行诊断性胸腔穿刺。对血(气)胸行胸腔穿刺抽血(气)或闭式引流。张力性气胸需紧急处理，用粗针头插入排气，尽快作闭式引流。对胸腔内大血管出血，应剖胸探查止血。

创伤性窒息系胸部或胸腹部受强力挤压所致，由于胸膜腔内压骤升，静脉血在高压下被迫逆流至头、颈及上胸部远心端，引起广泛小静脉及毛细血管破裂，发生弥散性点状出血。由于脑广泛性点状出血，伴发脑水肿，可表现意识障碍，而临床上少有神经局灶体征，呼吸困难不一定突出。多数自行恢复，不需要特殊处理。

2.腹部损伤

腹部损伤常为钝性暴力引起的闭合性腹部损伤。实质脏器破裂，常见脾破裂，主要表现内出血：面色苍白、脉搏细速、休克。由于血腹，有时可明显腹胀和有移动性浊音，而腹膜炎轻，腹痛不重，腹膜刺激征不剧烈。空腔器官破裂，常见肠穿孔，主要表现腹膜炎，除胃肠道症状外，有明显腹膜刺激征,有时可有气腹征,严重时有感染性休克。由于患者有意识障碍,当腹腔合并伤时可无典型腹肌紧张及反跳痛,应予注意鉴别。伴随腹部损伤的休克,除非证明是别的原因引起的,否则即为腹腔脏器损伤所致。由于患者平卧,不能拍摄直立位照片,腹部 X 线检查受限,气腹不易及时发现,应及早进行诊断性腹腔穿刺,对可疑者应重复穿刺。当有腹膜炎、内出血和诊断性腹腔穿刺或灌洗阳性时,应迅速剖腹探查。

(四)脊柱骨盆损伤

1.脊柱损伤

颅骨通过环枕关节与脊柱相连,因此颅脑损伤与脊柱损伤关系密切。脊柱损伤多数由间接暴力引起,常见致伤原因有高处坠落;重物打击;车祸(目前已成为脊柱损伤的重要原因)。脊柱损伤分为屈曲型损伤、伸直型损伤和挥鞭样损伤。屈曲型损伤最常见;屈曲型和伸直型损伤造成骨折、脱位和关节突交锁;挥鞭样损伤常见于交通事故,因高速行驶的汽车突然停车或汽车猛然加速造成。多发伤患者中,颈椎最容易损伤。

胸腰椎损伤,局部疼痛,不能起立,翻身困难,常有棘突后突或驼背畸形,棘突间距加大或排列不在一直线上。颈椎损伤,有颈痛、头颈活动受限、肿胀和后突畸形不明显,但有明显压痛,行 X 线摄片,正侧位,必要时张口位和斜位,以明确诊断,挥鞭样损伤有时可未见明显骨折和脱位。

颅脑损伤合并脊柱损伤最重要的是及时判定脊柱稳定性,凡椎体压缩 1/3 以上、爆裂骨折、骨折脱位(特别是寰枢脱位)均为不稳定骨折。如有怀疑,均应制动,直到确定诊断。

脊柱损伤可合并脊髓损伤,而且脊柱损伤的严重性很大程度上取决于脊髓损伤程度。高位颈髓损伤造成四肢瘫及受损平面以下感觉障碍,由于肋间肌瘫痪,胸式呼吸消失,仅存腹式呼吸。除摄片以明确诊断外,还应注意制动。如有脊髓压迫症可行椎管探查。

2.骨盆骨折

骨盆骨折最常见的是骨盆受到前后或左右方向挤压,造成骨盆环破裂,引起骨盆环多处骨折或骨折脱位。临床表现为疼痛剧烈,不能坐起或翻身,下肢移动时疼痛加重。局部肿胀、皮下瘀斑、压痛均极显著,骨盆挤压或分离均能引起疼痛。骨盆骨折常有较骨折本身更为严重的并发症。腹膜后血肿的首要原因为骨盆骨折,由于腹膜后间隙为疏松组织,出血后广泛扩散,可容纳大量血液,通常超过 2 000 mL,临床表现缺乏特征性,常因合并伤被掩盖,不易察觉,难以诊断。突出表现为不能解释的休克时,应考虑后腹膜血肿。动脉性出血可迅速致死,需及时剖腹探查。骨盆骨折常致尿道损伤。

(五)四肢损伤

从高处坠落,由于保护性反射,常由肢体着地,颅脑损伤常合并四肢损伤。骨折典型体征易于诊断:畸形(成角、短缩、外旋等);骨传导音减弱;反常活动、骨擦音或骨擦感。不典型者需用 X 线检查才能确诊。应检查骨折远端有无血管损伤及周围神经功能,确定昏迷患者周围神经功能是否正常是困难的。骨折的有些并发症影响患者预后,需及时处理。骨筋膜室综合征:上肢较下肢多,应立即切开筋膜减压。脂肪栓塞是骨折患者比较常见的并发症,典型临床表现常于伤后 2~3 d 出现,头痛、躁动不安,最后昏迷;通常有呼吸急促、发绀和肺水肿;在身体上部、结膜、眼底有点状出血瘀斑,死亡率高。骨折的初期处理应及时用夹板固定,以免损伤进一步加重。

（六）多发性损伤

颅脑损伤合并身体其他部分损伤甚为多见，严重头伤一半以上有合并伤。车祸引起的颅脑损伤多是重型颅脑损伤，且多合并伤。

单纯性闭合性颅脑损伤很少出现休克，闭合性颅脑损伤合并身体其他部位损伤则易休克。当有不能以颅脑损伤解释的休克时，首先要考虑合并伤存在。当颅脑损伤合并休克，易将休克引起的意识障碍与脑伤所致神志变化相混淆，而且休克时颅内高压症状不典型，反之休克也可能被颅内高压掩盖。

颅脑损伤伴合并伤，处理顺序至关重要，原则是首先处理危及生命的损伤。颅脑损伤伴合并伤分以下 3 种类型。

1.颅脑伤重、合并伤轻

本型颅脑损伤为中、重型或合并颅内血肿，表现为急性脑受压，而合并伤主要是四肢骨折、稳定型脊柱骨折、单纯肋骨折、颌面部外伤等，休克少。处理目的主要是解除脑受压，合并伤的处理留待颅脑伤稳定后，但也不能忽视长骨折、脊柱、骨盆骨折的早期制动和固定。

2.合并伤重于颅脑损伤

颅脑损伤多为轻、中型，合并伤包括多发性肋骨折，合并血、气胸，肝、脾破裂，后腹膜血肿，脊柱骨折伴截瘫等，容易出现休克，治疗原则首先处理合并伤，抗休克及胸、脊柱的急症手术，颅脑伤需要密切观察，注意病情转化可能性。

3.双重型

损伤严重，合并休克，在纠正休克的同时，手术解除脑受压，如有活动性内出血，可先针对危及生命的损伤进行手术治疗，也可同时进行。

第二章

甲状腺疾病手术治疗

第一节　甲状腺手术术前常规检查和手术入路

一、甲状腺手术术前常规检查

除一般手术的常规术前检查项目外,甲状腺手术术前还应进行下述常规检查:

1.血、尿、粪便常规检查

血常规检查应注意血小板计数是否正常。

2.电解质检查

电解质检查应特别注意血清钙、磷是否正常。

3.甲状腺功能检查及抗体检查

甲状腺功能检查及抗体检查应特别注意血清游离三碘甲状腺原氨酸(FT$_3$)、血清游离甲状腺素(FT$_4$)、促甲状腺素(TSH)、甲状腺过氧化物酶抗体(TPOAb)、甲状腺球蛋白抗体(TgAb)是否正常。

4.甲状腺 B 超(彩色)检查

甲状腺 B 超(彩色)检查应了解甲状腺肿块(结节)的性状(实性或囊性、混合性)、数量、大小、位置及同侧颈鞘内淋巴结情况,疑为恶性病变者,应同时作肝脏的 B 超检查。

5.X 线胸片+颈部正、侧位片

了解气管是否移位、狭窄以及有无胸骨后甲状腺肿,并可了解甲状腺肿块的钙化情况。

6.常规声带检查(纤维喉镜检查)

对有甲状腺手术史者,尤应了解原手术侧声带活动情况。

7.测基础代谢率(BMR)

合并有甲状腺功能亢进者,入院后清晨应连续 3 d 测基础代谢率。

8.常规心电图检查及了解血压、血糖情况

年纪大者除行心电图检查及了解血压、血糖外,还应行心脏 B 超检查及肺功能检查,以了解心脏功能情况及肺功能情况。

二、甲状腺手术常规体位

施行甲状腺手术一般采取"甲状腺手术常规体位",即患者取仰卧位,肩下垫枕,头部固定在头圈内,头板放下20°,以保证颈部充分后伸,手术床上身抬高15°~20°,双膝下垫枕或足底垫以足托板,以防患者身体下滑(图2-1)。如施行甲状腺癌颈淋巴结清扫术,则在完成甲状腺手术后,将患者面颈部转向对侧(图2-2)。

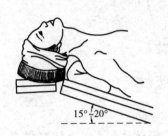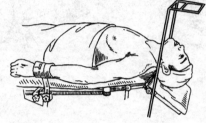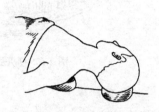

图2-1 甲状腺手术常规体位   图2-2 甲状腺癌颈淋巴结清扫术体位

三、甲状腺手术入路

1.甲状腺手术的切口选择

施行甲状腺手术,一般作低衣领皮肤切口。于胸骨柄上2 cm处,按颈部皮纹作皮肤弧形切口,预先用7号丝线作一皮肤压迹,并用手术刀背作几条与切口线垂直的标记,供缝合切口时对位参照(图2-3—图2-5)。

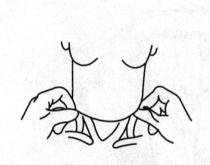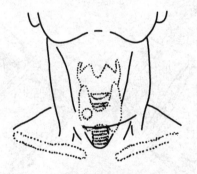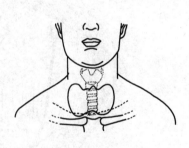

图2-3 皮肤压迹   图2-4 皮肤划痕   图2-5 皮肤弧形切口

2.消毒、铺单

皮肤消毒的范围下达双乳头水平,上达下颌部,两侧抵颈后线,包括两肩。皮肤消毒后,颈部两侧垫无菌纱布团,小器械台置于患者头上,相当于口唇平面,用无菌巾将术野与非术野完全分隔。

3.切口长度

在不影响操作的前提下,切口应尽量短,以满足患者的美观要求,一般至胸锁乳突肌内侧缘止。切开皮肤、皮下后,可使用电刀切开颈阔肌(图2-6)。

4.游离皮瓣

用鼠齿钳轻轻提起皮下组织及颈阔肌,向上、向下游离皮瓣,可使用电刀或手指包纱布作锐性或钝性分离(图2-7)。游离皮瓣的范围上至甲状软骨水平,下抵胸骨凹。瘤体小者,游离皮瓣的范围可不必如此规范,但颈中线处必须游离足够。在游离皮瓣的过程中,切勿损伤颈前静脉。遇有出血点时,应一一结扎。

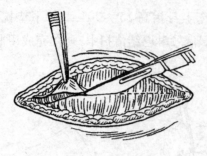

图2-6 切开颈阔肌

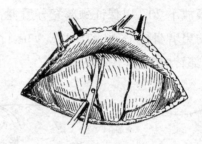

图2-7 游离皮瓣

5.缝扎颈前静脉

颈前静脉缝扎与否,要视具体情况而定。大部分患者可不必缝扎;瘤体大、颈前静脉怒张者应予以缝扎。如果须横断颈前肌群,则颈前静脉须缝扎。颈前静脉缝扎的位置要尽量低和尽量高,先缝扎近心端(胸骨端),缝扎位置要尽量低;后缝扎远心端(甲状软骨端),缝扎位置要尽量高(图2-8)。

6.切开颈白线

颈白线位于甲状软骨角与胸骨凹中点的连线上,系两侧颈前肌群的汇合相连处,但瘤体大者可发生颈白线移位。切开颈白线时,应同时切开甲状腺峡部的外科被膜(图2-9)。

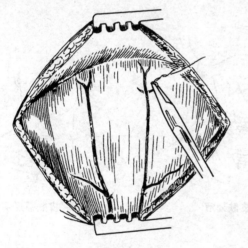

图2-8 缝扎颈前静脉

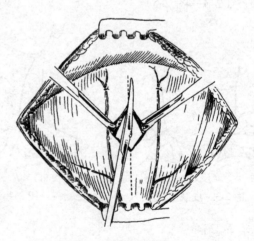

图2-9 切开颈白线

7.横断颈前肌群

颈前肌群由胸骨甲状肌和胸骨舌骨肌组成。大部分患者可以不横断颈前肌群。个别瘤体大者,可能要横断颈前肌群方可获得良好的甲状腺显露。横断颈前肌群的方法是将同侧的胸锁乳突肌内侧缘(前缘)切开少许,从外侧伸入两把直柯克钳,于两钳间切断。注意两把柯克钳应紧挨,其横断平面不应与皮肤切口位于同一平面上,以免日后形成的瘢痕较粗。

8.显露甲状腺

在甲状腺固有膜和外科被膜间钝性剥离甲状腺的前面,显露双叶甲状腺。注意在分离时,一定要找准甲状腺固有膜和外科被膜之间的间隙,动作应轻柔,勿损伤甲状腺表面的血管(图2-10)。

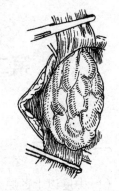

9.甲状腺手术切口的缝合

在完成甲状腺腺体手术操作后,其切口的缝合方法如下:

(1)颈前肌群缝合:若已作颈前肌群横断,则在甲状腺手术操作完成后,将横断的颈前肌群缝合,方法是用4号缝线作2针U形交锁断端内翻缝合,颈前肌群的切口前端和邻近肌肉各作一"8"字形缝合。

(2)缝合颈白线:用4号丝线间断缝合颈白线。在缝合甲状软骨段颈白线时,可以将颈白线下方的肌肉缝入少许,以达到止血的目的。缝

图2-10 显露甲状腺

合胸骨凹段颈白线时,亦可将颈白线下方的颈前肌群缝入少许,以消灭胸骨凹处的空隙,以防积血。中段仅将颈白线缝合,不宜将两侧的颈前肌群缝入,以免术后形成较粗的瘢痕(图2-11)。

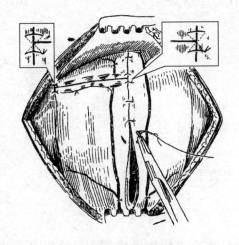

图2-11 缝合颈白线

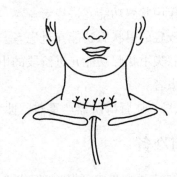

图2-12 皮肤缝合及引流管

(3)颈阔肌及皮下组织缝合:可以将颈阔肌及皮下组织作为一层,用0号(或1号)丝线作间断缝合。缝合此层时,应注意将颈阔肌缝入,否则术后颈阔肌回缩,影响切口的愈合。在缝合此层时组织不宜缝入过多,否则术后瘢痕较粗。

(4)缝合皮肤:依术前定好的对位标记,以4-0医用尼龙线作皮内缝合;或医用胶纸粘贴皮肤切口(图2-12)。

(5)切口缝合后盖以无菌纱布,围巾式包扎切口(图2-13、图2-14)。

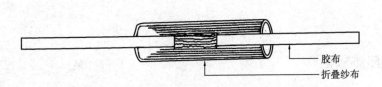

胶布
折叠纱布

图2-13 围巾式纱布制作示意图

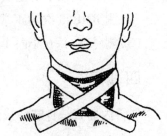

图2-14 围巾式包扎切口

第二节 甲状腺功能亢进症手术治疗

一、适应证

（1）中度以上的原发性甲状腺功能亢进。

（2）腺体较大，伴有压迫症状的甲状腺功能亢进。

（3）继发性甲状腺功能亢进或高功能腺瘤。

（4）抗甲状腺药或 ^{131}I 治疗后的复发性甲状腺功能亢进。

（5）坚持长期服药有困难的甲状腺功能亢进。

二、禁忌证

（1）青少年甲状腺功能亢进患者。

（2）症状较轻的甲状腺功能亢进患者。

（3）甲状腺炎甲状腺功能亢进阶段的甲状腺功能亢进患者。

（4）老年患者。

（5）有心、肝、肺、肾等脏器严重器质性疾病不耐受手术的甲状腺功能亢进患者。

三、术前准备

甲状腺功能亢进患者，特别是原发性甲状腺功能亢进症患者均需在门诊服用抗甲状腺药，待一般症状明显改善，且 FT_3、FT_4、TSH 测定正常后开始服用碘剂作术前准备。服碘方法：第一次服用卢戈碘液 5 滴，3 次/d，每天每次增加 1 滴，至 16 滴维持。抗甲状腺药在开始服卢戈碘液后继续服用 1 周即停。停服抗甲状腺药后再次测定 FT_3、FT_4、TSH 仍正常，则收入院做进一步术前准备。入院后继续服用卢戈碘液至手术当天止。

术前检查如下：

（1）原发性甲状腺功能亢进症患者，在入院后再次复查 FT_3、FT_4、TSH 应属正常，并应同时检查 TPOAb、TgAb 以了解是否有慢性淋巴细胞性甲状腺炎并存。

（2）测 BMR，3 次均正常（±10%）。

（3）测脉率，每 6 小时 1 次，每次均<90 次/min，且波动幅度<10 次/min。

四、麻醉

气管内插管全身麻醉或颈神经丛阻滞麻醉。

五、手术步骤

（1）切口。如腺体较大，上极较高者，切口两端可适当顺胸锁乳突肌前缘向上延长。

（2）皮瓣游离要充分。

（3）常规缝扎颈前静脉。

（4）横断双侧颈前肌群，显露双侧甲状腺及峡部。

（5）锥体叶切除。在施行甲状腺手术时，凡遇有锥体叶者，应将锥体叶切除，原发性甲状腺功能亢进症患者尤应如此。切除方法是：先于甲状软骨下方横断锥体叶，其断端以钳夹作牵引，沿锥体叶两侧及后方进行游离，直达锥体叶末端，以直角钳钳夹，完整切除锥体叶。注意：在游离时应于钳夹间切断，以免出血。

（6）处理右叶上极。沿锥体叶横断处创面，游离松解右叶悬韧带，直达上极，结扎、切断上极。

（7）依次处理右叶中静脉、下极血管。

（8）横断峡部。

（9）次全切除右叶甲状腺腺体，残留腺体创面缝合：切除时应尽量保留腺体后被膜。在切除腺体时要注意保护脂肪颗粒样组织，切勿切下；缝合创面时不要过深，以避免并发症的发生。

（10）按上述方法次全切除左叶腺体，残留腺体创面缝合。

（11）完成双叶次全切除，残留甲状腺创面缝合后，反复用0.9%氯化钠溶液（生理盐水）冲洗创面，止血，放置引流管，缝合切口。

六、术后处理

（1）术后取高坡卧位（全身麻醉患者待其完全清醒后再改高坡卧位）。

（2）术后当天禁食、禁饮、勿咳、勿下床，吸氧，输液，可适当使用抗生素，注意监测体温、脉搏、呼吸及血压。

（3）床旁放置气管切开包和吸引器，供窒息时抢救用。

（4）术后继续服用卢戈碘液，第一次16滴，3次/d，每天每次递减1滴，术后共服用3~5 d，也可以含服普萘洛尔（心得安），10 mg/次，每6小时1次。

（5）术后第1天可进食少量流质，术后第2天拔除引流管，改半流质饮食。

（6）术后第5天拆除切口缝线，第6天可出院休息。嘱至少全休3个月。术后1个月门诊复查，测定FT_3、FT_4、TSH。终生随访。

（7）对未孕妇女应嘱在妊娠前、妊娠期、产后哺乳期进行FT_3、FT_4、TSH监测；分娩时，应抽取胎儿脐带血检查甲状腺功能，以早期发现新生儿甲状腺功能减退。

七、术后并发症及处理

（1）术后患者如出现呼吸困难，则首先检查是否有切口内出血，必要时拆除切口缝线检查。如切口内出血，则在床旁初步清除血块后即送手术室手术止血；如止血后仍有呼吸困难者，则应作气管切开。

（2）手术当晚或第1天以后出现面部、唇部或手足针刺样麻木感或强直感，甚至手足搐搦时，应立即静脉注射10%葡萄糖酸钙注射液20 mL，同时抽血进行血钙、血磷检查。

第三节 甲状腺肿手术治疗

一、结节性甲状腺肿

(一)适应证

(1)临床可扪及明确结节(肿块)的结节性甲状腺肿,其中有结节长径>2 cm者。

(2)合并甲状腺功能亢进的结节性甲状腺肿。

(3)疑有恶变的结节性甲状腺肿。

(4)位于胸骨后的结节性甲状腺肿。

(二)术前准备

(1)按甲状腺手术术前常规检查项目进行术前检查。对肿块巨大者,尤应注意气管狭窄及移位情况。

(2)合并有甲状腺功能亢进者应按原发性甲状腺功能亢进症术前准备的要求进行术前准备。

(三)麻醉

一般选用气管内插管全身麻醉。结节较大,且有明显气管移位或气管狭窄者,尤宜选用气管内插管全身麻醉。

(四)基本术式

根据术中探查情况决定具体术式。可供选择的具体术式如下:

1.双侧甲状腺次全切除术

适用于双叶均有结节,而且双叶均可保留部分正常腺体者。

2.一侧甲状腺次全切除术+对侧腺体内结节剜出术

适用于结节集中于一个腺叶内,对侧腺叶内仅有1~2个小囊性结节者。

3.一侧甲状腺近全切除术+对侧腺叶部分切除术

适用于一叶大结节或一叶内多个结节,几乎无正常腺体,而对侧叶亦有多个小结节者。

(五)手术步骤

1.切口

较大的结节性甲状腺肿切口可适当向两侧及向上延长。

2.横断颈前肌群

遇有较大肿块者,可以横断一侧或两侧颈前肌群。横断前应缝扎颈前静脉。

3.根据术中探查结果决定具体术式

(1)双侧甲状腺次全切除术:一般先完成右侧次全切除,后行左侧次全切除,操作起来较为方便。

①先松解右叶甲状腺悬韧带,处理右叶上极;右叶中静脉及右叶下极血管分支,切断峡部,切

除右叶大部分,注意保留腺体的背面部,缝合右叶残余腺体创面。

②同法切除左叶大部分及缝合左叶创面。将标本送快速切片病理学检查。

③缝合切口,放置引流管。

(2)一侧甲状腺次全切除+对侧腺体内结节剜出术:双侧腺体内结节剜出术的手术操作如下。

①先完成一侧的甲状腺次全切除术+峡部切除,其残留腺体创面缝合。

②甲状腺结节剜出术:用血管钳夹住甲状腺近峡部的创面切缘,用扁桃体钳从腺体创面内剜出结节,然后缝合该叶创面。如有困难,则可切开结节表面的腺体直达结节处,从此切口内用弯血管钳或小纱布球作钝性分离,将结节完整取出。结节取出后,用纱布压迫片刻止血,遇出血点予以结扎或缝扎止血,彻底止血后,将腺体创口用 1 号(或 2 号)丝线间断内翻缝合,封闭剜出结节所遗留的甲状腺空隙。

③缝合切口,放置引流管。

(六)术后处理

(1)同"甲状腺腺瘤切除术"术后处理。

(2)出院后坚持服用甲状腺素片至少 3 年,以避免复发。

二、巨大甲状腺肿

甲状腺腺叶或甲状腺肿块长径>10 cm 者,称为"巨大甲状腺肿",其手术切除操作有其特点。

(一)术前准备

除一般甲状腺手术的术前准备外,要特别注意从 X 线胸片+颈部正、侧位片中了解气管移位及狭窄的详细情况,以供麻醉插管和手术操作者参考。

(二)麻醉

选用气管内插管全身麻醉,麻醉插管应选用管内有支撑架的气管导管。

(三)手术注意事项

(1)切口要够长,肿块侧的低衣领皮肤切口应沿患侧胸锁乳突肌内侧缘向上延长。

(2)要充分游离皮瓣。患侧皮瓣的游离,上界要达到或接近肿块的边缘,并应将患侧胸锁乳突肌的内侧缘筋膜切开,分离,减轻胸锁乳突肌张力。

(3)常规横断患侧颈前肌群,以便充分显露患侧甲状腺腺叶(对侧胸锁乳突肌可不横断)(图2-15)。

(4)在分离甲状腺前方时,一定要找准间隙,即从甲状腺固有膜与外科被膜之间的疏松间隙进入。分离时勿损伤肿块表面曲张、迂曲的血管,遇有出血点要结扎或缝扎。双叶甲状腺显露后,先探查健侧,后探查患侧。遇有锥体叶者,应先将锥体叶切除。

(5)在处理甲状腺上、下极前,先横断甲状腺峡部。峡部横断后,再依次松解患侧甲状腺悬韧带,处理上极、中静脉、下极血管,然后钝性剜出肿块,并切除。根据具体情况,健侧叶作相应处理(图 2-16)。

(6)仔细检查气管是否软化,如有软化或可疑软化,则应行气管悬吊术。

（7）常规放置引流管。

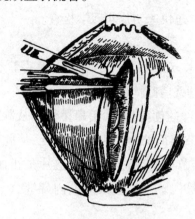

图 2-15　常规横断颈前肌群

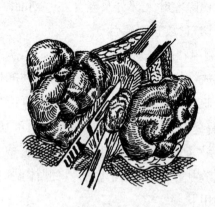

图 2-16　先切除峡部及一侧腺体

三、胸骨后甲状腺肿

通过术前检查，如甲状腺腺体（或肿块）全部位于胸骨后，则应由心胸外科处理；仅小部分位于胸骨后，大部分位于颈部者，则可以颈部手术切除；如大部分位于胸骨后，仅小部分位于颈部者，即整个甲状腺腺体（或肿块）的 2/3，或腺体（或肿块）下极深入胸骨后>5 cm 者，常需行开胸手术。

（一）颈部吸尽囊液切除术

1.适应证

巨大囊性肿块，但有大部分位于胸骨后者。

2.麻醉

一般宜选用气管内插管全身麻醉。

3.手术步骤

（1）常规颈部切口：常规显露甲状腺腺体（或肿块）后，探查双叶甲状腺。如术中证实确为巨大囊性肿块，而又按常规颈部手术操作切除有困难时，则采用从颈部穿刺吸尽囊液，使肿块缩小后从颈部切除。

（2）在准备穿刺的部位，用小圆针、4 号丝线预先作一荷包缝合。

（3）将囊肿前壁显露后用一次性的 10 mL 注射器（无菌）套上 5 mL 注射器的针头，从荷包处刺入，抽尽囊内液体。然后拔出针头，锁紧荷包，以免残留囊内的液体流出。囊性肿块明显缩小，按常规手术操作行患侧叶近全切除术或次全切除术。有时仅为一巨大囊肿而几乎无正常腺体，则肿块切除行腺叶全切除术或腺叶近全切除术（图 2-17）。

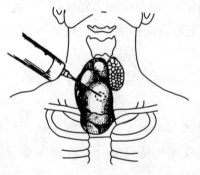

图 2-17　颈部吸尽囊液切除术

（二）"蚂蚁上树"颈部切除术

1.适应证

巨大甲状腺肿块，而肿块为实质性，且大部分位于颈部，仅小部分（腺叶或肿块<1/3）位于胸

骨后窝。

2.麻醉

气管内插管全身麻醉。

3.手术步骤

(1)常规显露双叶甲状腺,探查双叶甲状腺后,依次游离好甲状腺上极,结扎,切断中静脉,使位于颈部的甲状腺或肿块游离。

(2)用粗丝线、弯圆针缝住大块腺体作牵引线,将腺体(或肿块)向上、向外侧提起,同时推开外科被膜,遇有血管分支则予以结扎、切断。如此逐步向下推进,便可将胸骨后部分腺体(或肿块)游离至颈部。特别值得注意的是,在提拉过程中,动作应轻柔,切勿用暴力,以免腺体(或肿块)撕裂,造成手术困难或撕裂血管,导致大出血。

(3)术毕,常规放置引流管。

(三)开胸切除术

1.适应证

腺体部分位于颈部,而大部分(腺叶或肿块的 2/3 或下极伸入胸骨后>5 cm)位于胸骨后的巨大甲状腺肿(或肿块)。

2.麻醉

气管内插管全身麻醉。

3.手术步骤

(1)颈部低衣领皮肤切口,其切口位置要低,同时从颈部低衣领皮肤切口中点向下作一稍偏离中线的纵弧形皮肤切口至第 3 前肋肋软骨水平。

(2)显露胸骨柄及胸骨体上端,两侧距中线 1~2 cm,分离两侧的胸骨舌肌及胸骨甲状肌的内缘,紧贴胸骨柄深面,以手指伸入前纵隔,分离胸骨的后面,向后钝性推开甲状腺、大血管及胸膜。在进行此步操作时,注意动作要轻柔,勿躁,以免损伤胸骨柄后方的组织器官或造成大出血。

(3)劈开胸骨:如有必要,可劈开胸骨以拓宽术野,以便更好地显露胸骨后方的甲状腺或肿块。首先切开胸骨骨膜,并分离骨膜,用胸骨刀沿中线从上而下垂直劈开胸骨柄,至第 2 前肋肋软骨或第 3 前肋肋间平面。

(4)切断胸骨体:横行切断胸骨体,分离,结扎、切断胸廓内动脉。对骨膜剥离面及胸骨断面的出血可用电凝或骨蜡止血。

(5)显露前纵隔:用肋骨牵开器撑开劈开的胸骨边缘,前纵隔可获得良好显露。

(6)分离甲状腺(或肿块):前纵隔显露后,胸骨后的甲状腺(或肿块)便可获得良好显露,可用手指钝性分离出甲状腺下极,对甲状腺下极血管分支应紧贴甲状腺结扎、离断(图 2-18)。将整个甲状腺(或肿块)游离出来后,将其拉至颈部,按需要作甲状腺叶切除。

在施行以上操作过程中,注意勿损伤左侧的无名静脉,勿撕破胸膜。万一胸膜被撕破,则应立即进行修补,并于术后抽吸胸膜腔内积气。

(7)冲洗创面,彻底止血。

(8)缝合胸骨,在劈开的胸骨平面上钻孔 2~3 个,用医用钢丝拉紧对合胸骨。注意钢丝接头应埋入胸骨间隙内,然后缝合骨膜、胸大肌腱膜。

(9)放置引流管:应于切除的甲状腺窝内,常规放置小号硅胶引流管,引流管从颈部皮肤切口下方一侧另戳小口引出,并固定好。

(10)缝合切口:按常规缝合颈部切口及胸骨部位切口。

(11)颈、胸切口缝合后,将引流管接好引流袋,围巾式包扎颈部的切口(图2-19)。

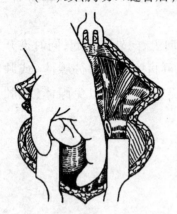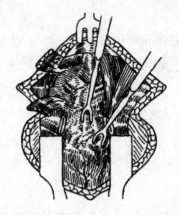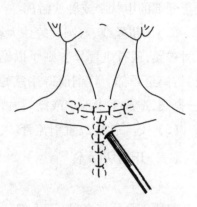

图 2-18　分离甲状腺　　　　　　　　　图 2-19　缝合切口,放置引流管

4.术后处理

(1)术后待全身麻醉清醒后 8 h 改半坐位卧式,手术当天禁食、禁饮,勿起床,勿咳嗽。术后第1天可进食流质,拔管后改半流质饮食。

(2)注意监测呼吸、心率、血压:常规床边备气管切开包。

(3)注意引流管内引流量及颜色,如流量很少,且颜色变淡,可于术后第 2 天拔除引流管。

(4)有胸膜腔闭式引流管者,术后经 X 线胸片检查证实无积气后可拔管。

第四节　甲状腺腺瘤切除术

一、适应证

经临床诊断为甲状腺良性肿瘤者。

二、术前准备

按甲状腺手术术前常规检查项目完成相关检查。

三、麻醉

气管内插管全身麻醉或颈神经丛阻滞麻醉。

四、基本术式

肿瘤侧甲状腺叶部分切除+峡部切除。

五、手术步骤

1.切口

取低衣领式皮肤切口。

2.探查

显露双叶甲状腺后,对甲状腺先行探查。先探查健侧叶,后探查患侧叶。

3.松解悬韧带

从甲状软骨下方开始,游离、松解患侧悬韧带,直达患侧腺叶上极处。

4.处理上极

充分游离患侧腺体叶外侧,术者右手持直角钳从上极内侧伸向外侧,以左手示指从外侧引导直角钳,从患侧上极后方引入7号丝线1根,尽量靠近腺体上极,在膜内进行上极结扎1次,以此作牵引,将上极轻轻向前下方牵引;同法再在此线上方引入1根7号丝线结扎,于两线间上1把弯柯克钳,并于钳近侧切断上极,以4号丝线紧贴弯柯克钳下贯穿缝合1针,作"8"字形打结,然后用直角钳夹住上极远端(保留端),以4号丝线再结扎1次,保留端之上极定会结扎牢固、可靠。

5.分离、切断峡部

用弯钳从气管前方、峡部后方逐步钝性分离出峡部。于峡部左、右侧并紧靠左、右叶各用7号丝线结扎,然后于两线间紧靠线结处切断峡部。在切断峡部前,应于切断处下方垫以一钳,以防伤及气管。在分离峡部时,平面要适当,尽量保留气管前筋膜。

6.处理中静脉及下极血管

上极切断结扎后,峡部亦已离断,患叶腺体即已有一定的游离度,紧贴腺体被膜结扎、切断甲状腺中静脉及下极血管。在处理下极血管时,应紧贴下极被膜进行,勿远离下极,以免伤及喉返神经。如血管较粗,则以缝扎或双重结扎为宜。

7.切除患侧腺体

根据瘤体大小,决定患侧腺叶的切除量,要求切缘距结节(肿块)1 cm以上。在切除时,可于两钳间进行,即弯柯克钳在下,直柯克钳在上。切下标本立即送快速切片进行病理学检查(图2-20)。如快速切片报告为恶性病变,则应按甲状腺癌术式完成根治性切除;如为良性病变,则要求再次对保留腺体及健侧腺体进行仔细探查,以防遗漏病变。

8.缝合甲状腺创面

对保留的患侧叶创面用4号丝线作间断内翻缝合,对健侧叶近峡部的创面亦予以缝合。在缝合创面时注意勿过深,以免伤及喉返神经。

9.放置引流管

用小号医用硅胶管,一端剪去半边管壁,形成一槽式引流管,置入患侧腺窝内,从切口下方正中(胸骨凹上)另戳小孔引出,引流管出口处用4号丝线缝扎固定1针(图2-21),如果切除腺体量不多,止血非常彻底,术者自觉无后顾之忧,也可以不放置引流管。

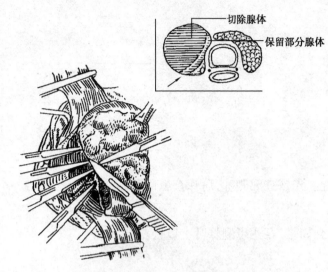

切除腺体
保留部分腺体

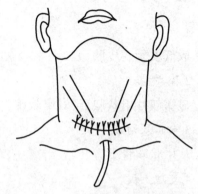

图 2-20　切除甲状腺　　　　　　　图 2-21　缝合切口,放置引流管

六、术后处理

(1)如采用颈神经丛阻滞麻醉,则术后患者取高坡卧位。

(2)手术当天禁食、禁饮,勿下床、勿咳嗽,并输液、吸氧、心电监护,可适当给予抗生素,可使用预防用抗生素。

(3)术后第 1 天停吸氧,可开始进食流质。术后第 1 天、第 2 天继续输液。术后第 3 天停止输液,进食半流质或普食。

(4)有引流管者,术后第 2 天拔除。

(5)术后第 5 天拆除切口医用尼龙线或胶纸。

(6)术后第 6 天出院休息,嘱术后 1 个月门诊复查,复查内容包括 FT_3、FT_4、TSH。

(7)术后一般无须服用甲状腺素片,但如腺体切除较多,可服用甲状腺素片,40 mg/次,1 次/d,或左甲状腺素片,50 μg/次,1 次/d,以清晨空腹服用为佳,用药量应根据复查的 FT_3、FT_4、TSH 结果调整。

(8)终生随访。

第五节　甲状腺癌根治术

一、适应证

(1)甲状腺肿块疑为甲状腺癌者。

(2)诊断为甲状腺癌而无颈淋巴结广泛转移者。

（3）在施行甲状腺手术中"意外"确诊为甲状腺癌者。

二、术前准备

施行彩超等检查，以了解颈部淋巴结情况。

三、麻醉

以气管内插管全身麻醉为宜，少数患者亦可采取颈神经丛阻滞麻醉。

四、基本方式

患侧腺叶全切除术+峡部切除术+对侧叶次全切除术+患侧颈鞘探查术。

五、手术步骤

（1）甲状腺探查：显露双叶甲状腺后，先仔细探查健侧叶是否有结节，然后探查患侧。如临床高度疑为恶性病变，则按由健侧到患侧程序操作。

（2）游离松解健侧悬韧带，处理健侧上极，再依次处理健侧中静脉及下极血管。

（3）切断峡部。

（4）行健侧叶次全切除术，创面缝合。

（5）游离和松解患侧悬韧带，处理患侧腺叶上极、中静脉、下极血管。充分游离患侧叶甲状腺，遇有与肿块粘连的颈前肌群，可以连同部分肌肉一并切除，完整切除腺叶，注意保护腺体后方被膜，将切下的健侧甲状腺组织及患侧腺叶全部标本送快速切片检查以确诊。

（6）打开患侧颈鞘，沿患侧颈内（颈总）动脉途径，仔细探查患侧颈鞘，如有肿大的淋巴结或可疑淋巴结样组织（包括脂肪样组织），则一一切除干净。在进行颈鞘探查操作时，勿损伤颈内静脉、迷走神经，左侧者勿损伤胸导管。颈鞘探查中切下的全部组织，术后送病理学检查，以了解颈鞘淋巴结是否转移。

（7）常规于患侧甲状腺窝内放置引流管，从切口下方另戳口引出。常规缝合切口。注意：打开的颈鞘不必缝合，但需注意彻底止血。

六、术后处理

（1）坚持终生服药，终生随访。

（2）对未孕女性，应嘱其在妊娠前、妊娠期、产后坚持监测 FT_3、FT_4、TSH。新生儿应在分娩时抽取脐带血检查甲状腺功能，以便早期发现新生儿甲状腺功能减退。

第三章

肺部疾病手术治疗

第一节 肺结核手术治疗

20世纪80年代后期以来,全球肺结核发病率逐渐上升,形成卷土重来之势,肺结核再次成为严重的公共卫生问题。因此,要控制肺结核的流行,还需要做许多工作。

肺结核的外科治疗已有近百年历史,20世纪40年代前,曾广泛应用萎陷疗法。在有效的抗结核药物链霉素、对氨基水杨酸钠、异烟肼、利福平及乙胺丁醇被发现后,选择性切除结核病灶才能安全进行。近年耐药菌株逐渐增多,肺结核的内科治愈率有所下降。结核内科医生对空洞性肺结核和结核球患者采用经皮肺结核空洞穿刺和经支气管镜注药等介入治疗,近期疗效明显提高,但是不足之处在于治疗过程长或反复治疗,病灶吸收慢且不彻底,甚至在肺穿刺过程中,合并大咯血和气胸,仍需外科处理。目前,最常用的手术疗法是肺切除术,只是少数患者仍以胸廓成形术为宜,至于其他萎陷疗法,在20世纪60年代以后已极少应用。

一、肺切除术

1.适应证

肺切除术主要用于对药物无效或毁损的结核病灶。

(1)空洞性肺结核。空洞性肺结核的手术适应证目前定为:

①初治或复治者经抗结核药物规则治疗(约18个月)空洞无明显变化或增大,痰菌阳性者。

②痰菌阴性,但有明显临床症状,如反复咯血、继发感染(包括霉菌感染)等,药物治疗无效者。

③不能排除癌性空洞者。

经长期或不规则化疗失败的病例,结核菌耐药,手术并发症高,故肺结核患者经过一定疗程药物治疗仍无痊愈可能且病情适合手术治疗的,应说服患者不失时机地转外科手术治疗,以免失去有利时机。有些结核空洞往往继发霉菌感染,形成肺曲菌球,出现反复咯血,此类病变继续抗结核治疗已无价值,应以手术治疗为主。空洞性肺结核与癌性空洞难以鉴别时,可行剖胸探查术,术中冰冻病理检查,以确定是否行纵隔淋巴结清扫。有关手术方式,如病变仅累及一个肺叶而其他肺叶无病变,则以肺叶切除为主要术式,术后疗效很好。全肺切除的并发症和病死率均高于肺叶切除。肺叶切除后附加胸廓成形术的合理指征是术中胸腔污染、术后胸腔感染或可疑感染的支气管胸膜瘘。

(2)肺结核并发支气管扩张或狭窄。在慢性肺结核病患者,与病灶相通的支气管可并发结核,也可由于肺门淋巴结结核压迫、穿破支气管壁形成溃疡,此后瘢痕增生,造成支气管完全梗阻,引起肺不张。如部分梗阻,可形成张力性空洞。严重者引起支气管扩张,常呈现咳痰咯血等症状,应做肺切除术。

(3)结核球。结核球是一圆形或椭圆形的干酪样坏死组织或结核肉芽组织,周围绕以纤维组织,一般与支气管不通,治疗意见尚不一致。有人认为,只要痰菌持续阴性,不一定做手术治疗。小的结核球一般经长期药物治疗可逐渐吸收或纤维化、钙化,终至愈合。较大的结核球(直径2 cm以上)有时会溶解液化,形成空洞。如将切下的病灶作显微镜检查,即使术前某阶段痰菌阴性,也有89%的标本含有抗酸杆菌。所以,对较大的结核球,周围有纤维包膜,坏死组织内又无血管,药物难以渗入病灶,如并发咯血、痰菌阳转时,说明病灶已活动或溃破,应施行肺切除术。

(4)肺结核病灶与肺癌并存。肺结核是肺癌发病的一个危险因素,其原因为:钙化的淋巴结直接刺激毗邻的支气管导致癌变;瘢痕体内和陈旧性病变中含胆固醇肉芽,胆固醇是主要的致癌物质;空洞壁的柱状上皮增殖性变化导致鳞状上皮化生致癌;等等。20年以上病史的肺结核患者发生肺癌的危险性是一般人群的2.5倍以上,且多为老年患者。当肺结核患者出现下列情况时应警惕并存肺癌:

①持续咳嗽,顽固血痰,肺内病变难以解释的气短且逐渐加重。

②胸腔积液患者出现剧烈胸痛且积液增长迅速。

③炎性改变于同一部位反复出现。

出现上述情况时,行支气管纤维镜检查很有必要。对于手术治疗老年肺结核合并肺癌的患者应积极、谨慎,在全身情况允许的条件下,对行肺叶切除可根治的患者应尽力争取手术。

(5)毁损肺有广泛的干酪病变和空洞及纤维化的陈旧肺结核病,病肺功能已大部丧失,成为感染源,还可引起咯血,并发支气管扩张及继发感染,应根据病情行肺叶或全肺切除。

(6)反复大咯血。咯血多由于空洞溃破,使支气管动脉破裂出血,大量咯血可危及生命。大量咯血指24 h出血量超过600 mL,而严重咯血为24 h超过200 mL。窒息是咯血致死的常见原因,而并非血容量减少。出血部位几乎均为空洞病灶,而出血来源于灌注肺空洞区的丰富的支气管循环动脉。为挽救患者,要及早用X线检查或支气管镜检查判定出血部位,急诊行肺切除术。在施行肺切除术之前,可通过用双腔气管插管或在支气管镜检查时放入气囊导管选择性阻断一侧主支气管,也可急诊做支气管动脉造影注入吸收性明胶海绵,栓塞破裂的支气管动脉止血,再行肺切除术。

(7)胸廓成形术后无效的病例:这些病例术后经长期休养及药物治疗,空洞仍不闭合,持续排菌或有咯血等,应建议肺切除术。

(8)并发有结核性慢性脓胸,要考虑脓胸、肺切除或胸膜纤维板剥脱术。

2.禁忌证

(1)结核病活动期,对侧肺或同侧其他肺叶有浸润性病变,大量排菌。体温、血沉不正常,则不宜手术,应先行药物治疗,以免术后发生血行播散。所有计划做肺切除的患者术前均应做支气管镜检查以排出活动性近端支气管内膜结核,因为活动性支气管内膜结核会影响支气管残端的愈合,通常内膜结核可在术前经过化疗痊愈。

(2)术前要作肺功能测定,全肺切除者应作分侧肺功能测定。要根据平地行走速度、上楼梯速度等临床指征,结合仪器测定的结果,全面估测肺功能。肺功能的可靠指标是最大通气量,术前最大通气量高于正常预计值的70%,手术较安全。术前最大通气量低于60%时,应慎重考虑肺切除术。

有严重心脏病(如冠心病)、哮喘及重度肺气肿,广泛的肺外结核病且药物难以控制者,某些重症使患者全身情况难以改善及不能延长寿命者均不应行肺切除术。

3.手术的选择

术前准备要充分,尽一切努力使患者痰菌阴转,但不宜拖延,以免出现耐药菌株,应包括围手术期使用抗结核药物。合适的手术时机是药物治疗后6~8个月,在此段时间内,大部分可逆性病变已愈合或消退。

手术的原则是尽可能切除病灶及保留最大量的健肺组织。具体手术操作与非结核性病变无多大差别。手术类型的选择要根据X线检查及术中探查决定。楔形切除术适于小的结核球及1 cm以下的病灶。肺段切除术适于局限性残余空洞及纤维干酪样病变。病变局限于一个叶的行肺叶切除术,累及同侧肺的几个肺段或两肺的不同肺叶和肺段的,可行多段切除、多叶或肺叶加肺段切除术,常用者为左肺上叶及下叶背段切除术;双侧上叶肺有空洞时,用药物控制后,可同期或分期行上叶切除术。肺段或复合肺切除的术后并发症发生率高,故自20世纪70年代起,多选择肺叶切除。一侧损毁肺,有持续痰菌阳性、反复咯血或继发感染的病例,应行全肺切除术。上叶和下叶肺切除后,仅留存中叶,术后易并发胸腔积液及肺不张也应考虑全肺切除术。

预防术后并发症的一个重要方法是使肺在术后尽快复张。壁、脏层胸膜之间的粘连要用电灼分离切断,仔细止血,切除增厚的脏层胸膜,使余肺松解及舒张。肺剥离面要用胸膜缝盖以减少漏气及胸膜腔感染。有无敏感性药物也是决定手术治疗效果的条件之一,围手术期使用4~8周化学疗法可大幅提高手术成功率。

在为结核患者开展肺叶切除术早期,因顾虑术后余肺过度膨胀及肺内已静止的病灶复活,曾有人主张同期常规加行胸廓成形术。后来,大量临床实践证明,术后余肺可能代偿性扩张,但并无严重肺气肿的组织学改变。胸廓成形术除造成脊椎侧弯外,还损害肺功能及增加术后并发症。目前,多数人不建议在肺切除后同期常规行胸廓成形术。肺切除后遗留的残腔,一般无症状,多数在几周或几个月后消失。只是少数病例在上叶切除后,余肺也有结核病灶,粘连较重,难以松解时才考虑行局部胸廓成形:切除第2—4肋骨的后外侧段,保留前段,也保留第1肋骨,以避免胸廓过度畸形。为避免因切除肋骨后胸廓畸形,在肺叶切除术后,亦可同期行胸膜成形术。在胸膜外剥离壁层胸膜,使胸膜内残腔变为胸膜外腔(不切除肋骨),渗血可贮留在此腔内,维持纵隔在正中位,可有效地限制余肺过度膨胀。

4.术后并发症

除开胸术后一般并发症外,肺结核病肺切除术后可能出现支气管胸膜瘘及结核病播散。

（1）支气管胸膜瘘：其发生率较非结核性肺切除术高，占5%～10%，多因支气管残端内膜结核缝合不周引起。肺切除术后，如发现胸腔引流管持续漏气超过10～14 d，应怀疑并发支气管胸膜瘘；于胸膜腔内注入亚甲蓝液1～2 mL，如患者咳出带有蓝色的痰液，即可确诊。术后早期发生支气管胸膜瘘时，患者可突感呼吸困难、呛咳、痰量增多并有少量咯血。如吸入胸腔积液，可引起窒息，应置患者于侧卧位，术侧在下，直至安置胸腔闭式引流。应用广谱抗生素，加强全身支持疗法，约20%的病例瘘管可能闭合。如瘘管不愈，应改为开放引流。后期治疗包括胸廓成形术，通常分二期完成。

（2）结核播散：麻醉操作，患者体位，术后不能有效排痰及发生支气管胸膜瘘，都可引起结核播散。通常可用药物控制，围手术期合理应用抗结核药物可减少此并发症。

二、萎陷疗法和胸廓成形术

萎陷疗法即通过各种手段松弛及压缩病肺组织，使其得以静息，有利于组织愈合。同时，减缓该部血液和淋巴回流，减少毒素吸收，并产生局部缺氧，不利于结核菌繁殖；压缩肺可使空洞壁靠合，促使组织愈合。原来的萎陷疗法包括人工气胸、人工气腹、膈神经麻痹术等，因其疗效较差，已不再使用。胸廓成形术也是一种萎陷疗法，即切除多根肋骨，使胸壁向病肺塌陷。胸廓成形术的适应证为上叶空洞，对侧无明显病变或已稳定。双侧上叶空洞也可考虑分期行双侧胸廓成形术。厚壁空洞、张力空洞、下叶空洞、结核球及合并支气管内膜结核的病例，均不宜行胸廓成形术。其原因是难以达到压缩的目的或因压缩病肺，使支气管移位、扭曲，造成更严重的梗阻。现在，胸廓成形术已极少像过去那样作为肺结核的首选治疗方案，但椎旁胸廓成形术对一些结核性支气管胸膜瘘和脓胸仍然是一种理想术式，尤其对于免疫功能受损患者（如 AIDS 患者），这类患者有很多出现了支气管胸膜瘘和脓胸，而且他们对化疗反应差，又因太虚弱以致不能承受肺切除手术。

典型的胸廓成形术要求切除足够的骨质胸壁，使空洞周围的肺组织萎陷。对上肺空洞，要切除第1—7根肋骨。上3根肋骨的前切端要包括部分肋软骨，以下逐渐缩短，后端要切除胸椎横突及肋骨颈部，以达到充分的塌陷。为预防反常呼吸运动，应分二期进行，每期切除肋骨不超过4根，自上而下进行，相隔10～14 d完成。为避免分期手术，曾有某些改进手术，但远期疗效不如典型手术好。

三、病灶清除术

肺结核外科治疗从过去采取萎陷疗法到现在的肺切除术，手术模式在逐渐改变，外科治疗现已逐渐引入微创观念。因此现阶段的肺结核外科治疗方法也包括在确保肺断面内或支气管残端内无活动病灶的情况下，小范围清除病灶或切除肺叶，这样能极大地保留患者的肺功能，对那些肺功能差的患者尤其有效。

肺叶切除术是经典的外科治疗肺结核的方法，而腋下切口病灶清除术治疗空洞性肺结核和结核球，一直是大家讨论的焦点，关键问题是术后是否容易形成支气管胸膜瘘、复发及再手术。

1.空洞性肺结核和结核球病灶清除术的理论依据

肺结核形成纤维厚壁空洞是体内免疫力与结核杆菌的毒力、数量达到相对制衡的状态，而这时大多数患者已经历相当长时间的抗结核治疗,结核杆菌耐药性的产生在所难免,而且坚厚的空洞壁也阻挡着药物对空洞内结核杆菌的杀灭。同时细菌学和病理学也证实,纤维空洞内的坏死组织中和坏死层内有结核分枝杆菌,而纤维层和肺不张层无结核分枝杆菌存在,在这种病变相对"静止"的状态下,对局部病变给予局部病灶清除,创伤小且效果显著。肺内空洞清除后,可防止结核病继续恶化,消除咯血、排菌、发热的病因,解除因消耗造成的营养不良,以及继发的免疫功能缺陷等不良后果。肺结核球的发病机制和纤维空洞性肺结核有相似之处,病理早已证实,病灶外有一较厚的纤维组织包膜,阻挡了病灶对药物的吸收。在这种状态下,对其进行病灶清除,不过多地切除其余肺组织,效果应是满意的。

2.术中应注意的几个问题

(1)由于该术式和脊柱结核病灶清除术一样,为开放性手术,易于传染。因此,术中应采取严格的隔离措施,防止病灶内容物进入其他区域,关胸前要彻底冲洗胸腔,注入抗结核药物。

(2)病例选择:

①位于上叶或下叶背段靠近周边的纤维厚壁空洞,而周围肺组织无病灶者。

②不适合行肺切除及萎陷手术者。

③结核球直径<3 cm,靠近肺周边,周围肺组织无卫星灶。虽然选择的病例病变多在外周,距肺门较远,但处理此支气管残端应十分慎重。在清除完病灶后,分别用过氧化氢和5%碳酸氢钠及生理盐水冲洗,然后再用碘酒、酒精消毒。找到支气管残端后提起,先单纯结扎,然后用周围组织缝扎包埋残端;术中如发现小的肺动脉分支,分别结扎缝合;但肺结核球中很少见到小支气管。同时应尽量选择单纯空洞性肺结核,空洞周围多无结核病变,与周围胸壁粘连不紧密的病例。对于合并肺膨胀不良、与胸壁粘连紧密、靠近肺门、肺内病变广泛者,行肺叶切除比较稳妥。对于因严重心肺功能不全或其他基础疾病不能承受肺切除或萎陷疗法等手术的患者,不适合行空洞病灶清除术。因为这种患者可能免疫力低下,手术使免疫力下降,不利于全身结核病的治疗。术后应鼓励患者加强呼吸功能锻炼,同时术后亦应加强抗结核和抗感染治疗,加速余肺病灶的吸收愈合。

3.手术步骤

腋下斜行切口,长8~15 cm。沿胸大肌后缘与背阔肌前缘之间切开筋膜,暴露前锯肌。视病灶位置于相应部位顺肌纤维方向分开而不切断前锯肌,沿相应肋间入胸。两把肺叶钳于最靠近病灶处将肺提起,用电刀沿空洞长径切开脏层胸膜及空洞外周肺组织,打开空洞,即见大量干酪样结核肉芽组织或脓液,用刮匙彻底刮除病灶及完整切除包裹病灶的纤维组织包膜,用碘酒、酒精消毒,5%碳酸氢钠冲洗。分离引流支气管,缝扎后再间断重叠缝合,关闭残腔,最后一层用带有脏层胸膜的肺组织缝合。伴咯血者需先结扎相应肺段动脉支,再行空洞病灶清除术。

四、预后

外科手术作为肺结核治疗的一部分,目前仍是我国消灭传染源和解决部分肺结核患者复治失败以及严重后遗症的有效治疗手段。如果掌握了手术时机,并根据手术适应证选择了适当的手术方式,可收到很好的治疗效果,预后较好。

第二节　肺气肿手术治疗

阻塞性肺气肿是一种严重威胁人类健康的慢性阻塞性肺疾病（COPD）。我国6 000万人口普查,阻塞性肺气肿的发病率为0.6%~4.3%。

肺气肿是各种原因引起的呼吸性细支气管、肺泡管、肺泡囊和肺泡过度充气膨胀而引起肺组织弹性减弱,容积增大的疾病。根据发病原因可将肺气肿分为老年性、代偿性、间质性和阻塞性4种,老年性肺气肿是肺泡组织弹性减退引起的;代偿性肺气肿是部分肺组织损坏或手术切除,余下部分肺膨胀所致;间质性肺气肿则是肺泡破裂后气体逸入肺间质所致。最常见的,也是本书讨论的重点,肺减容手术（LVRS）作为终末期阻塞性肺气肿的一种新的外科治疗方法,正引起全球医学界的重视,此手术目的是通过切除病变最严重的部分,恢复剩余组织的弹性回缩力和减小胸廓体积,改善呼吸功能。

一、术前检查

对于拟施行肺减容术的患者,检查和筛选有以下几个方面。

1.详细询问病史和体格检查

根据以下两项指标对患者呼吸困难程度进行量化。

（1）呼吸困难评分:依据修订的医学研究委员会标准评分（表3-1）。

表3-1　修订的医学研究委员会标准评分

分数	表现
0	剧烈运动时呼吸困难
1	平地快步走或步行上斜坡时感到气促
2	因气促或正常行走时需停下喘气,较同龄人平地行走慢

（2）6 min行走实验:在室外平地上测量出一段30 m的距离,嘱患者在这段距离内以其尽可能快的速度往返行走6 min。如果不能耐受,可以停下休息,可以吸氧,但不予鼓励。到6 min末,记录患者行走的总距离。

2.实验室检查

实验室检查包括血常规、尿常规、肝肾功能、电解质、乙肝表面抗原测定等,有助于评价患者各主要脏器功能。

3.影像学检查

影像学对指导LVRS有重要意义,它对明确病变严重程度、筛选病例、评估预后都有很大帮助。随着LVRS的发展,影像学检查趋于精确、量化,临床医生可用更为明晰的指标来衡量病变。

（1）胸片：

胸片是最基本的影像学检查，首先可了解肺气肿病变的程度，即肺过度充气的程度和肺组织破坏的程度。通过拍摄最大吸气位和最大呼气位的正、侧位片，可了解胸廓和膈肌的运动能力，并根据肺纹理的变化，了解病变的大致分布；同时可除外其他的心肺疾患，如肿瘤和肺动脉高压。胸片是较为粗略的检查，但有学者以量化评分标准来分析胸片所提供的信息，使胸片对指导手术的意义增大。Baldwin 等提出可根据术前胸片体现出病变的异质性来预测术后肺功能的改善。方法是：后前位胸部 X 线平片，上起胸腔顶水平，下至左膈面水平，沿纵轴作一垂直线，过其中点再作一水平线，将肺野分成 4 个肺区。肺气肿征定义为血管纹理减少和肺纹理稀疏，若某一肺区内不出现肺气肿征，则该肺区记 0 分，肺气肿征占 1/4 记 1 分，2/4 记 2 分，以此类推，最高 4 分。以两个最高分之和减去两个最低分之和，所得差值作为肺气肿异质性指数（HI），取值范围为 0~8，值越大肺气肿病变的异质性越显著。HI>3 者行 LVRS 手术效果较理想，术后第 1 秒用力呼气容积（FEV_1）可望较术前有显著增加。

（2）CT 检查：

CT 较其他检查更直观，特别是胸部高清晰度 CT（HRCT），是目前运用最多的肺气肿评价手段，其扫描层厚 1 mm，可获得高质量的肺组织影像，是判断病变程度、范围、均质性及除外其他病变的最重要手段。CT 检查最主要的目的是确定靶区以及明确肺气肿病变是否均一，即异质性的大小。

①肺实质改变：病变区肺实质密度减低是肺气肿最基本的 CT 表现。肺末梢气腔过度膨胀，局部肺组织的破坏、减少，在 CT 图像上都表现为密度减低。肺气肿时肺内密度呈不均匀性分布，比较不同部位的密度变化多能确定气肿区。

肺外围小血管的变化是诊断肺气肿的重要依据。早期主要表现为气肿区血管变细，走行迂曲。正常肺区血液灌流代偿性增加，小血管增粗，与气肿区形成明显对比。中、晚期肺气肿肺组织（包括毛细血管床）破坏逐渐加重，破坏区显示为极低密度区，小血管除变细、扭曲外，数量显著减少。有的部位表现为完全无血管及肺组织的含气结构（大疱区）。近肺门侧残留中等大小的血管，管径增粗，分支稀少，呈枯枝状改变。在其他肺区可见到由于间质内胶原纤维或网状纤维增生引起的不规则密度增高，常呈"乱麻团"状、不规则索条状或粗网状改变。

肺大疱、肺气囊及肺小疱，在肺气肿中也比较常见。肺大疱表现为圆形或椭圆形含气结构。CT 值与空气密度相同，其内无肺组织或小血管结构，周边由压缩肺泡壁构成的薄层边缘，厚度不足 1 mm。有些肺大疱具有一定张力，其周围的血管呈伸直状或因受压移位呈聚拢状。在 CT 图像上不能区别肺大疱与肺气囊，二者都表现为含气空腔，只是形成机制和空腔壁的成分不同。肺大疱由肺泡破裂后相互融合而成，代表呈膨胀状态的一个或一组肺小叶，其壁由压缩的肺泡构成，多见于全小叶型肺气肿。肺气囊虽然也是含气空腔，但其壁内衬以细支气管上皮或纤维组织。肺小疱是位于脏胸膜与肺实质之间的肺泡外气腔，为气体在脏层胸膜下间质内聚集，容积较小，一般没有张力，不伴有肺组织的破坏。由于胸膜侧仅为一层极薄的脏层胸膜，破裂后易引起气胸。有时肺大疱继发感染腔内可见液体潴留，形成液—气平面或液—液平面，空腔壁增厚或厚薄不均，有的呈不规则增厚，周围尚有肺泡浸润性改变。

②心脏和大血管改变：肺气肿患者左心室与右心室改变恰好相反。左心室由于室壁萎缩变

薄而变小,右心室由于心肌肥厚而增大。在代偿期心脏体积的净效应不论绝对值还是相对值(与胸腔大小相比)都小于正常。在失代偿期,由于右心室扩大,心脏的总体积大于正常。以上表现只见于中、重度肺气肿。轻度肺气肿心脏一般无异常改变。

肺动脉主干,左、右肺动脉及其中心较大分支扩张增粗。这是肺周围小血管破坏、减少,肺动脉压力升高所致。中心肺动脉显著扩张。外周分支明显减少,管径变细,形成"残根"状改变。这一表现亦可见于其他原因的肺动脉高压。但原发性肺动脉高压或由心血管疾病引起的肺动脉高压,周围小血管往往以管径变细为主,数量减少常不明显,而肺气肿引起的肺动脉高压,周围肺小血管数量显著减少,并多伴有肺组织破坏区。

③胸腔和膈肌改变:肺气肿时肺组织过度充气膨胀,胸腔容积增大,主要表为膈肌降低,胸腔前后径增大,纵隔前联合线和后联合线均明显变薄、拉长。这一 CT 表现与普通胸片所见到的胸骨后透亮间隙和心脏后透亮间隙增大意义相同。

④其他改变:肺气肿常伴发肺部慢性炎症,在 CT 图像上呈现为局部灶性粗网状阴影或蜂窝样改变。局限性肺气肿或病变程度不同的弥漫性肺气肿,由于不同部位的肺组织损害程度不一致,肺组织破坏区由于血管床减少,血液将转移到肺实质相对正常或损害较轻的部位,因而在 CT 上可见局部小血管增多、增粗,肺组织密度升高。

不同类型的肺气肿 CT 表现如下:

①小叶中心型:早期病变主要累及两肺上叶。在 CT 上表现为许多大小不等的泡性透亮区或密度减低区。肺外围组织内小血管数量减少,走行迂曲,管径变细。高分辨率 CT 扫描可见小叶中心直径 0.5~1 cm 的圆形透亮区,没有壁,与含气囊肿不同,肺大疱极少见。由于血流灌注在肺内重新分布,肺下叶小血管增粗,肺实质密度增高。晚期病变扩展可累及全肺,但病处分布不均,仍表现为许多大小不等、互相独立的小灶状低密度区。

②全小叶型:主要累及肺下叶,或病变从下叶开始均匀地向全肺扩展。气肿区呈大片状或按肺段分布。α_1 抗胰蛋白酶缺乏引起的肺气肿常为两肺下叶对称性分布,肺组织破坏区和肺大疱较常见,肺小血管的破坏较显著,小血管数量明显减少,过度膨胀的肺组织呈粗网状改变。由于血流重新分布,肺上叶小血管增粗,肺组织 CT 值增高。

CT 显示病变区为肺内无壁的异常低密度区,有人将 CT 扫描数据(选择层厚 3 mm)转移到工作站,使用密度阈值经软件技术计算重建肺的三维图像,可以获得对拟行手术靶区更为立体的影像,对指导手术意义很大。

此法可增加对比分辨率,能更准确地识别中心气道,确定异常低或高的肺 CT 值,并以此识别局灶性肺气肿、囊肿和气体潴留;能更为直观地区别均质型与非均质型病变,为术前确定手术靶区提供了立体图像。有人对拟接受肺减容术患者术前均行 CT 检查并进行三维重建,图像所显示的病变区域和术中所见非常吻合。肺 CT 三维重建显示的病变区域和患者的肺灌注成像是匹配的,术中所见也证实了三维重建对靶区选择的准确性,而且三维重建的图像质量优于肺灌注成像。三维重建的另一个优点,是可以再利用量化软件,从立体图形上模拟并计算减容量,从而在术前对靶区有更精确的预计。三维技术重建的图像对扫描、重建技术要求较高,重建图像的质量主要取决于原始扫描数据,受制于扫描层厚、螺距、间隔及重建间隔,若参数选择不当则易产生假象。为此,要在床速一定的情况下选择薄层(层厚为 3 mm)。层厚及扫描间隔越小,重建图像越细腻,伪影越少。作为术前检查,CT 扫描并三维重建有其他检查不可比拟的优势,有广阔的应用前景。

也有学者对 CT 图像进行量化评分,取吸气末 6 个平面(头臂干平面、主动脉平面、主肺动脉干平面、中叶支气管平面、心室腔平面、膈上 1 cm 平面)扫描。依据每个扫描平面中肺气肿病变所占比例进行肺气肿严重程度(ES)评分:当肺气肿病变面积占每个 HRCT 平面面积的 0%~25% 时记 1 分,26%~50% 时记 2 分,51%~75% 时记 3 分,>75% 时记 4 分。用一侧肺中 3 个最大 ES 评分的平均数减去同侧肺中 3 个最小 ES 评分的平均数,所得差值即代表该侧肺的异质性程度(DHT),取值范围为 0~3,DHT 值越大异质性越强,LVRS 术后效果越好。

根据此评分还可为选择是单侧肺减容还是双侧肺减容提供参考指标。分别将每侧肺 6 个 ES 评分相加,将较大的和除以较小的和,所得比值代表肺气肿在双侧肺中分布的不对称率(ARE),取值范围为 1~6,ARE 值越大说明肺气肿在双侧肺中的分布越不对称。ARE≥1.3 时,单侧肺减容术后 FEV_1 增加更显著。

评价的方法还可以 HRCT 为依据,将各层面中低于某一值(如-900 HU)的像素占全部肺组织的像素的比例进行对比,把各层面病变程度的差别量化。此法虽精确,但对设备要求高,不易实现。

(3)核医学:

核医学检查提供了评价各部分肺组织生理功能的直观手段,包括同位素通气显像和灌注显像,以后者更为重要。肺核素灌注成像(LPS)多使用 ^{99m}Tc 标记的大颗粒聚合白蛋白,简称 ^{99m}Tc-MAA。静脉注射一定量的 ^{99m}Tc-MAA 后,以 γ 相机于后位、前位、左右侧位和左右后斜位拍摄其于肺内的分布,反映各部分肺组织血流的情况。肺气肿 LPS 的表现有双肺增大、放射性分布呈非节段性、斑片状减低或缺损区,减低区或缺损区即肺血流受损区域,也是肺气肿病变严重的部位。

LPS 能较敏感地反映肺血流灌注的细微变化,依据影像特点可分为 3 种类型:显著异质型,左肺或右肺中 2 个或 2 个以上相邻肺段的灌注成像强度与其余肺组织差别显著;中等异质型,左肺或右肺中 1 个或 1 个以上不相邻肺段的灌注成像强度与其余肺组织差别显著;均质型,全部肺野中灌注成像强度无差别,或差别很小。其中显著异质型的手术效果最好,中等异质型次之,均质型差。

由于 HRCT 主要反映肺组织的形态学结构,而 LPS 体现的是肺组织生理功能,因此两者的评价结论并不完全一致,两种方法可相互补充,如 LPS 能发现 CT 表现"均质型"肺中血流灌注不良的"靶区"。

肺灌注单光子发射型计算机断层(SPECT)也已广泛使用,可在冠状、矢状和横断面进行三维显示。SPECT 对肺右下叶侧基底段和左上叶前段的显示优于 LPS。

4.生理功能检查

生理功能检查包括以下 4 个方面。

(1)肺功能检查:包括肺量计检查,主要内容是 FEV_1、肺总量(TLC)、第 1 秒用力呼气量占所有呼气量的比例（FEV$_1$/FVC）和吸入β受体激动剂前后 FEV$_1$ 的变化；体积描记仪检查，内容是残气容积（RV）、TLC 和 RV/TLC。

（2）动脉血气：主要检查动脉血氧分压（PaO$_2$）、动脉血二氧化碳分压（PaCO$_2$）和动脉血pH 值。

（3）运动测试：运动测试既是术前患者体力和心肺功能的检查，又是疗效的评价指标。多用6 min 步行实验或踏车实验测试，测试时应监测血氧，维持血氧饱和度大于 90%，必要时吸氧。

（4）心功能测试：最基本的项目是心电图，若因呼吸功能严重受损而无法进行普通的运动实验，可查多巴酚丁胺负荷下的超声心动图，必要时行冠脉造影检查。对于 X 线胸片、心电图或超声心动检查提示肺动脉高压的患者，应行右心导管检查。

二、手术原理

目前认为 LVRS 的原理是多方面的，主要有以下几点。

1.恢复胸膜腔负压，增加肺对细支气管壁的弹性回缩力

在正常情况下，具有弹性回缩能力的肺组织对相对柔韧的细小支气管有放射牵引力，保持支气管的扩张和通畅。肺气肿患者的肺组织弹性回缩力减弱，细小支气管的气流阻力增加。LVRS后余肺扩张使牵引支气管壁的肺弹性回缩力增强，恢复了小气道的通畅，从而减少了细小支气管的阻力，增加通气量，改善肺通气功能，这是肺减容术的基本原理。

2.增强呼吸肌作用

COPD 患者的周围肺泡膨胀，肺容积明显增大，使得胸廓明显扩张，膈肌低平。膈肌和肋间肌等主要呼吸肌群处于一种伸张状态，肌肉回缩明显受限，因而出现呼吸困难。LVRS 通过切除部分膨胀的肺泡组织，肺容积减少，使得胸廓直径缩小，膈肌也恢复或部分恢复原有的穹顶形状，呼吸肌恢复正常的收缩状态，伸张余地增加，从而改善驱动呼吸的功能。

3.通气/血流比值改善

COPD 患者周围肺泡的过度膨胀使残气量增加，血流灌注明显减少，引起高碳酸血症，同时邻近较正常肺组织受压，气体交换减少，形成功能性分流，导致低氧血症。选择性地切除无灌注或少灌注的大疱区域（靶区），使相对健康的肺组织复张，能改善通气血流比，促进氧合。这也是非均质型肺气肿的肺减容手术效果普遍强于均质型肺气肿肺减容手术效果的原因。

4.心功能改善

严重肺气肿患者常合并右心形态或功能异常，发生率高达 40.1%，而合并严重肺动脉高压（>35 mmHg）者较少，仅为 5.4%。肺减容手术在改善肺功能的同时，并不增加休息和运动时的肺动脉压；而通过 LVRS 切除过度膨胀的肺组织后，余肺组织扩张可使肺毛细血管床得到充分利用，受压的相对正常肺组织的血管阻力下降，肺组织供血增加，同时胸廓内负压增大使体循环回流增加，这样右心室的前后负荷均能达到较为理想的水平；随着呼吸功能的改善，心肌细胞摄氧更充分，有望改善心功能。

三、适应证

理想的 LVRS 患者应符合以下情况：一系列病理生理变化仅由肺气肿引起；病变分布不均一，

存在可供切除的"靶区";胸廓过度膨胀。完全符合的患者极少,而由于 LVRS 大规模用于临床时间尚短,缺乏长期随访资料,目前的手术适应证是相对的,只是作为临床工作中患者选择的参考指标。目前相对认可的标准如下。

(1)一般情况:

①年龄<75 岁。

②营养状况 70%~130%标准体重。

③戒烟>6 个月。

④有能力参加康复训练,康复训练后能以 1.6×10^3 m/h 的速度在踏板上行走 30 min。

(2)中到重度肺气肿:

①临床标准:明确诊断非肺大疱性肺气肿,严格内科治疗后仍有严重呼吸困难;临床稳定>1个月。

②影像学标准:肺气肿表现;肺过度充气表现;CT 和同位素显像示病变分布高度异质。

(3)生理功能检查:

①肺量计:FEV_1<35%预计值,以 20%~40%为佳;吸入 β 受体激动剂前后 FEV_1 的变化≤20%;FEV_1/FVC≤60%。

②体积描计仪:RV>250%预计值;TLC>120%预计值;RV/TLC>60%;滞留气量增加:TLC(体积描计仪测)>TLC(气体法测)。

③左、右心功能正常。

四、禁忌证

严格的手术禁忌证尚未确立,但严重的脊柱后凸畸形,平均肺动脉压>35 mmHg,或收缩压>45 mmHg,严重的冠心病,既往胸腔手术史或胸膜固定,长期哮喘,支气管扩张或慢性支气管炎伴大量脓痰已被公认为是 LVRS 的绝对禁忌证。

肺气肿合并肺癌一般被认为是手术禁忌证,但有学者认为,LVRS 能改善患者的主观症状和肺功能,为重度肺气肿合并肺癌者的外科治疗创造条件,但需按以下标准严格筛选:

①可行手术。重度呼吸困难、肺过度膨胀伴气道阻塞、异质性肺气肿、肺部包块、患者能承担术前康复训练、戒烟数周。

②不可手术。胸膜腔受限、难以纠正的 CO_2 潴留、无法切除的局部病变或转移、肺门部包块。如肿瘤直径≤2 cm 且位于靶区内,行 LVRS 即可同时切除肿瘤;位于靶区之外,则附加楔形切除术;如肿瘤较大,且所在肺叶肺气肿病变严重,可切除该肺叶。

五、手术辅助材料

为解决 LVRS 术后切缘漏气的问题,学者们做过大量研究,使用生物胶和加固材料来加固切缘以改善漏气。加固材料以垫片的形式钉合或缝合在切缘上。Cooper 认为,理想的垫片材料除无菌和良好的组织相容性外,还应满足原料充足、无孔、易于切割;质地结实、肺复张后可防止切缘漏气,较薄、重叠后不影响切缘的牢固钉合等条件。经多种方法比较,最后认为牛心包片是理想的垫片材料,并在 20 世纪 90 年代中期将特制的牛心包片应用于 LVRS,使手术安全性大为提高。现在,国外 LVRS 用垫片制造技术已成熟并实现了商品化,但价格昂贵,单侧 LVRS 使用的牛心包垫片产品平均价格 2 677 美元,双侧 3 000~4 000 美元。

我国自行研制开发的牛心包垫片也已用于临床,效果较好,术后漏气时间和带管时间已与国外使用牛心包垫片的数据十分接近,且价格低廉。

有学者将止血纱布用作垫片,用强生 TLC 75 型切缝器钉合于切缘,亦能收到较好效果。此止血纱布由强生公司生产,质地为氧化纤维素,是一种可吸收性止血剂,是由纤维素经氧化处理成纤维素酸后所制成的薄纱。其作用机制是通过纤维素的作用,激活凝血因子Ⅷ,加速凝血反应,并促进血小板黏附。产品遇血(含组织液)能够迅速吸收、膨胀,促进凝血因子活化,生成血凝块堵塞毛细血管创端。

六、肺减容手术的方法

1.胸骨正中切口肺减容术

此切口不损伤胸壁肌肉组织,双肺暴露良好,尤其是肺的前部和尖部,通常根据术前影像学检查应用切开缝合器切除 20%~30% 病变最严重的肺组织。每一次操作形成的切缘应相互重叠,避免切缘间的脏层胸膜因张力过高而破裂。术中应间断复张侧肺,以检查剩余的肺组织量和切缘形状。手术后将术侧肺通气,仔细检查有无漏气,残余肺是否充填了空腔。若顶部存在气腔,Cooper 等建议钝性分离顶部壁层胸膜以形成胸膜帐篷,实际上是利用剥离形成的血清肿(影像学形似帐篷)来填充胸膜残腔,覆盖减容切缘。

2.后外侧切口肺减容术

术野暴露好,主要应用于单侧肺气肿,也可分次进行用于双侧肺气肿。主要优点是易于接近下肺叶,但损伤胸壁肌肉,对重症患者并不理想,且不可作为双侧同时手术的方法。

3.电视胸腔镜肺减容术(VATS)

VATS 双侧肺减容术是目前欧美国家最常采用的术式。通过 VATS 进行双侧减容并发症较少,尤其对有广泛粘连的患者,VATS 能更容易地控制和封闭切缘漏气。对高危患者或一侧胸腔粘连严重、肺气肿在双肺分布不对称者,宜采用单侧减容。

七、术后并发症

1.漏气

持续漏气(漏气时间>7 d)是 LVRS 术后最严重的并发症之一,也是最常见的。部位多在切缘的外侧、松解粘连处和置胸腔镜套管部位的肺表面。激光代替切割缝合器效果并不理想,而用天然或人工合成材料制成的垫片加固切缘是解决切缘漏气的有效途径。另外,尽早拔除气管插管,避免使用呼气末正压通气也是必要手段。

2.呼吸功能不全

由于终末期肺气肿患者术前肺功能很差,多有 CO_2 潴留、营养状况差、呼吸肌疲劳、有慢性支气管炎等因素,术后容易出现呼吸功能不全甚至呼吸衰竭。防治措施包括控制输液量、加强呼吸道护理、适当应用抗生素等。

3.其他

可能出现肺部感染、心律失常、心肌梗死、脑血管意外、上消化道出血等情况,可分别给予相应处理。

第三节　肺切除术

肺切除术是临床上常用的治疗手段,其中最多采用的是肺叶切除术。掌握理解肺的解剖和生理功能是完成手术的关键(图3-1)。

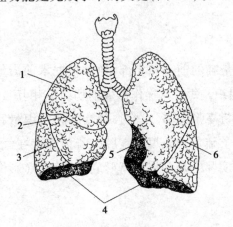

图 3-1　肺的外观及肺裂

1—右肺上叶;2—水平裂;3—斜裂;

4—肺下叶;5—左肺上叶;6—左肺叶间裂

肺切除术是治疗肺部疾患的一个重要手段。肺切除术的关键在于肺血管的处理。肺血管壁较体循环血管壁脆弱,容易撕破,尤以肺动脉为著;近心脏的大肺静脉损伤时,由于负压的吸引,可产生严重的空气栓塞;肺血管与心脏直接相通,一旦大出血,迅速降低心排血量,易导致心脏骤停。因此,要求肺切除术的操作一定要轻柔、谨慎、细致和准确。

肺切除的范围,要根据肺部病变的性质、部位和累及肺组织的范围而定,一般可分为全肺切除、肺叶切除、肺段切除、楔形或局部切除。在特殊情况下可作扩大性切除,如胸壁、胸膜、心包、膈肌、左心房及上腔静脉的一部分或全部一并切除。肺切除术的总原则是病变要彻底切除,同时要尽可能保留更多的健康肺组织,这不但有利于患者术后的呼吸功能,也为再次行肺切除手术留下余地。

一、适应证

(1)肺先天性畸形,如肺隔离症、肺动静脉瘘。

(2)肺细菌感染性疾病,如支气管扩张症、肺脓肿。

(3)肺结核,如空洞性肺结核、结核性支气管扩张、结核球、损毁肺。

(4)肺真菌病,如肺隐球菌病。

(5)肺寄生虫病,如肺包虫囊肿。

(6)巨大或多发性肺大疱压迫正常肺,严重影响肺功能。

(7)肺良性肿瘤,如错构瘤、炎性假瘤。

(8)肺恶性肿瘤,特别是支气管肺癌。

二、禁忌证

（1）重要脏器功能不全，特别是心功能不全难以耐受开胸行肺切除者。

（2）恶性肿瘤晚期，难以切除或切除后效果也不理想者。

（3）伴发其他不适应外科大手术疾病，如出血性疾病者。

三、术前心肺功能评价

（一）肺呼吸量测定

较重要的是第一秒用力呼出量（FEV_1）。它的下降提示患者有阻塞性通气功能障碍，术后更易发生肺部感染等并发症。不同切除范围的肺功能要求：全肺切除者 $FEV_1 > 2.01$，肺叶切除者 $FEV_1 > 1.01$，楔形或肺段切除者 $FEV_1 > 0.61$。此外，最大通气量（MVV）也是常用指标，若 MVV% 分别大于 55%、40% 和 35%，则可分别行全肺切除、肺叶切除和楔形或肺段切除；若 MVV% < 50%，手术危险性较大，则应尽量保守或避免手术；MVV% 在 30% 以下者禁止手术。

（二）弥散能力

一氧化碳弥散量（DL_{CO}）反映了患者可利用的肺泡膜面积、厚度（距离）、完整性及肺毛细血管容积。若 DL_{CO}% < 60%，不论其他指标如何，都不应行肺切除手术。虽然弥散能力差的患者手术危险性较大，但它对术后远期生存率并无影响。DL_{CO} 作为术前评价的独立指标尚需进一步研究。

（三）动脉血气分析

与动脉血氧分压（PaO_2）相比，动脉血二氧化碳分压（$PaCO_2$）更重要。若 $PaCO_2 > 45$ mmHg，手术危险性很大。动脉血气分析对评价手术耐受力有一定参考价值，但不能据此决定患者能否手术，应综合考虑，权衡利弊。

（四）放射性核素定量肺扫描

最常用的是 ^{99m}Tc 大颗粒聚合人血白蛋白肺灌注扫描，能估计被切除肺占全肺血流灌注的比例，从而较准确地预计术后保留的肺功能。此外，还可作 ^{99m}Tc DTPA 气溶胶肺通气显像定量分析，以了解分侧肺通气百分比。一般使用的公式是：FEV_1（术后）＝ FEV_1（术前）×（1−所切除肺组织的功能比例），并认为 FEV_1（术后）为 0.81 是手术患者可接受的最低值，此水平以下二氧化碳潴留较易发生，且运动耐受力也大大降低。

（五）运动实验

登楼实验及定时行走距离实验是较早用于临床的运动实验。登楼实验若大于 44 级且 6 min 步行超过 1 000 m，手术较安全。这两种实验的优点在于简便易行且无须特殊设备。不足之处是标准难以统一，受主观因素影响，准确性欠佳。

（六）心肺运动实验（CPX）

心肺运动实验是评价运动耐受力机制及其限制因素的一种独特方法。它使受试者通气量、摄氧量、二氧化碳排出量及血流量都增加,在某种程度上与肺切除手术对患者施加的负荷相似,因此能反映生理负荷下,人体呼吸、循环、代谢等方面的反应和功能储备,比登楼及行走实验更客观准确,近年来日益受到人们的重视。CPX 包括极量和次极量运动两种。次极量运动实验能更好地为心肺功能不佳的老年患者耐受。

(七)术前心肺功能的综合评价方案

患者应首先进行常规肺功能检查,包括肺呼吸量测定、弥散能力、动脉血气分析等。上述实验表明肺功能较差的患者应行进一步检查,如分侧肺功能实验和心肺运动实验。术前综合评价方案可以避免将一些心肺功能尚可的患者排除在手术之外,又能确保手术安全性。

四、肺切除术的基本操作

1.体位及切口

侧卧位及仰卧位是肺切除术最常应用的体位。肺切除术常用的切口介绍如下。

(1)后外侧切口:后外侧切口对术野显露最好,对肺下叶或全肺切除,以及估计胸内粘连较多的患者最为适宜。此切口的缺点为切断胸壁肌层较多、创伤较大、出血较多、费时。另外,由于侧卧位,健侧肺在下方受压挤,对呼吸功能差的老年患者不利。

(2)前外侧切口:此切口虽然术野显露较后外侧切口差,但可顺利完成肺上叶或中叶的切除,并有损伤胸部肌肉少、失血少、进胸快的优点。由于仰卧位对健肺干扰小,因此更适用于年老呼吸功能不全的患者。

(3)腋下切口:这一切口的优点是美观,创伤小,基本不切断任何肌肉,适用于周围小病变的局部切除及异物摘除术。

(4)胸骨正中切口:主要适用于双侧肺转移瘤的切除。

2.胸膜粘连的处理

切口达壁胸膜时先用刀将其切开一小口,如果肺与胸膜无广泛粘连,则可见肺略萎陷,即可用电刀向前后方扩大胸膜切口,安置开胸器。如果有粘连,应将切口上下的粘连分离 4 cm,再放入开胸器,撑开肋骨显露术野后,继续分离其余的粘连。粘连一般可分为 3 种类型。

(1)膜片状粘连:一般较疏松,不含血管,以手指或纱布团钝性分离即可。对较厚的膜片粘连,应钳夹后切断,缝扎以防止出血。最好的处理方法是应用电刀,边切边电凝处理。

(2)条索状粘连:细小的条索常不含血管,可直接剪断或电灼断。较粗大条索多含有血管,应在钳夹后剪断并结扎或缝扎。

(3)胼胝瘢痕性粘连:长期粘连后,粘连组织增厚,呈骨样坚硬,按以上方法无法分离,并容易穿破进入病灶。因此,对接近病灶的瘢痕性粘连,应采取胸膜外进路的剥离方法。在紧密粘连附近将壁胸膜切开,提起胸膜边缘,在胸膜外疏松的胸内筋膜层进行钝性分离,直至全部紧密粘连均脱离胸壁。胸膜外剥离方法有时容易,有时却极费力。剥离后创面的出血点,可用热盐水纱布垫压迫止血或电凝止血。肺癌患者当肿瘤累及壁胸膜时,也可采取胸膜外进路的剥离方法。

粘连剥离完毕后,必须反复观察止血是否彻底。一部分术后出现血胸的原因是粘连处止血不够彻底。

分离粘连时应做到完全游离肺叶周围,术者手指可以绕过肺门而控制肺根部大血管。

3.开胸探查

在充分游离胸内粘连后,才能对胸内脏器和组织做仔细的探查,确定肺部病变的部位和范围,初步估计其性质,并判断能否切除以及手术的种类。除病变在肺门部呈冻结状,无法解剖血管外,一般均应尽量争取切除。有时要打开心包,证明仍无法切除,才放弃手术。

4.肺裂的处理

发育完全的肺裂比较少见。由于炎性粘连或先天发育不全,肺裂常常不全,一个肺叶的部分肺组织与邻近肺叶粘连或融合一起。在切除肺叶时,应先将粘连或融合的肺组织分开。肺裂间的疏松粘连钝性分开即可。如果为融合的肺组织,则须用钳夹剪开、断面缝合,或用切割缝合器处理。

有时肺裂处融合太厚实,为了减少手术时间及避免意外出血,可先处理肺血管及支气管,然后提起支气管的远侧残端,请麻醉师膨肺,即可清楚地看到萎陷切除肺与健康肺的界限,此即肺裂所在,用钳夹切断,再用缝扎法处理或用切割缝合器处理就很容易了。

5.肺血管的处理

全肺或肺上叶切除应先在肺门处打开纵隔胸膜,下叶或中叶切除则先打开肺裂间的胸膜,解剖肺血管。一般先处理肺动脉,然后再处理肺静脉。有人主张肺癌切除时先处理肺静脉,再处理肺动脉,以防止瘤细胞在操作过程中被挤压进入血液循环。

肺血管暴露后,提起血管鞘,用电刀或剪刀纵行剪开,然后钝性分离血管,用力的方向与提起血管鞘的方向相反。血管的后壁先用手指游离,然后再通过直角钳游离,这样比较安全、有效。血管完全游离的长度尽可能在 1 cm 以上(图 3-2)。肺血管切断可采用以下 3 种方法。

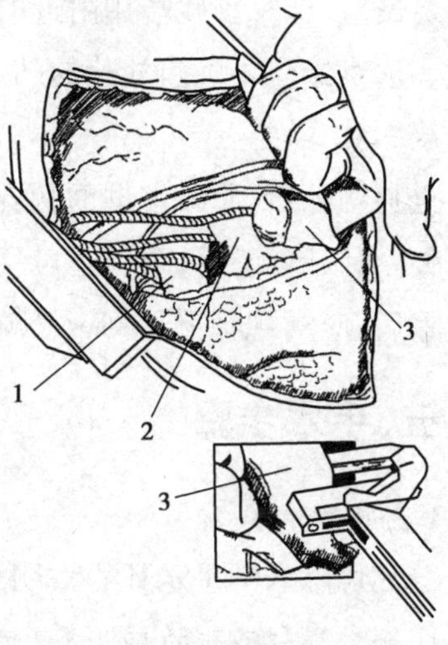

(1)用直角钳带过丝线,在近端及远端各作一次结扎,再在近端加一缝扎,然后在缝扎线的远端切断血管。为防止远端结扎线脱落、出血,可在切断肺血管前钳夹远端肺血管,切断肺血管后将其贯穿缝扎。这种方法适合血管有足够长度的患者。

(2)如果肺血管游离不出足够的长度,可用无创伤血管钳夹住血管,中间切断,两端均予连续缝合。

图 3-2 处理肺静脉和肺动脉
1—下肺静脉;2—上肺静脉;3—肺动脉

(3)器械缝合切断法:肺血管近心端用血管缝合器关闭,远心端以血管钳钳夹,中间切断。此方法的优点是缝合牢固,不会发生结扎法所遇到的缝线滑脱及大出血,特别适合肺血管暴露较短的情况。另外,如果用于肺动脉的处理,则肺动脉残端没有血液涡流,不会形成血栓,可减少术后肺动脉栓塞这一致命并发症发生的概率。

6.支气管的处理

肺血管结扎切断后即应解剖相应的支气管。支气管游离不宜太光滑、太长,以免影响支气管残端的血运。支气管动脉有两支,位于支气管壁前后,可先将其结扎、切断,亦可在支气管切断后再钳夹止血。支气管切断平面应选在距分叉 0.5 cm 处,避免残端过长形成盲袋而导致感染。闭合支气管残端有以下方法,可根据术者习惯及手术条件选用。

(1)间断缝合法:最为常用的方法。在预计切断的支气管远端用气管钳夹住,麻醉师加压证实为应切除的肺后,在预计切断线两侧各缝一根牵引线,用纱垫保护周围组织,然后用刀切断支气管,此时可采取一次切断、开放缝合方式或边切边缝的方式。进针处距切缘 0.4 cm,针距约0.2 cm。开放式缝合一般先在残端中点缝合一针,再向两侧加针。缝合以达到严密闭合支气管残端为原则。打结用力要适当,防止过紧使缝线切入支气管组织中,造成过早脱落,不利愈合。在缝合过程中,应不断用吸引器吸走从支气管腔内溢出的分泌物,避免污染胸腔。

(2)支气管缝合器缝合法:这是利用订书机原理的双排金属钉缝合机器。在预计切断支气管的平面处,夹住支气管,猛力合住把柄,即可将钉针穿透支气管组织及闭合支气管腔。机械缝合简便、牢靠、省时省力,且不易污染术野,特别适合全肺切除术。金属钉(钽钉)的组织反应小,术后不易发生支气管残端瘘。肺癌手术时应先清除支气管旁淋巴结,再行支气管缝合器缝合。

(3)支气管结扎法:在预计切断支气管平面的近端用直角钳夹住,远端用支气管钳夹住,于两钳之间切断支气管,移去病肺。用 7 号丝线在直角钳近端贯穿结扎。有时须补加间断缝合数针。这种方法节省时间,也减少了对术野的污染。

支气管残端闭合后,请麻醉师加压呼吸,以检查残端闭合是否严密。若有漏气,应补缝一针或数针,或喷涂纤维蛋白胶。有人主张,不论漏气与否,都常规应用纤维蛋白胶,以预防支气管残端瘘。最后,支气管残端用附近的组织,如胸膜、奇静脉、带蒂的肌瓣或心包脂肪、心包及肺组织包埋。这对接受了术前放疗的肺癌患者、支气管内膜结核或痰结核菌阳性的患者更为重要。

7.关胸

全肺切除后,原肺占据的胸内空间,可由于膈肌上升、纵隔移位、胸壁下陷以及胸液机化而逐渐消失。肺叶切除后,余肺还可代偿性膨胀。因此,肺切除术后的残腔一般不成问题。但在肺上叶切除后,应常规将下肺韧带松解切断,有利于下肺叶上移,填补胸顶残腔。

五、手术步骤

1.全肺切除术

全肺切除术的手术死亡率明显高于肺叶切除术,因此,应在病灶能完全、彻底切除的前提下,尽一切努力通过支气管成形和(或)血管成形的办法,行肺叶切除术。在其他类型的手术都无法进行的情况下,全肺切除术是最后一个选择。

(1)左全肺切除术(图3-3):右侧卧位,左后外侧切口,经第 5 肋间或第 5 肋床进胸;先探查以初步确定病变的性质、范围和可切除性。若为肺癌,且包绕肺门,还应在膈神经后方纵行切开心包进一步检查,注意尽量避免损伤膈神经。肺癌患者,探查发现以下情况时,有可能要施行左全肺切除术:左肺动脉近端受累,解剖和游离比较困难;斜裂内肺动脉被肿瘤和肿大淋巴结侵犯,使得肺叶切除术非常困难;上、下肺静脉汇合处受累,须切除一小部分左房壁;左上、下叶支气管分嵴处广泛受侵,难以进行支气管成形术;一旦确定施行左全肺切除术,就可以开始解剖和游离肺门结构。主动脉弓为左侧肺门的上界标记。将肺向下、向后牵拉,在主动脉弓下缘下方切开纵隔胸膜,并向肺门的前后方延伸。切断并结扎通向肺门的迷走神经分支，再钝性解剖肺门的疏松组织，即可显露左肺动脉主干及左上肺静脉，按前述的肺血管处理方法解剖和游离出这两支血管。如果心包已经切开，则在心包内解剖和游离，并分别绕上一根牵引线。心包内和心包外联合起来解剖和游离，可增加肺血管完全游离的长度，使肺血管的处理更加方便和安全；将左肺向前牵拉，显露肺门后方，切断下肺韧带，解剖和游离左下肺静脉。如果心包已经切开，左下肺静脉同样也可在心包内解剖和游离，并绕上一根牵引线；肺门结构中，只要肺动脉和肺静脉能安全而顺利地解剖和游离出来，支气管的解剖和游离就不会有太大困难。可将肺向前牵拉，从肺门后方进行。注意尽量游离左主支气管至隆嵴水平；肺血管及支气管解剖和游离完毕后，逐一对其进行处理。处理的顺序一般是先肺动脉，再肺静脉，最后切断支气管。但这不是一成不变的，应根据实际情况确定。原则上，应将最难处理的结构放在最后一步。肺血管和支

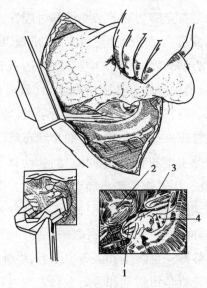

图 3-3　左全肺切除术

1—左主支气管；2—肺静脉；

3—肺动脉；4—胸膜

管处理的方法已如前述，医师可按照实际情况进行选择；左肺移出胸腔后，支气管残端用附近的纵隔胸膜包埋，切开的心包予以缝合，以防止术后支气管胸膜瘘和心脏疝的发生。

（2）右全肺切除术（图 3-4）：右侧卧位，右后外侧切口，经第 5 肋间或第 5 肋床进胸；先探查以

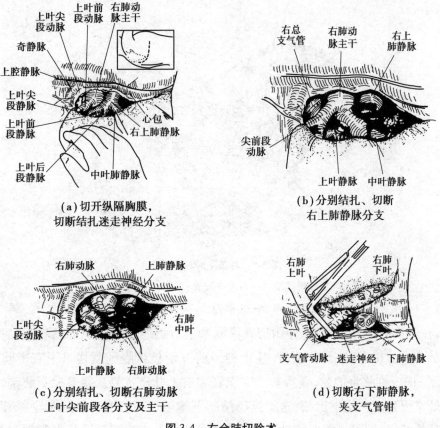

（a）切开纵隔胸膜，
切断结扎迷走神经分支

（b）分别结扎、切断
右上肺静脉分支

（c）分别结扎、切断右肺动脉
上叶尖前段各分支及主干

（d）切断右下肺静脉，
夹支气管钳

图 3-4　右全肺切除术

确定右全肺切除的必要性和可能性。右全肺切除术的风险大于左全肺切除术,因此,做决定时更应慎重。对于肺癌患者来说,出现以下情况时才施行右全肺切除术:右肺动脉近端受侵;巨大的中心型肺癌,累及 3 个肺叶;肿瘤及转移淋巴结能全部切除;心肺功能良好;年龄一般不超过 65 岁;当决定做右全肺切除术后,就可以开始解剖和游离肺门结构。奇静脉为右侧肺门的上界标志。将右上、中肺向后、向下牵引,即可显露奇静脉。剪开奇静脉下方及肺门前方的纵隔胸膜,用血管钳夹持花生米大小的小纱布球(简称"花生米")钝性分离胸膜下的疏松组织,即可找到右肺动脉主干和右上肺静脉。向肺动脉的近端解剖和游离,直至上腔静脉后方。按前述的肺血管处理法,用手指游离出肺动脉主干,并绕一根牵引线;解剖和游离上肺静脉,注意勿伤及深处走行的肺动脉;将肺向上牵引,切断下肺韧带,解剖和游离下肺静脉,并绕一根牵引线。对于肺癌患者,当肿瘤侵及肺门时,有时须在膈神经后方切开心包进行肺动脉和肺静脉的解剖和游离;肺动脉和肺静脉完全解剖和游离出来后,将肺向前牵引,暴露肺门后方,切开隆嵴下方的纵隔胸膜,用手指或钝直角钳解剖和游离右肺主支气管;有时须切断奇静脉,以利于主支气管的解剖和游离;肺血管和右主支气管逐个处理,其顺序是:肺动脉、肺静脉、支气管,但也可以先支气管,后肺血管,应依实际情况而定。支气管残端用纵隔胸膜(或奇静脉)覆盖,安装一根胸腔引流管,关胸。若心包已经切开,则应重新缝合。

2.肺叶切除术

(1)右肺上叶切除术(图 3-5):右肺上叶的肺门结构比其他肺叶都复杂,其肺动脉分支变异较多。大约 80% 的人群右肺上叶前段与右肺中叶部分或全部融合。因此,施行右肺上叶切除颇费时,并须多加小心。

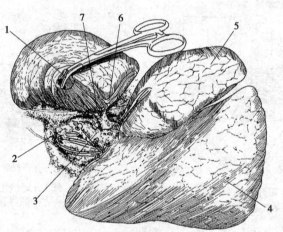

图 3-5 右肺上叶切除术

1—右肺上叶支气管残端;2—右主支气管;3—叶间动脉;4—右肺下叶;
5—右肺中叶;6—上肺静脉;7—上肺静脉分支

开胸后,在奇静脉下方、腔静脉外侧切开纵隔胸膜。然后在肺门前方、膈神经后方扩大此切口至上肺静脉水平。接着,在肺门后方、迷走神经前方延长纵隔胸膜切口至右中间干支气管水平,用"花生米"向上推移奇静脉,显露右主支气管和右上叶支气管。接着向下解剖,在奇静脉和腔静脉交界处常可发现一组淋巴结,这组淋巴结的下缘恰恰就与右肺动脉的上缘相邻。推开肺动脉表面的疏松组织,即可显露右肺动脉上叶尖、前段分支。将该动脉分支解剖和游离出来,在尖、前段动脉共干上行近心端结扎,远心端则分别结扎在尖段和前段分支上。若血管太短,处理有困难,可用电刀切开尖段和前段动脉表面的肺组织,延长其长度。右肺上叶尖、前段静脉常盖在右肺上叶前段动脉之上,若先将该静脉结扎、切断,则处理尖、前段动脉就更为安全和方便。90%的人从叶间肺动脉干上发出后段回升支动脉,如果斜裂完整,可经斜裂解剖和游离该支动脉;如果斜裂不完整,可先解剖、游离、结扎、切断上肺静脉,然后再解剖叶间肺动脉干,并寻找回升支动脉。比较安全的途径是从解剖肺门后方开始,即切断迷走神经至右肺上叶的分支,结扎和切断上叶支气管动脉,然后解剖右肺上叶支气管的下缘。上叶支气管与中间干支气管交界处常有一淋巴结,将其推向远侧,上叶支气管的下缘即可清楚显露。上叶支气管下缘显露后,不要试图用直角钳从下缘游离上叶支气管,因为这样很容易损伤回升支动脉,应从上缘锐性解剖上叶支气管内侧面,接着用手指钝性分离,直至其下缘。上叶支气管完全游离出来后,用缝合器或间断缝合法进行处理。钳夹上叶支气管远端,并将右上肺向前、向上牵引,就很容易解剖出叶间动脉干及后段回升支动脉,将回升支动脉游离、结扎、切断。偶尔,在此附近还可遇到一支发自叶间肺动脉干的前段动脉,亦应将其游离、结扎、切断;分开上叶后段与下叶背段的斜裂,右肺上叶与中叶之间的水平裂也予以分开,向上、向前牵引右肺上叶,即可显露右上肺静脉及其分支。右上肺静脉与动脉的关系此时看得清清楚楚。注意保护中叶静脉,将上叶静脉游离、结扎、切断,完成右肺上叶切除术;切断下肺韧带,以利中下叶向上膨胀,填充右上胸腔。为防止中叶扭转,将中叶固定在下叶上(图3-6)。右上肺支气管残端用附近的纵隔胸膜或奇静脉覆盖。

(2)右肺中叶切除术:过去,中叶切除术主要是为了治疗"中叶综合征"。由于钙化和肿大淋巴结常累及中叶动脉和支气管,再加上水平裂多不完全,故中叶切除术并不是都很容易,个别情况下要事先控制右肺动脉近端主干。

右肺中叶切除术,在治疗肺癌时,常与上叶或下叶切除术一并进行,而在治疗支气管扩张症时,则常与右肺下叶切除术一并进行。中叶与上叶切除同时施行时,中叶支气管和上叶支气管应分别处理,而与下叶切除同时施行时,则在上叶支气管的远端——中间干支气管一次处理。

开胸后,将右肺下叶向后牵拉,显露斜裂。在右肺中叶后缘与斜裂交界处向深处解剖,寻找叶间肺动脉干,此时常可遇到淋巴结。中叶动脉为1支或2支,偶尔为3支,恰在下叶背段动脉对侧,从叶间肺动脉干内侧面发出,将其游离、结扎、切断;将手术台略向后方旋转,显露肺门前方,解剖和游离中叶静脉,该静脉是上肺静脉的最下一个分支;结扎和切断中叶静脉后,就能较容易地解剖和游离中叶支气管。切断中叶支气管,近端间断缝合关闭,远端则用支气管钳夹住。牵拉支气管钳,在看清中叶与上叶的分界线后,钝性和锐性分离或用切割缝合器,将中叶与上叶分开,完成中叶切除术;缝合几针将右肺上叶的糙面与下叶对合,以缩短术后漏气的时间。

(3)右肺下叶切除术(图3-7):开胸后,将右肺上叶和中叶向前、下叶向后牵拉,显露斜裂,在斜裂和水平裂交界处切开胸膜,解剖和游离叶间肺动脉干。中叶动脉从叶间动脉干前内侧面发出,应妥善保护。与中叶动脉相对,下叶背段动脉从叶间动脉干后外侧面发出,有时为2支。最好先处理中叶和下叶背段动脉远侧的基底段动脉,该动脉总干较短,宜在其远端解剖和游离出它的2~4个分支,分别结扎和切断。之后结扎、切断背段动脉,注意勿损伤回升支动脉;将右肺下叶向前、向上牵引,切断下肺韧带直至下肺静脉下缘,该处常有1枚淋巴结。切开下肺静脉前后的纵隔胸膜,用"花生米"推开下肺静脉表面的疏松结缔组织,即可清楚地看到下肺静脉的走行。在下肺静脉与下叶支气管之间解剖,将两者分开,然后以手指分离,就可把下肺静脉完全暴露出来。扩大下肺静脉与下叶支气管之间的空隙,处理下肺静脉。下肺静脉心包外部分甚短,若用结扎法处理下肺静脉,最好解剖和游离它的背段和基底段2个静脉分支,在分支上结扎、切断,以保证下肺静脉的近心端有足够的长度,使结扎线不至于滑脱;最后解剖下叶支气管至中叶开口水平。钳夹下叶支气管,让麻醉师加压通气,观察中叶膨缩情况,在确认中叶支气管通气良好后,处理下叶支气管,完成右肺下叶切除术。

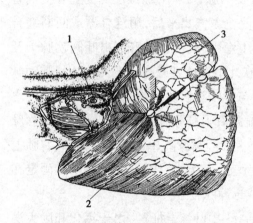

图3-6　右肺上叶切除后固定中叶与下叶

1—中叶静脉;2—右肺下叶;3—右肺中叶

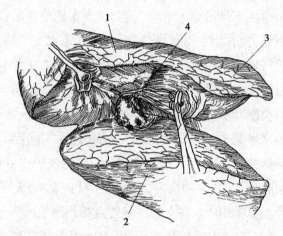

图3-7　右肺下叶切除术

1—右肺上叶;2—右肺下叶;3—右肺中叶;4—中叶支气管

(4)左肺上叶切除术:左肺上叶切除术中最常遇到的解剖变异是肺动脉,其分支为3~8个不等。为了手术的安全,可先处理舌叶动脉,然后处理肺动脉近端的尖、前段动脉,因为尖、前段动脉走行较短,解剖和游离时容易损伤,而且损伤后易累及肺动脉近端主干,引起致命的大出血。困难和复杂的左肺上叶切除术应先解剖和游离左肺动脉近端主干,并绕上一根阻断带,然后再处理各个分支,以防意外。

左肺上叶切除术操作细节如下:

开胸后,向前牵拉左肺上叶,在斜裂内解剖左肺动脉。若上叶后段与下叶背段之间的斜裂不完整,则应以缝合器或夹钳剪断法将其分开。沿着肺动脉向远端解剖,越过左肺上叶支气管后即可找到上叶后段动脉,该动脉恰在下叶背段动脉的对侧。上叶后段动脉的远侧是1或2支舌叶动脉。将舌叶动脉和后段动脉分别结扎、切断。顺时针旋转和向下牵拉左肺上叶,解剖和游离出较短的尖段和前段动脉,分别结扎和切断;向后牵拉左肺上叶,用"花生米"推开左上肺静脉表面的疏松组织,解剖和游离左上肺静脉。左上肺静脉的后方为左上肺支气管,支气管周围有结缔组织,在结缔组织内解剖,很容易将肺静脉和支气管分开。左上肺静脉有3~4个分支,分别解剖、游离、结扎。左上肺静脉近端、心包外部分甚短,为安全起见,用缝合器处理比较理想。若没有缝合器,则用无创伤血管钳夹住,切断后残端予以缝合;向后剥离肺动脉,显露左上肺支气管,将支气管切断,移出左肺的上叶;切断下肺韧带,以利肺向上膨胀,填充胸腔。

（5）左肺下叶切除术（图 3-8）：开胸后，左肺上叶和左肺下叶分别向前和向后牵引，在斜裂内切开胸膜，解剖出左肺动脉。左下肺背段动脉从左肺动脉后外侧发出，一般在上叶后段动脉稍下方，有时为 2 支，将其解剖、游离、结扎、切断。然后沿斜裂向前解剖，在舌叶动脉的下方，可找到基底段动脉 2~3 支，分别结扎、切断，注意保护舌叶动脉。切断下肺韧带，将左肺下叶向前上方牵引，切开肺门后方的纵隔胸膜，解剖、游离和处理下肺静脉；最后解剖、游离和处理左肺下叶支气管，移出左肺下叶。

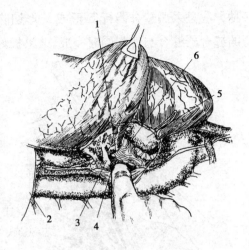

图 3-8　左肺下叶切除术
1—左肺下叶支气管；2—膈肌；3—下肺静脉；
4—食管；5—上肺静脉；6—上叶支气管

3.肺段切除术

局限于一个肺段的病变，特别是良性病变，可行肺段切除术。其优点是最大限度地保留了健康肺组织，肺功能损失少，手术创伤小；缺点是操作复杂，技术上要求较高，若不熟练，术后并发症多，结果反不如肺叶切除术。因此，年轻的胸外科医师应慎重选择。

目前，常做的是下叶背段、左上叶舌段切除术。

（1）背段切除术：右、左下叶背段切除术类似，故以右下叶背段切除为例叙述。

在斜裂和水平裂交界处剪开叶间胸膜及肺动脉鞘膜，解剖出右下叶背段动脉，结扎、切断；将肺下叶拉向前方，剪开下叶肺门后面的纵隔胸膜，显露下肺静脉，其最上一支为背段静脉，将其结扎、切断；在已切断的背段动脉的后下方，解剖出背段支气管，先以直角钳夹住，请麻醉师轻轻膨肺，钳夹正确时，则见背段肺组织不张，其余肺段膨胀良好。若加压时间长、用力大，背段肺组织可因侧支呼吸而膨胀，但停止膨肺后，其他肺段即见萎陷，而背段肺组织因支气管已钳夹，气体不能排出，故仍呈膨胀状态。证明无误后，将背段支气管切断、缝合，提起下叶背段，钳夹背段支气管远端，将背段肺组织向上牵扯，有助于背段与基底段界面的辨认。用切割缝合器沿背段与基底段的界面将肺组织分离，移出下叶背段。

（2）舌段切除术（图 3-9）：在斜裂内剪开叶间胸膜及肺动脉鞘，显露舌段动脉，分别游离、切断；在肺门前方解剖出上肺静脉，其最下支为舌段静脉，予以游离、切断。舌段支气管位于舌段动脉的后下方，将其游离、钳夹，膨肺证明无误后切断、缝合。牵拉舌段支气管的远端，辨认舌段与尖后、前段之间的界面，用切割缝合器将两者分离，移出左肺上叶的舌段。

4.肺楔形及局部切除术

单肺通气技术的进步及各种各样缝合器的研制，使得肺楔形切除术呈现出代替肺段切除术的趋势。肺楔形切除术方法简单，不需要解剖血管和支气管。肺局部切除主要用于肺良性肿瘤或转移瘤的治疗。

（1）肺楔形切除术（图 3-10）：肺楔形切除即切除包括病变组织在内的三角形肺组织。探查确定病变部位后，在病变组织的两侧 1~2 cm 处，从周边向肺中心斜行，夹上两把长血管钳，两钳尖部相遇。切除两钳之间的楔形肺组织，在两血管钳的近侧，贯穿全层肺组织作褥式间断缝合；另一种方法是采用缝合器行 U 形或 V 形切除,U 形切除可保证病变组织的近侧缘被彻底切除。新型的缝合器缝合与切割同时完成,效果极好。

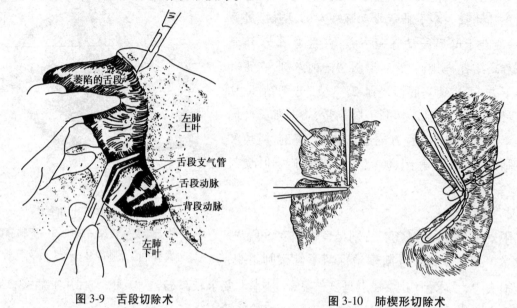

图 3-9　舌段切除术　　　　　　　图 3-10　肺楔形切除术

（2）肺局部切除术:用钳子牵引病变组织,以其为中心剪断周围肺组织,予以切除。出血处可用钳夹结扎止血,亦可用电刀或激光切除,肺断面一般不出血、不漏气。

5.支气管袖式肺叶切除术

支气管袖式肺叶切除术,亦称支气管成形肺叶切除术,是将有病变的支气管袖式切除一小段,然后重新吻合,不切除肺组织(图 3-11)。

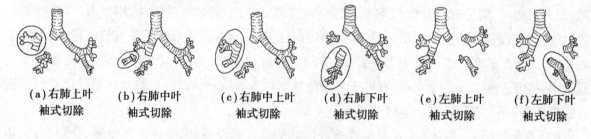

(a)右肺上叶　　(b)右肺中叶　　(c)右肺中上叶　　(d)右肺下叶　　(e)左肺上叶　　(f)左肺下叶
袖式切除　　　　袖式切除　　　　袖式切除　　　　袖式切除　　　　袖式切除　　　　袖式切除

图 3-11　各种支气管袖式肺叶切除术

支气管袖式肺叶切除术是除进行支气管袖状切除外,同时还将连接该段支气管的肺叶一并切除,亦称支气管成形肺叶切除术。任何一叶肺组织均可行支气管袖式肺叶切除术,但由于解剖上的原因,临床上最容易和最常做的是右肺上叶袖式切除术(图 3-12)。在为肺癌患者行支气管袖式肺叶切除术的时候,如肿瘤侵及肺动脉干,则要同时行血管成形术。同样由于解剖上的原因,临床上最常做的是左上肺袖式肺叶切除及血管成形术。少数患者,特别是行右肺上、中叶及右肺动脉双袖式切除者,为避免支气管及肺动脉吻合口的张力,可将右下肺静脉切断,吻合到上肺静脉处,即所谓移位肺叶切除术。

（1）右肺上叶袖式切除术:左侧卧位,右后外切口,切断下肺韧带,向上游离达下肺静脉水平;按常规处理右肺上叶动脉和静脉,完全分开水平裂及上叶与下叶背段之间的斜裂。在奇静脉下方及右上支气管远端分别解剖出右主支气管和右中间干支气管,用橡皮条围绕并牵引。将肺动脉钝性向前剥离,使其远离右中间干支气管,在两软骨环之间分别切断右主支气管和右中间干支气管,移出右上叶;肺癌患者支气管切缘的近端(主支气管)和远端(中间干支气管)均送病理科行冷冻切片检查。若报告为阳性,则要扩大切除,近端可能到达隆嵴,远端可能要切除右中叶。若冷冻切片检查为阴性,则着手行右主支气管与中间干支气管的端—端吻合;用 3-0 无创可吸收缝线行间断缝合。先缝合显露较差的一侧,始于软骨环和膜部交界处,腔外进针,由后向前行腔内缝合,缝至前壁时缝针从腔内出来,从腔外缝合软骨部。注意主支气管端针距(3~4 mm)比中间干端针距(2 mm)大一些,以克服两残端直径上的差异。吻合毕,恢复通气,向胸腔内灌注生理盐水,加压呼吸,观察有无漏气。若无漏气,吻合口用附近的胸膜或奇静脉包埋。

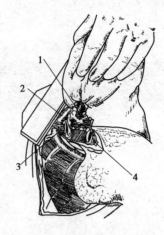

图 3-12 右肺上叶袖式切除术

1—右肺上叶支气管内肿瘤;
2—奇静脉;3—右主支气管;
4—中间干支气管

(2)左肺上叶支气管、血管成形术(图 3-13):右侧卧位,左后外切口。切断左下肺韧带,向上游离至下肺静脉水平,分开斜裂,找出左上肺动脉各分支,将未被肺癌或转移淋巴结侵及的各动脉分支按常规方法游离、结扎、切断;然后游离受侵肺动脉干的近心端和远心端。用无创伤动脉钳阻断近心端,向远心端肺动脉内注入肝素溶液(100 mg/200 mL)20~40 mL 后,阻断下肺静脉,以免血液倒流。肺动脉干行袖式切除,肺动脉干远端不用阻断;常规处理左上肺静脉后,着手行支气管成形术。解剖左主支气管及左上肺远端的支气管(中间干支气管),根据支气管受侵的范围,在适当部位分别切断左主支气管和中间干支气管。由于左中间干支气管很短,因此,切断时一定注意不要伤及下叶背段支气管;左上肺移出后送冷冻切片检查,若支气管的两切缘均无癌组织,则进行左支气管吻合。在左侧,主动脉弓挡住了左主支气管,有时要切断 2~3 对肋间动脉及动脉韧带,游离主动脉弓并向前牵引,才能很好地显露左主支气管及顺利地进行支气管吻合,但要警惕极少数患者切断肋间动脉可引起脊髓缺血、瘫痪。最后行肺动脉端—端吻合。

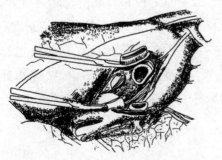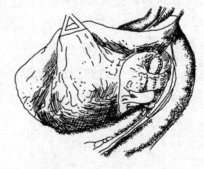

图 3-13 左肺上叶支气管、血管成形术

第四章

胃癌手术治疗

胃癌的外科治疗,已进入个体化治疗时期,其基本原则是:在保证安全的前提下,使手术尽可能地根治,低侵害和保存脏器功能。具体实施方法是:按胃癌的分期进展情况选择手术、腹腔镜治疗和(或)化学治疗。

胃癌主要分为早期和进展期两类,判断标准是侵犯的深度,早期胃癌仅局限于黏膜和黏膜下层;进展期胃癌侵及肌层以上。有无淋巴结转移不能作为判断早晚期的标准。

胃癌手术应以整块切除癌灶和可能受浸润胃壁在内的部分胃或全胃,并按临床分期标准清除胃周围的淋巴结,重建消化道。淋巴结清除的范围分为 D_1 根治术(D_1)、D_2 根治术(D_2)和 D_3 根治术(D_3)3 种,即清除第 1、2、3 站淋巴结。这须按照胃癌原发灶位置(胃窦、胃体和胃底部)的不同,清除相应的淋巴结。

对手术具体范围不同的第 1、2、3 站淋巴结的区分,则根据胃癌病灶的部位和大小,将其分为远端胃次全切除术、近端胃次全切除术、全胃切除术、扩大胃癌根治切除术等。癌灶位于胃窦和胃底部不超过一个胃区的可行远端和近端胃次全切除术;如超过一个胃区或位于胃体较大的应行全胃切除术。

目前对 Ⅱ、Ⅲ 期进展性胃癌采取 D_2 淋巴结廓清的胃癌根治术,其中胃引流区域淋巴结廓清对提高胃癌治疗效果非常重要,施行时应注意按淋巴流向途径和胃癌淋巴转移规律,由中央向周围整块切除 D_3。对进展性胃癌的预防性 D_3 淋巴结的廓清手术,持保留或否定态度。

为了做好胃癌的手术,必须按照程序进行,主要有胃的大部分切除、区域淋巴结的廓清和消化道的重建吻合。当然还要熟知胃的解剖学、生理学和病理学基础知识,熟练掌握手术操作技术,包括切开、缝合、结扎、止血等,将这些操作紧密结合起来,以保证手术的安全性、低侵害性和根治性。

第一节　早期胃癌手术

早期胃癌(EGC)的概念于 1962 年由日本内镜学会最早提出,定义为癌肿的浸润局限于黏膜或黏膜下层,不论其有无淋巴结转移。根据浸润的深度,EGC 可分为黏膜内癌(MC)及黏膜下癌

（SMC）。日本内镜学会根据 EGC 的肉眼所见形态,将其分为 3 型:隆起型(Ⅰ型)、表浅型(Ⅱ型)和凹陷型(Ⅲ型)。EGC 的概念主要是针对外科手术可能治愈的胃癌作出的限定,并不代表癌发生时间的早晚。无论有无淋巴结转移,EGC 的预后明显优于进展期胃癌。

目前,EGC 的治疗仍以开放性手术治疗为主。胃癌根治术的开展,对 EGC 浸润与转移的规律有了深入认识,20 世纪 80 年代日本学者提倡,采取合理的手术切除范围,在完成手术治愈胃癌的前提下尽量减少手术创伤,即 EGC 的缩小手术。与标准胃癌根治术相比,缩小手术包括胃切除范围的缩小、淋巴结廓清范围的缩小以及相关脏器功能的保留等。近年来,内镜技术与微创技术在外科各个领域得到广泛开展,应用于 EGC 的缩小手术,发挥了进一步降低手术创伤的作用。

一、内镜下黏膜切除术和内镜黏膜下剥离术

内镜下黏膜切除术(EMR)是由内镜息肉切除术和内镜黏膜注射术发展而来的一项内镜技术。1984 年,多田正弘等首次将该术用于治疗早期胃癌,并将该术命名为剥脱活检术,该术使病变黏膜有足够范围及深度的完整切除。随着内镜技术的进步与内镜器械的改进和发明,EMR 不断得到改进和创新,透明帽法(EMC-C)、套扎器法(EMC-L)、分片切除法(EPMR)等方法和手段在临床上获得广泛应用。

内镜黏膜下剥离术(ESD)是在 EMR 基础上发展起来的一种技术,在侵犯黏膜层和部分侵犯黏膜下层的 EGC 中应用逐渐增多。由于 EMR 存在一些不可避免的技术缺陷和 EGC 术前准确分期较困难,术后不完全切除率和肿瘤残留复发率均较高,ESD 的开发和临床应用,极大地拓宽了 EGC 内镜下治疗的应用范围,但目前 ESD 尚不能称为循证医学证据级别高的治疗方法,未分化型胃癌直径>2 cm 或黏膜下癌直径>0.5 cm 时也可以观察到淋巴结转移,术前准确分期和术后精确的病理检查至关重要。因此,现阶段 ESD 仍属于临床研究范畴,推荐在有经验的医疗中心开展探索。

(一)适应证

1.EMR

肿瘤直径<2 cm,大体类型不计,无合并存在溃疡的分化型黏膜内癌。

2.ESD

EGC 的扩大适应证:

①不论病灶大小,无合并存在溃疡的分化型黏膜内癌。

②肿瘤直径<3 cm,合并存在溃疡的分化型黏膜内癌。

③肿瘤直径<2 cm,无合并存在溃疡的未分化型黏膜内癌。

④肿瘤直径<3 cm,无合并存在溃疡的分化型 SM_1 黏膜下癌。

⑤年老体弱、有手术禁忌证或怀疑有淋巴结转移的黏膜下癌而拒绝手术者可视为相对适应证。

尽管内镜手术已经成为常用技术,但在实际中仍然限于肿瘤的大小和部位,必须慎重选择病例,严格把握适应证,不能因为选择微创手术而耽误治愈手术的机会。

（二）术前准备

（1）询问病史。了解患者一般情况、全身重要脏器功能，有无心肺功能不全、高血压病和糖尿病，有无哮喘和外科手术史，尤其是凝血机制，术前有无使用抗凝药物史。

（2）完善辅助检查。如血常规，肝、肾功能，出、凝血时间，常规行心电图检查。

（3）向患者及家属说明手术过程，以及可能出现的并发症。可以采取预防和处理并发症的措施，取得患者的充分理解、同意，并签署知情同意书。

（4）术前禁食 6 h 以上。

（三）手术步骤

1.操作方法及技巧

传统 EMR 有以下几种：黏膜剥离活检法、透明帽法、套扎器法和分片切除法。EMR 操作的方法虽略有不同，但基本原则和操作技巧大体相同，大致分为 4 步：明确病灶并标记、黏膜下注射、圈套病灶和切除病灶。术中监测血压、血氧饱和度和心电图等重要生命体征。

（1）明确病灶并标记：使用染色（如 0.1%～0.4% 靛胭脂染色）、放大内镜及超声内镜（EUS）等先进的内镜诊断技术确定病灶范围、大小、浸润深度，电凝标记病灶。

（2）黏膜下注射：黏膜下注射生理盐水或 1∶20 000 肾上腺素盐水，使之与黏膜下层分离并明显抬举、隆起。注射液体量根据病变大小而定，以整个病变充分抬举为限，并可在操作中重复注射。当黏膜无隆起时，提示癌浸润已达黏膜下层深部，可能已浸润至肌层，发生转移及穿孔的概率较高，不宜行 EMR 治疗。

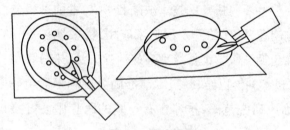

图 4-1　圈套病灶

（3）圈套病灶：黏膜下注射后，圈套器外销抵住病变周边 0.5 cm 正常黏膜，收紧圈套器，圈套病灶（图 4-1）。

（4）切除病灶：圈套病灶后将整个病灶进行电切除（图 4-2、图 4-3）。切除前可稍放松圈套器使可能受累及的固有肌层回复原位。如此操作可安全、完整切除包括周围正常黏膜在内的病变。

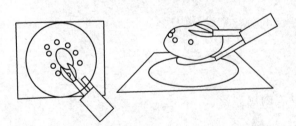

图 4-2　电切除病灶

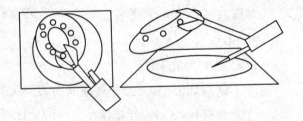

图 4-3　移除病灶

黏膜剥离活检法是黏膜下局部注射后，通过双通道内镜，使用活检钳提起病变，用圈套器将病变切除（图 4-4）；透明帽法将透明帽套在内镜前端，高频圈套器安装在透明帽内，黏膜下注射后通过负压吸引将病变吸入透明帽套内，用圈套器切割（图 4-5）；套扎器法是在内镜头端安装套扎器，内镜下将套扎器对准所要切除的病变进行吸引后，橡皮圈套住病变，再用高频圈套器在橡皮圈下圈套电切包括橡皮圈在内的病变（图 4-6）；分片切除法，即对病灶较大，不能一次圈套切除者，可先将主要病灶切除,然后再将周围小病灶分次切除,凹陷性病变黏膜下注射后隆起不明显者,也可通过分次切割清除病灶,但分次切除后存在组织标本再构建困难,难以评估是否完全切除等问题。

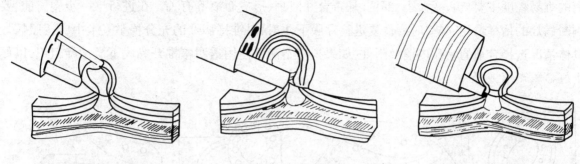

图 4-4 黏膜剥离活检法　　　　图 4-5 透明帽法　　　　图 4-6 套扎器法

EMR 成功的关键在于足量黏膜下注射,使病灶完全抬举。足量黏膜下注射的目的是使病变充分隆起以利于完全切除及防止穿孔,还可以排除黏膜下浸润病变。黏膜下注射液一般采用含有肾上腺素的生理盐水或单纯生理盐水。生理盐水扩散较快,也可采用高渗盐水、10%葡萄糖液、10%甘油、5%果糖、50%右旋糖酐及透明质酸钠等。通常在病变远侧端边缘开始注射,以免近侧端注射后隆起影响远侧端的观察,然后在两侧及近侧端注射。此外,准确的吸入、套扎也是完全切除的关键。切除后,应观察创面数分钟,如无出血方可退出内镜,有出血者用电凝探头进行止血。

2.ESD 操作要点及步骤

(1)标记:明确病灶后,利用 0.1%~0.4%靛胭脂染色,清楚地显示肿瘤边界,用一次性高频切开刀(Flex 刀)或针形刀在肿瘤边界外侧约 0.5 cm 作电凝标记。对 EMR 术后复发或残留病变,标记范围应适当扩大,于病灶外缘 0.5~1.0 cm 处进行标记,以免病变再次复发。

(2)黏膜下注射:EGC 病变区域黏膜下层注射后,将病灶抬起,黏膜层、黏膜下层与固有肌层分离,有利于 ESD 完整切除病灶,而不易损伤固有肌层,减少穿孔和出血等并发症的发生。注射过程中注射针位置应在黏膜下层,有时针刺入肌层造成注射困难和病变抬举不良,此时轻轻拔出注射针可发现注射阻力立即减小,黏膜下明显隆起。进行黏膜下注射后,无抬举征的病灶不适合行 ESD 治疗。注射液中加用肾上腺素和靛胭脂,能使局部血管收缩以止血及减少出血,同时易于分辨剥离范围、时刻监测剥离的深度,减少穿孔并发症的发生。

(3)边缘切开:顺利预切开病变周围黏膜是 ESD 治疗成功的关键步骤。黏膜下注射、病变被充分抬举后,利用针形切开刀或一次性黏膜切开刀(Hook 刀)沿标记外侧切开周围部分黏膜,再用末端绝缘手术刀(IT 刀)深入切开处黏膜下层切开周围全部黏膜(图 4-7)。首先切

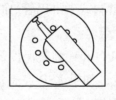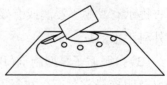

图 4-7 边缘切开

开的部位一般为病变的远侧端,如切除困难可以使用翻转内镜的方法,亦可直接采用 Flex 刀、Hook 刀等直接切开病变周围正常黏膜。穿孔的发生多与黏膜下注射不充分和切开刀放置过深有关。

(4)黏膜下剥离:这是 ESD 最主要的过程。当肿瘤四周被充分切开后,如果肿瘤小,有时可使

用圈套器剥离切除病灶;但如果肿瘤较大、肿瘤部位伴有溃疡形成、肿瘤形态不规则或胃角等部位难以圈套切除时,则必须用切开刀于病灶下方对黏膜下层进行剥离(图4-8、图4-9)。黏膜下剥离的难易程度主要与病变大小、部位,是否合并溃疡、形成瘢痕等有关。在进行下一步剥离前,要判断病灶的抬举情况,必要时要反复进行黏膜下注射,以维持病灶的充分抬举。术中应按照病灶具体情况选择合适的治疗内镜及附件,如果视野不清可使用透明帽推开黏膜下层结缔组织,以便更好显露剥离视野。

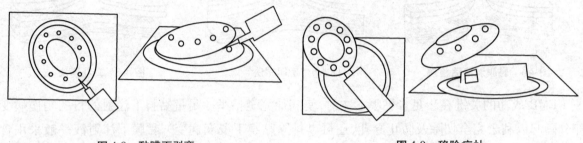

图4-8　黏膜下剥离　　　　　　　　　　　　　　图4-9　移除病灶

(5)创面处理:肿瘤完整切除后,应对ESD治疗创面上所有可见血管进行预防性止血处理,小血管或可能发生渗血部位采用止血钳、氩离子血浆凝固等治疗,较大裸露血管应采用止血夹夹闭,最后喷洒黏膜保护溶剂保护胃创面,预防出血。对于局部剥离较深、肌层有裂隙者,金属夹缝合裂隙是必要的。术毕应用金属夹缝合大部分创面,尽可能对缝创面,可以大大缩短住院时间,减少术后出血的发生。

(四)术后处理

(1)术后禁饮食24 h,补液、止血、抑酸等治疗,创面大且深者应延长禁食时间;如无并发症,术后第2天可进温凉流质饮食,逐渐过渡到半流质饮食、普食。

(2)对切除标本应常规进行病理组织学检查,确定切除是否完全及病变浸润深度。将标本每2 mm间隔连续切片,Hamada等认为标本边缘无癌细胞存在应符合以下标准:

①每一切片边缘均未见癌细胞。

②各切片的长度应大于相邻切片中癌灶的长度。

③癌灶边缘距切除标本的断端在高分化腺癌应≥1.4 mm,中分化腺癌应≥2 mm。对不完全切除的高分化腺癌可再作内镜切除治疗,而低分化腺癌应行外科手术治疗。EMR和ESD后病理检查提示有黏膜下浸润或有残留,或者淋巴管、血管有癌细胞侵袭,被认为是非治愈性切除,应追加外科手术治疗。

(3)口服质子泵抑制剂(PPI)和胃黏膜保护剂至溃疡愈合。2个月后随访胃镜了解溃疡愈合情况及明确局部是否存在复发。如果ESD完整治愈切除肿瘤,术后每年随访胃镜1次。如果肿瘤未能被完整切除或切除的病灶界限不清,但符合淋巴结阴性的肿瘤,术后至少3年内应每6个月随访1次胃镜,以及时发现局部复发。

(五)术后并发症及处理

1.腹痛

腹痛是EMR和ESD典型的症状,常为轻、中度,治疗主要为口服常规剂量质子泵抑制剂和胃黏膜保护剂。

2.出血

出血是 EMR 和 ESD 最常见的并发症,分为术中出血和延迟出血。术中出血病变大多位于胃体中、上 1/3 部位;延迟出血为术后 30 d 内的出血,多发生于胃体中、下部,可通过内镜黏膜下注射无水酒精、氩离子血浆凝固术、电活检钳及止血夹等有效止血。

3.穿孔

发生穿孔的高危因素有:病变位于胃体中、上部,合并溃疡形成及肿瘤直径≥3 mm。术中穿孔明确后,使用内镜充分吸引胃内气体,用止血夹封闭穿孔,当穿孔较大时可利用大网膜将其封闭。术后治疗包括:

①术后胃肠减压 6 h。

②严重穿孔气腹可能导致腹腔间隔室综合征,从而引起呼吸功能受损或休克等,因此当腹腔内高压时,应使用 14G 穿刺针在超声引导下进行腹腔穿刺抽气减压。

③穿孔封闭后,静脉预防性应用抗生素 2 d。

二、胃癌缩小手术

胃癌缩小手术是指胃切除范围及淋巴结清扫范围不能满足标准手术要求的术式。EGC 的缩小手术是主要针对 $T_{1a}(M)$、$T_{1b}(SM)$ 的 EMR、ESD 以外的情况实施的手术。EGC 实施缩小手术最大的风险在于术前对癌的浸润或转移范围诊断不足,致使手术的范围未能够超过浸润或转移的范围,导致癌残留,使本来极具治愈可能的 EGC 陷入治疗的困境。所以,对于 EGC 患者,选择缩小手术或者选择其中的任何一种术式,都应该严格遵守其适应证,在不具备进行准确术前分期的情况下,仍应以手术彻底清除癌组织为首要目的。

(一)保留幽门胃切除术

由于幽门括约肌功能的保存,保留幽门胃切除术(PPG)术后能对胃的排空予以调控并防止十二指肠内容物的胃内反流。调查资料显示,PPG 术后倾倒综合征的发生率低,体重减少不明显,可提高患者的生活质量。另外,由于迷走神经肝支、腹腔支的保留,术后发生胆石和腹泻者减少。

手术步骤(以 D_2 手术为例):

1.腹腔探查

明确是否有肝转移、腹膜种植和腹主动脉周围淋巴结转移,结合术前辅助检查,明确进行 PPG 的可能性。

2.确定切除范围、处理大网膜

距离胃大弯血管弓 3 cm 以上切断胃结肠韧带,清扫了 No.4sb、No.4d 淋巴结,左侧到左、右胃大弯动脉交界处,右侧至十二指肠降部(图 4-10)。

3.保留幽门下动静脉

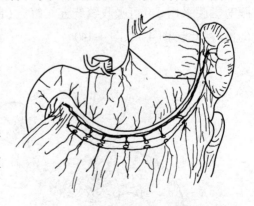

图 4-10 确定胃切除范围,处理大网膜

剥离胃结肠韧带与横结肠系膜间的生理联结,清扫 No.6 淋巴结,根部切断胃网膜右静脉,保留幽门下静脉,暴露胃、十二指肠动脉,切断胃网膜右动脉,保留幽门下动脉。

4.处理胃小弯侧

切断肝胃韧带,保留迷走神经前干及其肝支,切断迷走神经前干的胃前支,保留胃右动脉及其第1分支,在第1分支和第2分支间切断胃右动脉。

5.横断远端胃

向贲门侧方向游离胃窦,横断远端胃,保留幽门前庭3~4 cm范围内的胃。

6.清扫胰腺上缘淋巴结

切开胰腺上缘,从右向左清扫No.8a淋巴结,保留No.12a淋巴结,切断胃左静脉,显露脾动脉的近段,清扫No.11p淋巴结,保留胃后动脉。

7.切断胃左动脉

清除腹腔干及胃左动脉周围的组织(No.7、No.9淋巴结);游离胃左动脉根部,切断迷走神经后干的胃后支,保留迷走神经后干的腹腔支,在根部切断胃左动脉。

8.切断近端胃

沿胃小弯向贲门方向切除小网膜组织,清除No.3和No.1淋巴结;沿近切缘切断胃,先大弯侧切断,后小弯侧切断、闭合(图4-11)。

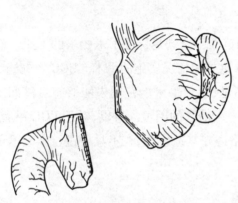

图4-11 胃部分切除术后

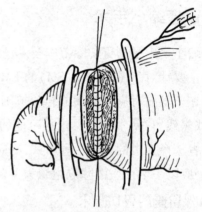

图4-12 内层黏膜对黏膜连续缝合

9.消化道重建

为防止吻合口变形和狭窄,残留幽门前庭部与近端胃的大弯侧吻合,采取分层吻合。内层黏膜对黏膜采用3-0可吸收缝线连续缝合(图4-12),外层是浆肌层对浆肌层的间断缝合,可用3-0的薇乔缝线(图4-13、图4-14)。

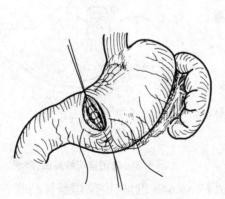

图4-13 浆肌层对浆肌层间断缝合

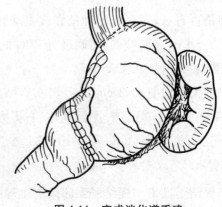

图4-14 完成消化道重建

10.注意事项

(1)PPG的关键是保留幽门和一定范围的胃窦区域,以及发挥幽门功能的支配神经的保存。为了保留幽门的功能胃窦部保留的范围,有的研究主张胃的远端距幽门1.5 cm切断。但研究发现,在幽门前庭残胃吻合后,1.5 cm的距离因距幽门括约肌太近易造成其功能障碍,以及瘢痕狭窄和括约肌纤维化,从而导致胃潴留,排空障碍。因此有学者主张,在保证切缘安全的前提下,胃切除后的幽门前庭残胃吻合距离幽门2.5 cm为宜。

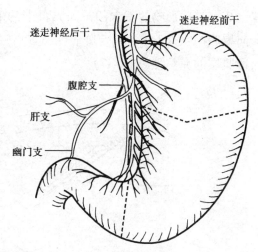

图4-15 迷走神经及其分支

(2)PPG手术中为了不损伤神经,淋巴结清扫的彻底性将受限制,对于术中是否保留迷走神经幽门支,目前尚存争议。但多数学者认为,PPG治疗EGC中应尽可能保留迷走神经的肝支、幽门支和腹腔支(图4-15),以保证幽门的功能,可以减少术后胆石症的发生,减少腹泻次数以及促进术后体重减轻的早期恢复等,改善患者的生活质量。另外,明确No.5淋巴结无转移时,其清扫的省略,有利于幽门功能的健全。

(3)PPG作为缩小手术具有低侵袭、安全、根治的特点,但其适应证的把握,尤其是精确的术前诊断,是影响其治疗效果的重要因素。

(二)近端胃切除术

EGC行近端胃切除术(PG)的适应证是:胃上部的 T_1 肿瘤、可以保留 1/2 以上的胃。PG术后的消化道重建主要有两种方式:空肠间置术和食管残胃吻合术。食管残胃吻合术的效果和空肠间置术无明显差别,但前者患者术后生活质量较后者好,目前大多采用食管残胃吻合术式。PG对EGC的治疗效果与全胃切除术相同,但研究显示该术式可以改善手术后消化吸收功能,患者体重恢复好于全胃切除术。

三、腹腔镜手术

随着手术器械的进步,近年来对EGC患者试行腹腔镜辅助手术。EGC的腹腔镜下手术分为局部切除和淋巴结清扫的胃切除。与开腹手术相比,腹腔镜辅助胃癌手术具有术中出血少、创伤小、术后疼痛轻、肠道功能恢复早、患者住院时间缩短等优点。但其要求手术技术熟练,且安全性及长期预后等相关情况尚无明确的相关临床证据。在日本《胃癌治疗指南》(第3版)中,腹腔镜下胃局部切除术和辅助胃切除术被定位为针对临床分期ⅠA的临床研究性治疗,其远期疗效和生活质量尚有待于进行综合、系统性评价。

1.腹腔镜下胃局部切除术

腹腔镜下胃局部切除术包括腹腔镜下胃楔形切除术(LWR)及腹腔镜下胃腔内黏膜切除术(IGMR),二者虽然比EMR侵袭性大,但能保证完整切除,可应用于EMR困难或不适合的病例。

EGC腹腔镜下胃局部切除术的适应证为:

①术前诊断为胃黏膜内癌,难以行EMR。

②隆起型直径<25 mm。

③凹陷型直径<15 mm，无溃疡。LWR 适用于位于前壁和大弯侧的病灶的切除，在后壁的肿瘤往往采用 IGMR 进行切除。

LWR 通过胃壁全层缝线或胃内插入 T 形棒提起病灶，预切平面用腹腔镜下直线切割吻合器将提起的病灶连同胃壁一起离断，创面严密止血，也可通过小切口腹腔镜辅助下行胃楔形切除术（图 4-16）。IGMR 术中使用胃镜将病变定位，通过胃镜将胃吹起，腹壁和胃前壁通过腹腔镜、胃镜置入 3 个带球形物的戳卡（Trocar），戳卡的末端位于胃腔内，将戳卡的球形物充气后固定，通过戳卡向胃腔内吹入 CO_2。确定肿瘤的位置后，切除的边缘用电灼标记，通过电灼或超声刀切除病变，保留肌层的完整性（图 4-17）。

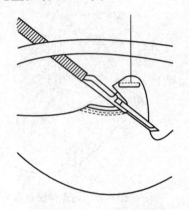

图 4-16　腹腔镜下胃楔形切除术

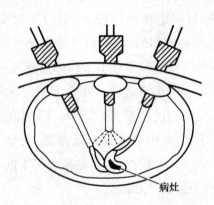

图 4-17　腹腔镜下胃腔内黏膜切除术

腹腔镜下胃局部切除术后须将切除病变送冰冻病理检查，有如下情况须中转开腹行根治性胃切除术：

①切缘肿瘤阳性。

②周围静脉或淋巴管浸润。

③胃癌浸润至黏膜下层的中下部分。

2.腹腔镜辅助胃切除术

LWR 及 IGMR 与 EMR 及 ESD 相同，均属于癌灶局部切除，且切除病灶范围有限，不廓清淋巴结，存在术后肿瘤残留及复发的风险。EGC 的腹腔镜下根治性胃切除术可达到足够的切缘，又能根据肿瘤侵犯深度采取不同范围的淋巴结清扫，其手术适应证为具有淋巴结转移风险的 EGC。EGC 腹腔镜下根治性胃切除术按淋巴结清扫范围分为 D_1、D_1+No.8a、No.9 以及 D_2 根治术，其手术术式包括远端胃切除、近端胃切除术和全胃切除，各种术式及淋巴结清扫范围的适应证同开腹手术。

第二节　全胃切除术

本节所述的是经腹腔全胃切除术，全胃切除术是治疗胃的良性病变或胃癌的重要方法。

一、适应证

胃贲门癌,胃上、中部癌,弥漫性浸润性胃癌,以及促胃泌素瘤的某些特殊情况。

二、手术步骤

全胃切除术治疗胃癌时需同时进行淋巴结清扫术,一般以 D_2 手术为常用,如需要 D_1 或 D_3 手术时,则需根据具体病情增加或减少手术切除范围。

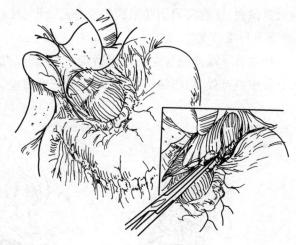

图 4-18 显露食管裂孔

1.探查

在剖入腹腔后,探查时先从游离肝左侧的诸韧带开始,这样可以先了解胃近端癌的扩散范围,同时可游离食管裂孔处,了解膈下腹膜反折处的情况,尤其是食管旁和贲门左侧的淋巴结情况(图 4-18)。

2.完全显露胃近端

为此需尽量在靠近脾门游离切断胃短血管。将胃近端左侧骨骼化,至能完全显露出左肾上腺为止。此时可用一把无损伤血管钳(Satinsky 钳)夹住食管下端,既可作为切线的部位,又可固定好食管,便于手术进行(图 4-19)。

3.判定胃癌性质和侵犯情况

对于胃近端、贲门部的癌,须对食管缘的组织进行活检,胃近端癌有局部侵犯时,其黏膜缘可能为良性组织,但食管外会有侵犯,通过活检可了解浆膜层周围有无癌肿组织。

4.切除胃

按一般胃部分切除方法,切除全胃。

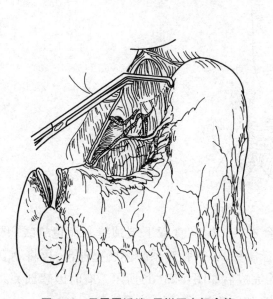

图 4-19 显露胃近端,用钳固定好食管

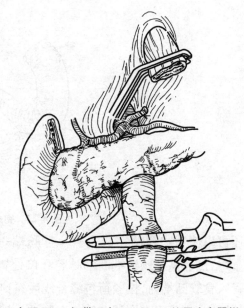

图 4-20 在距 Treitz 韧带下方 60~70 cm 处用吻合器钳夹空肠

5.游离空肠袢

在切除胃后,随即游离近端空肠肠袢,并在十二指肠息韧带(Treitz 韧带)下方 60~70 cm 处用吻合器钳夹空肠(图 4-20),再行胆管空肠吻合术(Roux-en-Y 式),在吻合时须留意保证充分的小肠血管供血,注意勿损伤肠系膜的动脉弓,同时使吻合口勿出现过分的张力。

6.胃肠道的重建

将食管下端断端与空肠近端行端一侧吻合,吻合的方法如图 4-21 和图 4-22 所示,缝合线可从后壁中点开始,向两侧缘延伸,然后转回到前壁,最后在前壁中点打结。

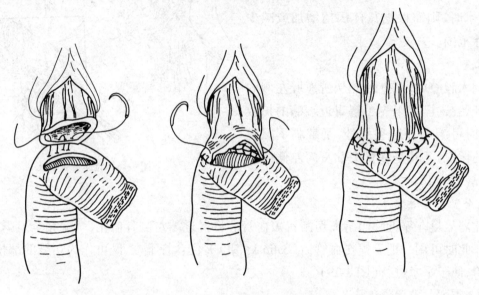

图 4-21　食管—空肠端—侧吻合

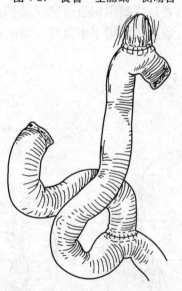

图 4-22　完成 Roux-en-Y 式吻合

还可以使用吻合器完成食管—空肠端—侧吻合术。开始在食管下端预缝一荷包缝线[图 4-23(a)],然后从空肠近端断端肠腔开口处置入吻合器头,从空肠对系膜侧肠壁通出,再将吻合器头置入食管断端内,拉紧荷包缝合线后,行吻合术,完成后如图 4-23(d)所示。有时因解剖关系或其他原因,亦可行吻合器食管—空肠端—端吻合术,如图 4-24 所示。

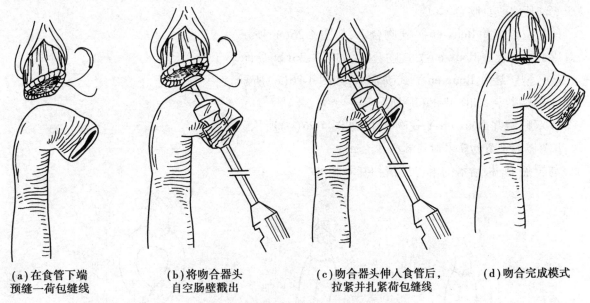

(a) 在食管下端　　　　(b) 将吻合器头　　　　(c) 吻合器头伸入食管后，　　　　(d) 吻合完成模式
　　预缝—荷包缝线　　　　自空肠壁戳出　　　　拉紧并扎紧荷包缝线

图 4-23　吻合器完成食管—空肠端—侧吻合

7.改良术式

因全胃切除后，食管直接通入空肠，出现了对食物贮存功能的影响，于是出现了各种改良吻合术式，如各种间置空肠和贮袋的制作等，但又出现了操作复杂和并发症多的缺点，这时需根据病情和术者经验加以选择，常用的方法有以下几种。

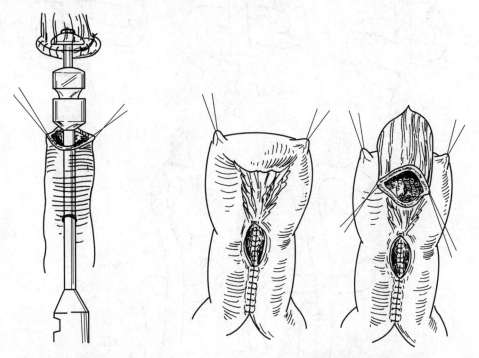

图 4-24　吻合器食管—空肠端—端吻合术　　　图 4-25　空肠双腔侧—侧吻合形成贮袋

(1) 贮袋的制作和应用：最为简单的是，空肠双腔侧—侧吻合贮袋代胃，行食管—空肠端—侧吻合术，如图 4-25 所示。这种方法较为简便，又可在直接视野下完成。

（2）其他改良吻合术式：

①S型贮袋并 Roux-en-Y 式吻合术，如图 4-26（a）所示。

②J型贮袋并 Roux-en-Y 式吻合术，如图 4-26（b）所示。

③P型贮袋并 Roux-en-Y 式吻合术，如图 4-26（c）所示。

④远端贮袋，如图 4-26（d）所示。

⑤双贮袋并 Roux-en-Y 式吻合术，如图 4-26（e）所示。

8.胃癌行全胃切除术时的淋巴结清扫

与胃癌 D_2 根治术的淋巴结清扫基本相同。

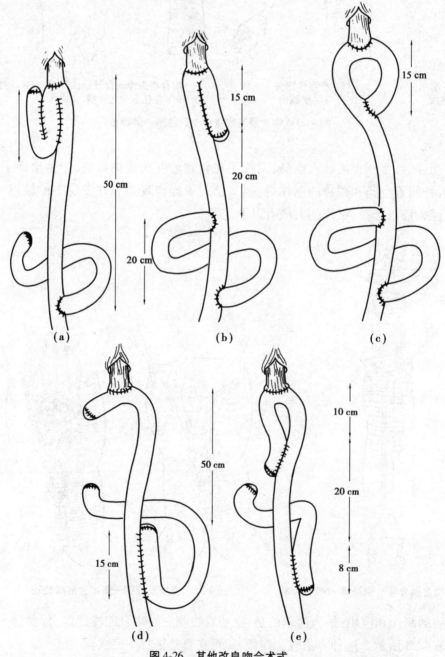

图 4-26　其他改良吻合术式

（a）S型贮袋并 Roux-en-Y 式吻合术；（b）J型贮袋并 Roux-en-Y 式吻合术；

（c）P型贮袋并 Roux-en-Y 式吻合术；（d）远端贮袋并 Roux-en-Y 式吻合术；（e）双贮袋并 Roux-en-Y 式吻合术

第三节　胃癌 D_2 式根治术

一、适应证

(1)胃癌的主要治疗方法是胃切除手术。

(2)胃近端的早期胃癌。

(3)早期多中心胃癌。

(4)胃体、底、贲门和全胃癌。

(5)弥散性胃癌。

(6)残胃癌。

(7)胃肉瘤。

(8)卓艾综合征(Z-E 综合征)。

二、术前准备

(1)手术前行内镜活检,确定诊断,明确分期。特别要了解近段胃癌有无向胸腔侵犯,行开胸准备。

(2)CT 和超声检查以排除胃腔外肿瘤侵犯和淋巴结转移(可行细针穿刺抽吸活检确定)。

(3)手术前 1 周根据患者营养情况行肠内和(或)肠外营养支持。

(4)术前 1 d 清洁灌肠准备。

三、手术步骤

(一)胃切除

胃癌手术的范围,应根据肿瘤位置,范围及转移情况而定,常用的有全胃切除、次全切除和部分切除等,以次全胃切除为例,详述如下。

1.体位、切口

仰卧位,采上腹正中切口,如显露需要可向上劈开肋弓,向下绕脐延长切口。

2.探查腹腔

剖入腹腔后,进行系统的探查,对胃及附近的肝、脾、横结肠、小网膜和大网膜、胃周围淋巴结、小肠及其系膜、腹腔各凹陷和穹隆部进行仔细视诊和触诊,确定有无转移,必要时取活组织行冰冻切片病理检查。

这时所要解决的问题是通过认定和除外有无淋巴结或附近器官的转移,进行根治性或姑息性手术;还要通过了解邻近组织或器官,如腹腔动脉干、主动脉和膈肌情况,判定能否行胃癌的根治性切除术。如果可能施行治愈性切除,则行:

①根除胃及附件。

②在起始处切除胃的各主要血管支。

③切除所有胃和区域性淋巴管和淋巴结(包括第Ⅰ、Ⅱ站)。

3.游离大网膜

在分离周围粘连后,将大网膜向上提起,并与横结肠向相反方向牵拉,用电刀或小的解剖刀沿着横结肠和大网膜相接触的部分,在靠近横结肠上缘切断游离。

当分离大网膜至右侧结肠肝曲处的十二指肠结肠韧带时,结扎组织块宜小些,而勿大块结扎。至左侧结肠脾曲处,分离开膈结肠韧带后,再将大网膜在与胃脾韧带下缘接壤处与胃结肠韧带后缘分开,而切缘的小血管须仔细结扎止血。

为了保持结肠脾曲的正常位置,尽量保留脾结肠韧带。此时网膜囊已打开,结肠系膜上层也与胰前包膜分开,显露出并切除位于结肠系膜、胰腺下方和胰腺淋巴结群。这些淋巴结一般位于结肠系膜的血管层内(图4-27)。

当切除了这群淋巴后,即可直视胰腺上缘的表面、附近的淋巴结、脾动脉、脾静脉和腹腔动脉干等,然后将胰腺前包膜游离下来,切除其下方的淋巴结。

对网膜应整块切除,即以体层(腹膜层)为基础的解剖游离,这样才能将网膜囊可能脱落的癌细胞和大网膜乳斑样组织上存在的癌细胞整块切除。切除网膜时应将大网膜后叶与结肠系膜前叶从结肠系膜后叶锐性剥离下来,并反折至胰腺前方,向上达胰腺上缘,显露出肝总动脉和脾动脉根部。

从胰腺下缘向上游离进入胰腺后间隙,从肾周围的杰氏(Gerota)筋膜将胰后筋膜游离出来,向左游离后,完成胰尾和脾的翻转,并完整地将网膜囊袋的腹膜切除。

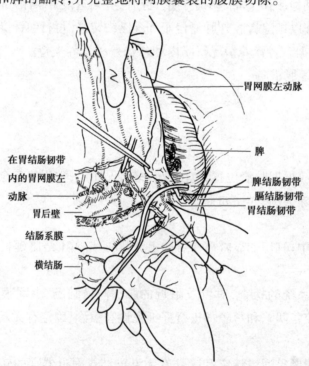

图4-27 游离大网膜前叶,从胰腺前下缘切除淋巴结

需进行大网膜切除的重要标识是大网膜和横结肠壁上附着脂肪囊。行切除术时,由大网膜和横结肠壁上附着的脂肪囊进入横结肠系膜前叶,沿此层面锐性剥离即可将大网膜和横结肠系膜前叶剥离出。

4.切除脾脏

在根治性胃切除术中,最后需伴同整块切除脾脏。如果脾脏粘连紧密亦需游离切除。而在姑息性胃切除中勿切除脾脏,术中可在脾后方垫加棉纱垫托起,以减少胃脾韧带和胃短静脉的张力,防止其损伤。

在切脾过程中,首先分离大网膜左端,游离出脾的下缘(图4-28),此时须将大网膜与横结肠游离(图4-29)。然后再从脾前面和后面游离,分别结扎各血管,对脾动脉和脾静脉须仔细游离后分别结扎切断,脾动脉近侧残端必须双重缝扎加固(图4-30)。脾动脉会有许多不同的变异,在游离时须加注意,防止发生术中或术后出血。

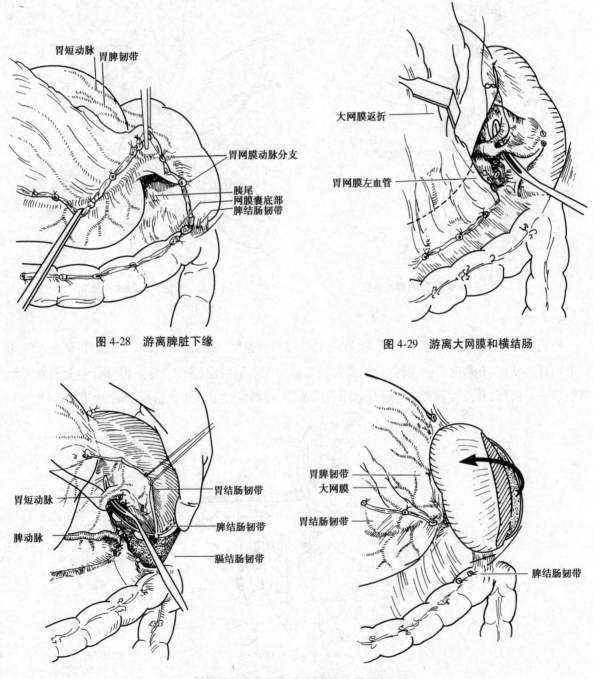

图4-28 游离脾脏下缘

图4-29 游离大网膜和横结肠

图4-30 分别结扎脾动脉和脾静脉

在从脾脏后方游离的过程中,须仔细将脾门的淋巴结清扫切除,此时将脾从后向前牵向右侧(图4-31)。再向上向内侧慢慢牵引脾脏,看清并切断脾周围的各个韧带(图4-32)。在分离脾膈韧带和脾结肠韧带后,再分离近端胃的脾肾韧带,此时须注意将胃壁血管一一结扎。出血常发生在游离胰腺,特别在胰尾部,出血处均应缝扎止血。最后切除脾脏,脾蒂近端须仔细双重结扎和缝扎。

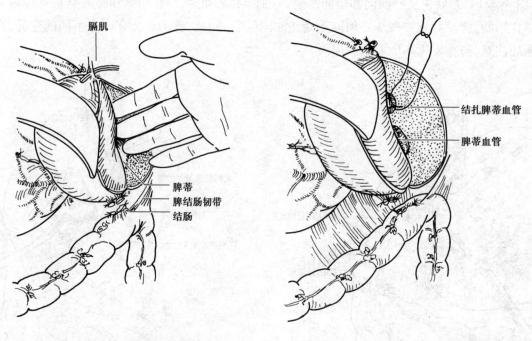

图4-31 用手推开腹膜,游离脾脏　　　　　　　图4-32 切断脾周围的各韧带

5.显露食管

将胃向下牵拉,即可识出食管下端,在此处壁层和脏腹膜反折处纵向切开腹膜。再将左肝三角韧带切开,将肝左叶牵向右侧,沿食管下端浆膜切口向深切至肌层(图4-33)。将食管左侧附着的结缔组织一一清理,并钝性剥离食管后壁。用右手示指,逐渐钝性游离出食管后壁间隙(图4-34)。

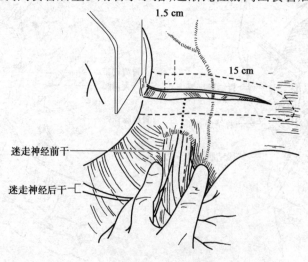

图4-33 牵开肝左叶,切开食管下端的腹膜

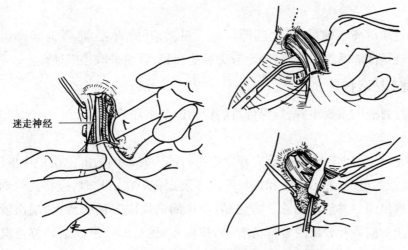

迷走神经

图 4-34　用右手示指钝性游离食管后壁

同时尽可能地将贲门周围的淋巴结清扫切除,并行冰冻切片病理学检查。使用手指和小纱布球将食管游离,尽量向上至纵隔,以显露纵隔内的淋巴结,并了解肿瘤侵犯情况,清扫切除纵隔内淋巴结。将迷走神经前干和后干显露和分离出来。这样才能将腹腔内的食管向下推移 5~6 cm。

6.游离和切断闭合十二指肠

先分离十二指肠结肠韧带,尽量靠近十二指肠降部远端处切开腹膜,十二指肠远端游离至十二指肠降部与横部肠曲处,并游离结肠肝曲,将横结肠的纤维结缔组织游离出来。向内侧牵引十二指肠后,即可游离出十二指肠后壁,直至下腔静脉处。再切开十二指肠降部的内侧缘,使其更充分地游离。

在贴近肝下缘游离胃小弯部,尽量切除小网膜,在胃右动脉根部游离并切断,同样切断胃冠状动脉。这样使十二指肠骨骼化,便于横断十二指肠近端。为很好地横断十二指肠,必须在十二指肠后壁游离腹膜至胰十二指肠动脉,与其表面的粘连组织分离,并小块结扎切断。

十二指肠残端可用缝合器闭合,切缘行术中冰冻活组织病理检查,以了解有无肿瘤侵害。如十二指肠残端粘连紧密,不易游离而无法行缝合器闭合时,可开放行间断缝线闭合及腹膜后的粘连分离,在胃胰皱襞处即可见到胃左动脉、冠状静脉和附着的脂肪纤维结缔组织和淋巴结,有时为较厚的索状物,将其向近端和远端分离。如十二指肠残端游离甚好,又无淋巴结转移,在胃部分切除后又允许拉下时,也可考虑行 Billroth I 式胃十二指肠吻合术。

7.近端胃的骨骼化

将胃向上稍用张力地提起,先把小弯部与胰腺及腹膜后的粘连分开,在胃胰皱襞处即可见到胃左动脉、冠状静脉和附着的脂肪纤维结缔组织和淋巴结,有时较厚的索状,将其逐向近端和远端分离。

偶尔会见索状物自胃左动脉连于肝左叶,需将其游离切断。此时应特别注意需仔细分离胃左动脉,如在其根部粘连紧密就不能在其发源处结扎切断,可分别将其分布到胃壁的分支——结扎切断。这样就可将胃近端的小弯部骨骼化,并在靠近脾脏的胃左上区游离和切断胃后动脉。如是位于窦部的早期胃癌,或是姑息性胃切除,可保留脾脏,在靠近脾脏处切断胃脾韧带。至此,整个胃完全游离,特别是小弯部显露清晰,便于淋巴结的清扫。

8.切除胃

在完成胃的近端游离步骤后,胃远端即可放开钳夹,开放胃腔,将胃提起再切断食管下端。近端切缘亦应常规送冰冻活组织检查,确定有无肿瘤侵犯,以便采取相应处理。

(二)胃癌淋巴结清扫

这是外科治疗胃癌的重要步骤,是保证胃癌根治的基本环节。

1.基本原则

淋巴结清扫是基于胃淋巴流向的研究理念而施行的。胃周围的淋巴组织由淋巴结和淋巴管构成,外被以脂肪结缔组织,并沿血管和神经纤维浅层走行。在清扫时,应将血管周围的淋巴结、淋巴管和脂肪结缔组织一并整块切除。方法是:由中间向周围末梢廓清;分层次清扫,即在胃小弯的胃壁和胃网膜的前后叶分层附着部分着手;按程序清扫,即按淋巴结转移情况采取对策,如无淋巴结转移时,可在血管周围神经纤维层外清扫,避免损伤血管和神经,如已有淋巴结转移,以在血管外膜层廓清为宜。

2.手术步骤

淋巴结清扫的步骤如下:

①在胃切除术时清扫切除胃及附属物的各组淋巴结,还需切除脾、结肠系膜、胰腺周围、纵隔下部的诸淋巴结。

②根除在胃切除术时循解剖途径可取得的腹腔干、主动脉、肝动脉、胃十二指肠动脉、肠系膜上动脉和十二指肠后的诸淋巴管和淋巴结,连其伴行的血管一并切除。对所有根治性胃癌切除手术中,均应尽力根除所有可取得的淋巴结和淋巴组织。

3.淋巴结廓清技术

每位外科医生应根据其掌握的解剖学知识,选择最便捷的解剖游离和切除各淋巴结。

在胃切除过程中,已将3、4、5、6组等淋巴结连同胃一并清除,而后最先清扫的是十二指肠球部后上区的诸淋巴结,即12组淋巴结,沿胃十二指肠动脉、胰十二指肠动脉和胃网膜右动脉起始部等标识,将附近的各淋巴结廓清切除。

于十二指肠后方的外侧,向下腔静脉方向逐渐剥离胰头部,这时仅显示出十二指肠与胆总管之间的空间,即肝十二指肠韧带外下缘,上至胆囊管水平。此区常可发现淋巴结,予以清扫(图4-35)。

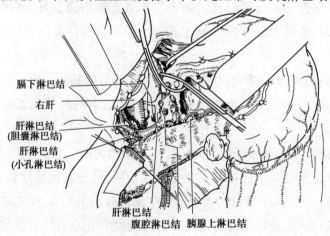

膈下淋巴结
右肝
肝淋巴结
(胆囊淋巴结)
肝淋巴结
(小孔淋巴结)

肝淋巴结
腹腔淋巴结　胰腺上淋巴结

图4-35　胃后间隙淋巴结的廓清

廓清时,最重要的淋巴结是腹腔干淋巴结9组,对它的清扫可自肝总动脉开始,8组处淋巴结常可窥见和触及,用剪刀剪开位于淋巴结表面的浆膜及纤维组织,然后沿肝固有动脉向腹腔干的淋巴结剥离开,清扫切除(图4-36)。

用手指钝性剥离分出肝总动脉,并用橡皮带将其向下牵引,此时特别注意,如有动脉粥样硬化时,必须注意仔细轻柔,分离牵引血管,以免撕裂出血(图4-37)。沿肝总动脉朝腹腔动脉分离切除所有淋巴结,并仔细显露脾动脉的近端。向后方显出胃胰皱襞,这样可显出胃左动脉和胃左静脉,在此处所见胃左静脉在胃左动脉左前方,向下又跨过脾动脉,尽量在此将胃左静脉向上分离(图4-38)。并在脾动脉上方将其切断结扎,胃左动脉则在起始部附近予以切断结扎(图4-39)。同时将附近动脉周围的7组和11组淋巴结予以清扫切除。

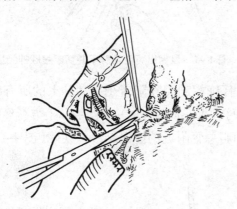 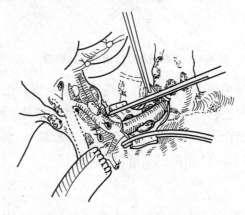

图4-36 剥离肝固有动脉和腹腔干淋巴结　　图4-37 剥离并显露出肝总动脉及附近淋巴结

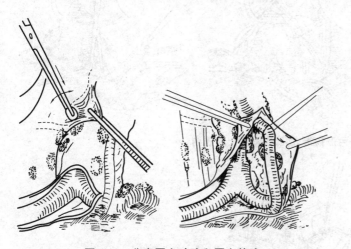 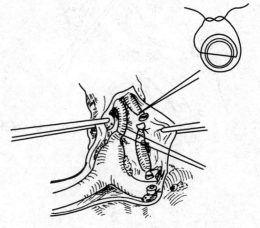

图4-38 分离胃左动脉和胃左静脉　　图4-39 切断结扎胃左动脉和胃左静脉

这时从胃左动脉侧间隙内,伸进示指慢慢游离于其前面的结缔组织(图4-40),将其切断伸向两侧牵引,显露出腹腔动脉的各个侧壁,再向上向两侧游离直到腹主动脉穿过裂孔处,清除尽附近的结缔脂肪组织、细小淋巴结和淋巴管,但注意此处若有胸导管经过,可将其缝闭,腹腔神经丛亦须切除(图4-41)。

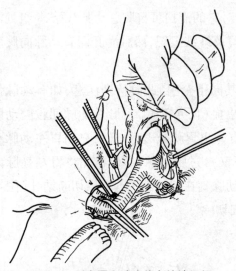

图4-40　剥离胃左动脉前方结缔组织

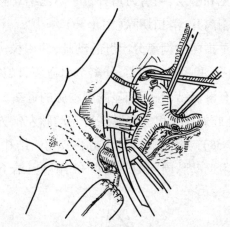

图4-41　显露出腹腔动脉干并切断腹腔神经丛

　　将弓形韧带分离出来,并使用止血钳将其张开,仔细解剖切除附着于主动脉上的所有细小淋巴结和淋巴管(图4-42)。随即用左手示指伸入网膜孔(Winslow孔)中,沿门静脉上方行经附于其上的淋巴管,将其切除。再将肝总动脉肝固有动脉和胆总管附近的淋巴结一一切除(图4-43)。至此,已将 D_2+12 组淋巴结清扫切除完毕。

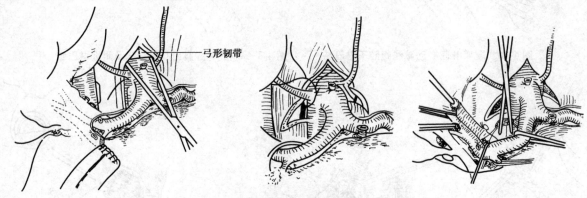

弓形韧带

图4-42　张开弓形韧带,切除主动脉上淋巴结

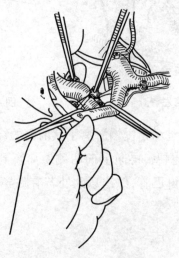

图4-43　清除肝门部淋巴结

第四节　扩大胃癌根治术

当胃癌的肿瘤灶侵犯至邻近组织或器官时,除行胃切除、淋巴结清扫和脾切除外,还需切除肝左叶、胰腺体部和尾部横结肠等。

一、肝左叶切除

如胃癌侵犯至肝左叶,可在胃切除后将肝左叶切除,其入路是切开左三角韧带,向肝静脉处分离,显出肝左叶,在距肿瘤2 cm处切除肝脏,一般无须阻断肝门部血管,但各个小血管及胆管应一一缝扎,然后游离出镰状韧带,于切面缝合固定(图4-44)。如需切除整个肝左叶,则应阻断肝门的肝左动脉、左门静脉和左肝管。

二、胰腺尾和体部切除

游离胰腺尾、体部从胰腺尾远端开始,将其后面胰床部逐渐分离,显露出脾动脉和脾静脉,此时可逐一廓清(10组和11组淋巴结)(图4-45)。随后切断胰腺尾、体部,近端切缘的边缘外留一些,以便缝合。胰腺管游离出,用可吸收线缝合,仔细缝扎各小出血点,最后缝合胰腺切缘。至于胰腺体部的最近端切缘,以不超过肠系膜上静脉和门静脉为度。术中如必要可结扎切断肠系膜下静脉,一般不致不良后果。

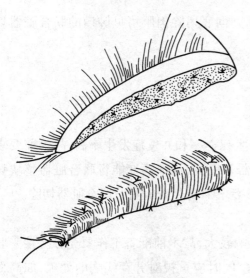

图4-44　肝断面以镰状韧带覆盖

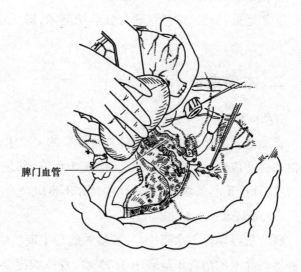

脾门血管

图4-45　显露胰腺尾、体部

三、横结肠切除

如有横结肠转移,则需将其切除,一般情况下须连同其系膜及15组淋巴结一并切除廓清。切除结肠时从其近端开始向远端游离,范围包括横结肠右端脾曲和降结肠部。双侧断端可用缝合器吻合或手吻合,但须注意将升结肠和降结肠充分游离,避免在有张力情况下吻合,系膜孔隙亦须间断缝线闭合,以防止内疝发生。如患者术前已存在结肠梗阻情况,或吻合口不太牢靠,则须行盲肠管式造口,以防发生吻合口漏。

第五节　胃癌联合脏器切除术

在我国,多数胃癌患者确诊时已属进展期癌,其中部分病例癌肿直接浸润邻近脏器或发生肝转移等,选择其中合适的病例将原发病灶连同受累脏器一并切除,不仅可以缓解症状,改善生活质量,有的病例甚至可以得到根治而长期存活。根据中山大学胃癌诊治研究中心资料,初诊胃癌病例中约36%的患者因脏器侵犯而涉及联合脏器切除问题。因此,联合脏器切除作为胃癌临床处置的常见事件,应予重视。

一、联合脏器切除定义

胃癌联合脏器切除即整块切除胃癌或转移灶直接侵及的周围脏器,包括根治性联合脏器切除术和姑息性联合脏器切除术。根治性联合脏器切除术应达到的标准为:
①切除端无肿瘤残留。
②足够范围的淋巴组织清扫。
③受累脏器与组织整块切除术。
④无远处转移。姑息性联合脏器切除术,即无法达到彻底切除肉眼可见肿瘤的联合脏器切除术。

二、术前准备

1.严格掌握手术适应证

胃癌联合脏器切除术为腹部外科复杂的大手术,手术死亡率和并发症发生率高,故术前要求严格掌握适应证。目前的共识是:证实为胃癌,邻近脏器有侵犯,局部病变能行联合脏器整块切除,在排除严重心肺功能不全、严重营养不良以及全身广泛转移等情况时可行联合脏器切除。

2.充分的术前准备

联合脏器切除手术范围广、脏器的病理生理功能影响较大,故术前准备工作要充分。接受联合脏器切除术的患者年龄宜小于75岁,身体状况要好。同时应重视对并存疾病的处理,如高血压、糖尿病、冠心病等,严重者应权衡利弊,慎重手术。合并低蛋白血症者,术前应予以纠正,营养不良者根据患者胃肠功能情况给予肠内或肠外营养支持。

3.完善的术前检查

完善的影像学检查有助于术前明确受累脏器的范围和深度,充分估计完整切除的可能性。常用的检查手段主要有 B 超、腹部平片、CT、MRI、消化道钡剂造影、泌尿系造影及血管造影等。

CT 扫描除具有良好的空间分辨力和密度分辨力外,还可以进行大血管的三维成像等,可作诊断和评估的首选。正电子发射断层扫描仪对恶性肿瘤和转移灶的灵敏度和特异性均很高,对确定治疗方案有重要意义。

值得一提的是不应忽视基本的体格检查,一些基本检查可以发现影像学难以发现的病变,对确定治疗方案至关重要。如锁骨上窝、脐周及腹股沟淋巴结的触诊,若有可疑淋巴结应切取活检。直肠指诊也应列为常规检查。

4.科学地制订手术方案

胃癌联合脏器切除术含不确定因素多、难度大、风险高,术中常可出现一些难以预料的情况,尤其是术中大出血和损伤周围器官的发生率较高,故术前应结合目前的体格检查、影像学所见等精心设计手术方案。要充分估计术中可能遇到的各种困难,预设解决的办法,做到有进有退。联合脏器切除不仅涉及腹部诸多的脏器,如胃肠、胆道、肝、脾、胰腺等,还涉及麻醉科、妇科、泌尿外科,甚至骨科等。术前应仔细分析病情,必要时邀请相关科室医生会诊,共同制订手术方案。

5.尊重患者的意愿

胃癌联合脏器切除术风险大,医疗费用高,疗效差,故术前应与患者及其家属详细沟通,告知其病情的严重程度,可以选择的治疗方法,手术治疗的目的、意义,手术切除的可能性,手术的风险性,可能发生的严重并发症及严重后果等。在诊治过程中要充分体现患者及家属对病情的知情权,充分考虑患者对治疗的选择与期望,尊重其意愿,这是循证医学的要素之一,也是医疗中的伦理问题。

三、联合脏器切除术的技巧与原则

通常情况下,胃癌联合脏器切除术较胃癌 D_2 根治术难度增大、危险性增加、操作也更加复杂。进入腹腔后应仔细探查以了解肿瘤的位置、与邻近脏器浸润情况及粘连程度,如有腹腔积液应行脱落细胞检查,有腹膜结节应切取作冷冻病理组织学检查。探查后应明确病变浸润、转移涉及的脏器,以及能否切除,若可以切除则需要联合切除哪些脏器。

胃癌联合脏器联合切除术的原则是:解剖应由浅入深、由外围向中间、由易到难;遵循"无瘤原则"整块切除病灶及脏器,不要在切除脏器间肿瘤界面内分离等。肿瘤浸润、粘连等原因常导致组织结构移位,容易损伤血管、胆管、输尿管、神经等重要结构,故术中应仔细辨认,切忌大块结扎或者想当然地行事。

联合脏器切除要求手术医生具有良好的心理素质,术中始终保持清醒的头脑,遇到出血和重要结构损伤时不要惊慌,应予以妥善处置。在未能明确可否切除时,切不可盲目地切断胃肠,避免陷入"进退两难"的境地。经过探查确认达不到治愈性切除时,应审时度势,改为缓解症状、改善生活质量的姑息性手术。

四、术后注意事项

胃癌联合脏器切除术的术后监测、异常情况的及时发现及处理,对降低术后并发症的发生和手术病死率极为重要。胃癌联合脏器切除术术后应注意的事项包括以下几点。

①术后应密切监测生命体征，随时了解病情变化。高危患者术后应考虑转入重症监护病房进行监护和处理。

②密切观察引流液的性质、颜色和量，及时对异常情况作出分析和处理，应特别注意腹腔出血、胆瘘、胰瘘、肠瘘等并发症的发生，尤其当需要再次手术时，应该当机立断。

③手术剥离面大、出血较多者，术后应该维持血容量，保持血压稳定，必要时应用止血药，补充凝血因子、纤维蛋白原、浓缩血小板或新鲜血浆等。

④应用抑酸药，预防应激性溃疡。若术中行胰腺部分切除或损伤胰腺者，术后可用抑酶剂等抑制胰液分泌，预防胰瘘发生。

⑤联合应用广谱抗生素，预防和控制感染。

⑥胃癌患者多合并营养不良，故术后常营养支持，应根据情况进行肠外营养或肠内营养支持。

⑦联合脾脏切除者术后应注意复查血小板计数并及时予以处理，避免血栓形成；联合胰腺切除者应注意复查淀粉酶以及血糖变化等，以及时发现异常；联合肝脏切除者术后注意肝功能变化并及时予以处理。

⑧术后应根据患者病理分期情况，及时予以辅助放化疗等综合治疗。

总之，胃癌联合脏器切除术术前应恰当地掌握手术指征，充分进行术前准备，正确判断可切除性，周密设计手术方案，术中应进行细致有序的操作，术后应及时发现并处理并发症，力求遵循根治性、安全性、功能性三原则，以期患者最大限度地获益。

第五章

十二指肠疾病手术治疗

第一节　十二指肠造瘘术

十二指肠瘘是一种凶险的手术并发症,尤其 Billroth Ⅱ 式术后发生的十二指肠残端瘘,为了保证胃切除术后的安全,20 世纪 60 年代以前,十二指肠造瘘术一度引起外科医师的兴趣。1880 年,Langenbuch 第一次为胃大部切除术后患者做了十二指肠造瘘术。几乎同时,Billroth 也作出同样提议。1954 年,Welch 推荐用一柔软红色橡皮管,由十二指肠残端插入后荷包缝合,大网膜覆盖;或由十二指肠侧壁插入 16 号导尿管或 T 形管,荷包缝合后,大网膜覆盖。

一、适应证

(1)十二指肠球部溃疡,其残端关闭难,残端处理不安全患者。

(2)因十二指肠疾病导致严重低蛋白血症患者,估计愈合困难者。

上述患者术中采取预防性措施,或者十二指肠溃疡术后残端瘘或医源性十二指肠瘘发生后,建立局部充分引流的同时,由瘘口插入一 16 号导尿管,亦可由十二指肠侧壁置入 T 形管,持续负压吸引。

二、手术方法

1.十二指肠残端造瘘术

通过十二指肠残端顶部,插入 16 号导尿管或软橡皮管,沿管周荷包或间断缝合后,再用大网膜加强缝合固定(图 5-1)。

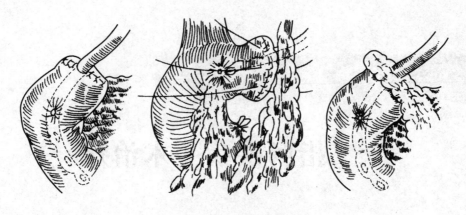

图 5-1　十二指肠残端造瘘术

2.十二指肠侧壁切开造瘘术

通过十二指肠侧壁截孔插入 T 形管,或其他形式引流管后,再按上述方法处理固定(图 5-2)。

上述两种方式,选择何种并无严格适应证,应根据术中具体情况及要求进行决定。

三、注意事项

对于十二指肠溃疡,因局部炎症明显、瘢痕过大、球部变形,切除后残端闭合估计不安全,缝合后的安全性和可靠性不确定,而十二指肠造瘘术,实践证明,确实是可靠、安全的措施,但原则上不宜强行切除,可选用十二指肠溃疡旷置术。对

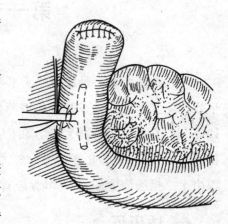

图 5-2　十二指肠侧壁切开造瘘术

危险性较小者,可在残端约 1.0 cm 处,放置一乳胶引流管,保持至手术后 15 d 左右拔除。在此期间,不仅可以引流出局部积血(渗液),降低因残端处炎症和感染而导致瘘发生的概率,还可以随时查看到瘘的发生情况,一旦出现消化液,仅利用此引流管持续负压吸引,即可避免再次手术。一般 2~3 周内可以闭合,尽量避免术中破坏十二指肠的完整性,防止十二指肠造瘘术式的扩大化使用。

第二节　十二指肠修补术

在十二指肠疾病中,外伤性(闭合性、开放性)损伤约占 10%,医源性损伤约占 80%,其他的肿瘤、结核、克罗恩(Crohn)病、畸形约占 10%。十二指肠位置深在、结构特殊、解剖关系复杂,是消化道疾病外科处理中较困难的一个部位。各种原因引发的十二指肠瘘都是相当危险的并发症,早期发现及治疗难度均很大。因此,要求临床医师选择的手术时机和方法要恰当,要保证修复质量;对医源性、外伤性损伤,要发现及时、处理果断、方法正确。另外,良好的术前准备和术后管理亦必不可少。

一、术前准备

十二指肠术后局部破裂(如十二指肠残端瘘等)、外伤性或医源性损伤后,均可发生严重体液丢失、电解质失调及局部炎症,故诊断明确,决定手术后,术前准备是不可忽视的问题。

(1)建立良好输液、输血通道,尽快恢复有效血容量,纠正酸碱平衡失调。

(2)放置胃管,持续胃肠减压。

(3)选择对腹腔感染敏感的抗生素。

(4)失血明显者,积极输血,同时进行手术探查。

(5)进行各种检查,包括肺功能、血液生化等。

二、修补原则

十二指肠为边缘血供,降段内侧缘外,血运较差,术后十二指肠内有大量胃酸、胰液和胆汁蓄积,压力大,修补处容易破裂,特别是在降段,涉及胰管和胆管的引流,以及十二指肠和胰头的共同血运,手术难度大,因此十二指肠疾病手术条件高。

1.麻醉

手术要求良好肌肉松弛,简单十二指肠切开也应充分游离,同时便于探查十二指肠各部,不致遗漏腹膜外部分病灶或外伤性胰腺损伤。

2.良好的十二指肠腔减压

良好的十二指肠腔减压是很重要的保护措施,目的是预防十二指肠瘘。行十二指肠腔减压时,将胃管或胃造瘘管放至缝合口近端或行十二指肠造瘘,必要时可切开胆总管,放置 T 形管,转流胆汁。

3.放置引流管

十二指肠切口缝合部位,常规放置引流管,引流管不可直接压至十二指肠缝合部位,一般放置5~7 d。

4.用药

根据病情需要决定是否应用肠外营养(TPN),抑制消化液分泌药物和促进蛋白合成的重组人生长激素、生长抑素。

三、十二指肠探查方法

1.游离十二指肠降段

由于十二指肠上段和降段外缘无较大输入血管,因此,可以自如地在此进行松动游离;在十二指肠内侧缘,即小弯处有丰富的血管,要使这部分肠管营养不发生障碍,就要保护重要的内侧血管,从外侧进行松动。按照 Kocher 提出的方法,切开十二指肠外侧腹膜,将十二指肠降段用手指钝性分离,从后腹壁游离,不会发生困难,出血非常少。因此,十二指肠球部、降段可移向中线,使腹膜后右肾的一部分和下腔静脉显露,以减少十二指肠修补张力。

2.显露十二指肠第三、四段

十二指肠第三、四段位于肠系膜上血管和横结肠系膜之后,直接显露有危险。沿十二指肠降段做 Kocher 切口游离十二指肠第一、二段后,再沿右半结肠旁沟腹膜切开,游离右半结肠,切断右肾结肠韧带,沿此层继续解剖,游离小肠系膜,直至 Treitz 韧带,将全部小肠置于左上腹,此时十二指肠全段及胰腺即充分显露。应注意的是,由于肠系膜动、静脉由胰腺后伸出,过度牵扯会有撕裂危险,术中应注意。

显露十二指肠降段后,也可切开右侧胃结肠韧带,游离结肠肝曲,切开横结肠系膜。此时,注意避免过度牵扯,防止损伤肠系膜上血管及其分支,切断 Treitz 韧带,钝性游离十二指肠第三、四段,使其充分显露。

四、修补方式

1.单纯缝合修补术

单纯缝合修补术适用于以下情况:

①对于十二指肠损伤,75%~85%的病例可以单纯修补,适用于创缘血运好、缝合无张力、远端无梗阻、肠壁缺损在 1/3 周径内、伤后 10 h 以内的病例。

②经十二指肠行 Oddi 括约肌切开成形、取石后。

③探查十二指肠出血的原因——血管瘤、溃疡、肿瘤、憩室等及部分十二指肠憩室切除术后。

④十二指肠切开取异物后。缝合遵循"横行切开、横行缝合,纵行切开、纵行缝合"的原则,但纵行切开超过 2 cm,应横行缝合,黏膜应对合好,内翻不能过多,尤其应避免张力过大,两层缝合较为稳妥。

2.复杂修复术

复杂修复术适用于十二指肠第一段和第三、四段因溃疡、出血、肿瘤、外伤,经十二指肠探查或切除术后,处理比较容易。第一段病灶可行胃部分切除,十二指肠断端封闭,然后进行胃空肠吻合术。第三、四段病灶或外伤经切除或修整,并松解 Treitz 韧带及近端空肠后,可以与空肠进行断端吻合术,应注意血运和吻合口无张力;也可以按照 Roux-en-Y 吻合术式原则进行修复。第二段(降段)因有壶腹和血运关系,如果后壁无大缺损、局部血运良好、缝合封闭比较勉强者,可采用带蒂胃窦,或带蒂空肠段浆肌层组织补片法,以防发生瘘或狭窄;若十二指肠缺损较大,达 1/2 周径以上,应行 Roux-en-Y 吻合术。合并胰腺损伤者根据损伤程度具体处理。

(1)带蒂浆肌层组织补片法:取自带血管胃窦、空肠或大肠肠段,剥除黏膜。对瘘口周围局限性剥离或修整后,全层间断缝合,再以带蒂浆肌层组织片贴敷修补;亦可用肝圆韧带(保留脐侧血运)制成相应的蒂片,如果取自空肠组织片则应通过结肠后途径。该方法的优点是取材方便、制作简单、血运好、抗感染力及愈合力强,能加强或支持不够牢固的吻合口。

(2)空肠襻修补破裂法:将 35~45 cm 空肠襻,经结肠后,缝合固定于修补或缺损处,远端空肠再行侧—侧吻合术(图 5-3)。

3.十二指肠空肠 Roux-en-Y 式修补

距空肠 Treitz 韧带 15~20 cm 处横断空肠,远端空肠襻由结肠后,根据十二指肠损伤大小,将空肠与十二指肠损伤部行端—侧或侧—侧吻合术,近端空肠端与吻合口远侧空肠 40 cm 处行端—侧吻合术(图 5-4)。

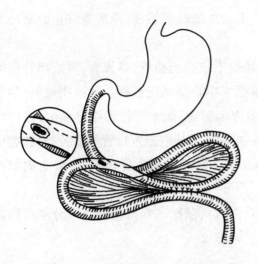

图 5-3 空肠襻修补十二指肠破裂,近端空肠侧一侧吻合术

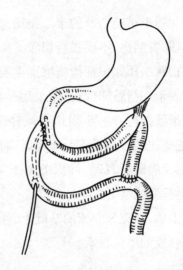

图 5-4 Roux-en-Y 肠襻修补十二指肠破裂

4.十二指肠憩室化手术

十二指肠外伤修补术后,为了转流消化液和对十二指肠减压,使消化液避开裂伤修补区,有利于修补区的愈合,防止十二指肠瘘的发生,需行十二指肠憩室化手术。

具体方法:修补十二指肠损伤,胃窦切除,封闭十二指肠残端,行胃空肠吻合术,置 T 形管引流胆汁,再做十二指肠造瘘(图 5-5)。目的是将十二指肠旷置,使部分胆汁、胰液通过,形成低压憩室,有助于修补处愈合。

十二指肠损伤患者,多属性质较严重创伤,如果术中再行十二指肠憩室化手术,创伤过大。所以,多应用改良式十二指肠憩室化手术,即修补十二指肠后,免除

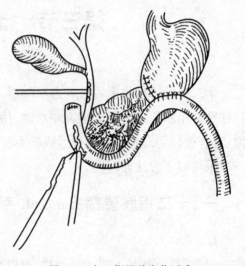

图 5-5 十二指肠憩室化手术

胃窦切除,在远端胃壁切口,从黏膜面缝合幽门。采用可吸收缝线,暂时性闭锁幽门,2~3 周后缝线吸收,幽门再通。估计十二指肠修补后肠腔狭窄,则可选用非吸收性缝线缝合幽门或用吻合器阻断幽门。此术式中,为防止发生溃疡病,幽门旷置后,可加行迷走神经切断。

五、注意事项

鉴于十二指肠解剖结构、周围关系的特殊性,十二指肠瘘是最危险的手术后并发症,因此,对十二指肠手术适应证、手术方式、操作及并发症预防都应慎重考虑,严格把握及采取相应对策。

如为良性肿瘤,特别是息肉,可通过内镜治疗,行局部切除或节段性切除,甚至乳头或壶腹部切除,对能通过胰胆管成形而恢复胆胰流通者,不必行胰十二指肠切除。对于恶性肿瘤以根治术为原则。十二指肠损伤,应根据情况尽量采用有效而简单的手术,依次考虑单纯修补、补片、Roux-en-Y 手术及憩室化手术以及胰十二指肠切除术。只要损伤部位血运好、缝合无张力、远端无梗阻,不必常规行"三管法"(胃、空肠、胆总管造瘘)及少做包括胃窦切除十二指肠残端封闭减压、胃

空肠吻合和迷走神经切断的十二指肠憩室化手术。十二指肠球部溃疡,除非有难止的活动性出血,一般可旷置溃疡,不要强行切除。

十二指肠减压保护性措施特别重要,可以直接通过十二指肠插管、鼻胃管、胃造瘘管或空肠造瘘管置入十二指肠部位,具体采用哪种方式,应根据术中具体情况选择。从减压效果,尽量不增加十二指肠结构进一步损伤及减轻患者痛苦诸多方面考虑,如十二指肠瘘已发生,估计疗程长,行胃造瘘比通过鼻胃管引流要好,前者引流更畅,亦避免了长期留置胃管的痛苦;若腹腔引流管很通畅,无腹膜炎表现,可积极负压吸引,使瘘口和皮肤间形成局限性瘘管,一般3周即可闭合,不必再行胃或空肠造瘘。

瘘发生后,在充分引流的基础上,使用肠外营养(TPN)、制酸药和抑制消化液分泌药物以及促进蛋白合成的生长激素。

第三节 十二指肠溃疡旷置术

十二指肠溃疡位于后壁者占60%以上,手术时如能切除溃疡,妥善缝合残端最理想。但溃疡往往穿透至胰腺或者因周围炎症水肿、瘢痕收缩与邻近脏器等紧密相连,无法分离,如果强行切除,常有损伤胆总管及胰腺或因残端不能妥善缝合而发生十二指肠瘘等后果。因此,对上述情况一般采用以下方法处理。

一、十二指肠溃疡 Bancroft 手术

1.适应证

(1)慢性穿透性十二指肠溃疡,难以手术切除,或切除时有可能损伤重要组织或器官者。

(2)估计胃切除后十二指肠残端关闭有困难者。

2.术前准备

术前准备基本与胃大部切除相同。

(1)全身情况及一般状况差的患者应在手术前改善全身情况,纠正营养不良、贫血及低蛋白血症,应给予高蛋白及足量维生素饮食,必要时输血或输血浆提高血红蛋白及血浆蛋白的水平。

(2)有脱水及电解质紊乱的患者应在术前适当输液及补充电解质,纠正水及电解质紊乱。

(3)伴幽门梗阻的患者应在术前2~3 d开始禁食、胃肠减压、输液,每日洗胃2~3次,排空胃内存留的食物及分泌物,减轻胃黏膜的炎症及水肿,以利于手术及手术后恢复。

(4)溃疡大出血的患者术前应采取各种抗休克措施,积极输血,尽量补足血容量。

(5)择期手术的患者手术前1 d晚上行肥皂水灌肠一次,手术当日晨禁食,插鼻胃管。

(6)术前30 min肌注镇静药物,术前1 h及术中预防性各应用一次抗生素。

3.麻醉

全身麻醉或连续硬膜外麻醉均可。

4.手术步骤

（1）游离胃近端，切除胃大部，注意保留近幽门处的胃右及胃网膜右动脉，保证幽门的血运（图5-6）。

（2）距幽门5~7 cm处横断胃，关闭近端胃小弯侧，保留胃大弯侧与空肠吻合（图5-7）。

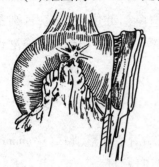 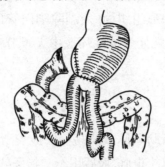 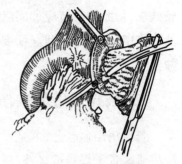

图5-6　切除胃大部　　　　　图5-7　保留胃大弯与空肠吻合　　　　图5-8　剥离胃窦黏膜

（3）于远侧胃的大、小弯侧各缝一针，作牵引，切开胃窦部的浆肌层，达黏膜下层，在此层间分离黏膜与浆肌层，注意结扎黏膜下血管，分离至幽门环处时可见胃腔明显缩小或见到环形括约肌后，切断黏膜，缝合黏膜（可用连续缝合或荷包缝合）（图5-8—图5-11）。

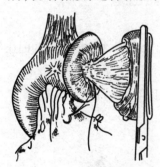 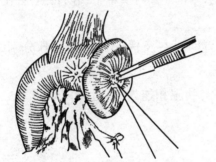 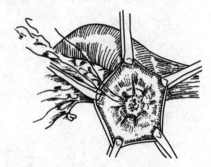

图5-9　缝合胃窦黏膜　　　　图5-10　切除胃窦黏膜　　　　图5-11　包埋胃窦黏膜

（4）从内野作幽门窦前后壁肌层间断垂直褥式缝合，最后将幽门窦残端的浆肌层内翻缝合，用附近大网膜覆盖（图5-12、图5-13）。

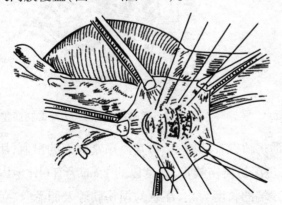 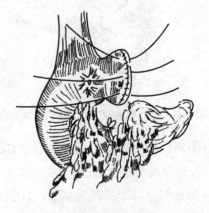

图5-12　幽门窦前后壁肌层间断垂直缝合　　　　图5-13　胃窦残端浆肌层内翻缝合

5.注意事项

行Bancroft手术时要注意保留幽门部血运，如此处血运被阻断，则将影响断端的愈合，甚至可造成断端坏死形成断端瘘。黏膜下层应彻底结扎止血,否则易形成血肿,最后胀破断端,也可形成断端瘘。

对于难以切除的十二指肠后壁穿透性溃疡,一般采用 Bancroft 手术方法,不强调切除溃疡。旷置于十二指肠残端的溃疡在没有胃酸刺激的环境条件下将逐渐愈合,为了可靠地关闭十二指肠残端,切断的部位应远离溃疡的瘢痕组织,必须剥除幽门管以上的胃幽门部位的黏膜,否则黏液腺体中的胃泌素细胞(G 细胞)经常处于碱性环境中大量分泌胃泌素,刺激壁细胞大量分泌胃酸,导致溃疡复发。

二、残端后壁覆盖溃疡法

若溃疡出血较急,多是胃十二指肠动脉被溃疡侵蚀破裂所致。残端后壁覆盖溃疡(Graham)法将溃疡置于胃肠道之外,并进行缝扎止血,最后用十二指肠残端后壁覆盖溃疡。

1.术前准备

(1)术前置胃管及尿管,备皮。

(2)青霉素及普鲁卡因皮试,备血 400~800 mL。

(3)术前 30 min 肌注镇静药物,术前 1 h 内及术中预防性各应用一次抗生素。

2.手术步骤

(1)进入腹腔后可先将胃右、胃网膜右及胃十二指肠动脉分别结扎、切断,以减少出血(图5-14)。

(2)游离十二指肠后壁至溃疡与胰腺相连处,靠近幽门端将十二指肠前壁切开,充分暴露溃疡(图 5-15)。

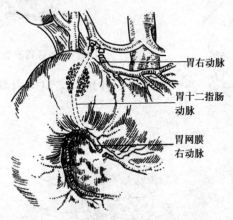

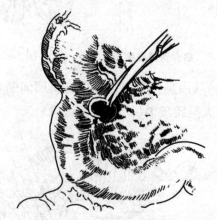

图 5-14 结扎胃右、胃十二指肠、胃网膜右动脉　　　　图 5-15 在溃疡近侧缘剪开十二指肠壁

(3)沿溃疡边缘剪断十二指肠后壁,使溃疡留置在胰腺上,检查溃疡基底部的出血,用丝线缝扎止血,进针深度要适当,过浅易撕裂组织,过深易误伤胰管,深度以约 1 cm 为宜(图 5-16)。

(4)向远侧分离十二指肠后壁,以闭合残端的长度为止,注意勿损伤胰腺及胆总管,关闭残端(图 5-17)。

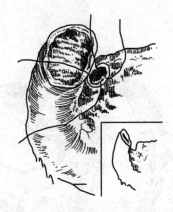

图 5-16 缝扎溃疡基底部出血处

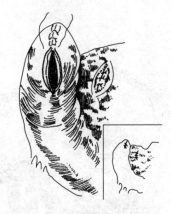

图 5-17 浆肌层缝合关闭残端

（5）将残端前壁的浆肌层间断缝合于胰腺被膜上，可以用邻近大网膜覆盖以加强（图 5-18、图 5-19）。

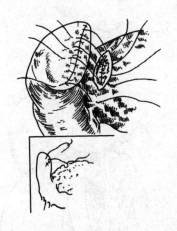

图 5-18 残端前壁与溃疡近侧缘胰腺被膜的缝合

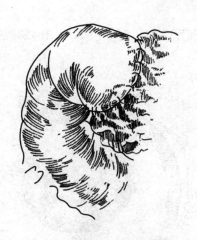

图 5-19 结扎缝线使残端后壁覆盖溃疡

三、残端前壁覆盖溃疡法

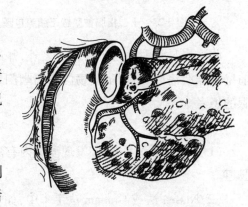

图 5-20 游离十二指肠外侧，切断十二指肠

用 Graham 法必须游离溃疡远端的十二指肠后壁，这个操作有一定难度。当溃疡远端边缘与胆总管靠近并有粘连时，容易损伤胆总管及胰腺。当遇到此种情况时，可采用残端前壁覆盖溃疡（Nissen）法。

1.手术步骤

（1）将十二指肠前壁切开，显露溃疡，沿溃疡近侧缘剪开十二指肠后壁，不游离溃疡远侧的十二指肠后壁，检查出血处，缝扎止血（图 5-20）。

（2）先将十二指肠残端前壁缝于溃疡远侧边缘上，再缝合残端前壁浆肌层与溃疡的近侧边缘（图 5-21、图 5-22）。

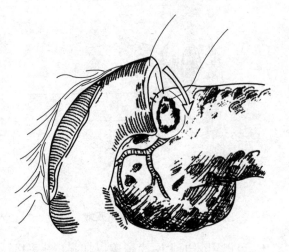

图 5-21　十二指肠端的前壁与溃疡上缘的缝合

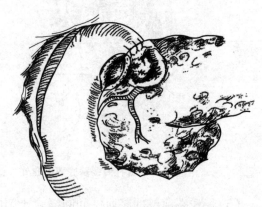

图 5-22　十二指肠端前缘缝于溃疡的
下缘和十二指肠端的后缘上

（3）将前壁浆肌层缝于溃疡近侧的胰腺被膜上（图 5-23、图 5-24）。

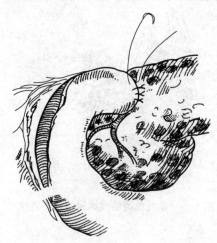

图 5-23　十二指肠前壁缝于胰腺包膜上

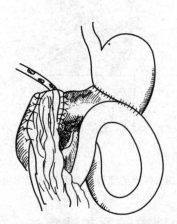

图 5-24　大网膜覆盖十二指肠残端，放置腹腔引流

此法也是将溃疡置于胃肠道之外，并进行缝扎止血，与前法不同的是：Nissen 法利用十二指肠前壁覆盖溃疡面，适用于溃疡位置离幽门较远，游离十二指肠后壁有困难，可能损伤胆总管及胰腺的患者。

2.注意事项

（1）Nissen 法手术中，如发现溃疡内有副胰管的开口，则不作第一列缝合，以使胰液能直接流入肠道。

（2）Nissen 法或 Graham 法手术中，如瘢痕过重或患者营养欠佳，为防止断端瘘，可同时由十二指肠断端向肠腔内插入 16—18 号导尿管以便术后减压，2 周后拔除。

第四节 十二指肠憩室化手术

十二指肠憩室化手术治疗被广泛应用于严重的胰头十二指肠损伤,获得了满意效果,目前已成为治疗严重胰头十二指肠合并伤的一种标准术式。十二指肠憩室化手术包括胃窦部切除、迷走神经切断、胃空肠端—侧吻合、十二指肠断端缝合闭锁加置管造瘘、十二指肠破裂修补缝合、胰头损伤、局部清创及缝合修补、胆总管T形管引流、腹腔内置多根引流管等,有时需补加高位空肠营养造瘘。设计此术式的原理为:

①胃窦部切除,胃空肠吻合使食物不再通过十二指肠,有利于十二指肠损伤的愈合。

②胃窦部切除、迷走神经切断使胃酸分泌减少,低胃酸减少十二指肠肠液和胰液的分泌,使胰酶激活受抑制,同时防止应激性溃疡和边缘性溃疡发生。

③十二指肠造瘘可降低十二指肠腔内压力,使十二指肠损伤缝合修补处的张力降低,并使一个损伤的十二指肠侧瘘变成一个容易自愈的端瘘。

④胆总管T形管引流可降低胆总管的压力,有利于胰液引流,减少胰腺损伤处的胰液外渗和组织自身消化。与胰十二指肠切除术相比,十二指肠憩室化手术的外科技术简单、手术侵袭小、并发症少(图5-25)。

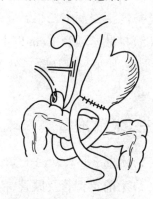

图 5-25 十二指肠憩室化手术

Gogbill于1982年报道了改良的十二指肠憩室手术,即切开胃窦前壁,经胃肠内用可吸收缝线荷包缝合闭锁幽门,再将胃窦切口与空肠吻合,使胃内容物由吻合口进入空肠,而不再切除胃窦部及迷走神经,这样可缩短憩室化手术的时间,减少手术的侵袭,一般适用于情况比较危重的患者。

第五节 十二指肠局部切除术

十二指肠局部切除主要用于治疗肝胰壶腹(Vater壶腹)癌及其他发生于Vater壶腹内的良性肿瘤。目前壶腹部肿瘤的发病率呈逐渐增高趋势,并以恶性肿瘤多见,主要是来源于壶腹,十二指肠乳头的腺癌、黏液癌,少数来源于肌肉及结缔组织的肉瘤、淋巴瘤。此类疾病发展快,临床上表现为进行性黄疸加重。良性肿瘤少见,包括腺瘤、淋巴瘤、平滑肌纤维瘤、脂肪瘤、血管瘤等。十二指肠乳头绒毛状腺瘤常见,被视为癌前期病变。此类疾病发展慢,胆胰管梗阻不重,多表现为反复性黄疸。

一、适应证

（1）Vater 壶腹肿瘤基底宽不超过 1.5 cm，而瘤体大小并不影响切除，无壶腹乳头外浸润，无淋巴结转移，术中病理证实分化程度高、恶性程度低的早期壶腹部肿瘤。

（2）患者高龄，一般情况差，有严重并发症等高危因素，而无法行胰十二指肠切除术。

（3）部分 Vater 乳头部炎性瘢痕狭窄者。

二、禁忌证

（1）分化程度低或未分化症。

（2）已有区域淋巴结转移。

（3）肿瘤已浸润至胰腺。

（4）广泛浸润十二指肠乳头周围黏膜、黏膜下层及肌层。

（5）扩散至胰管 1 cm 以上。

此外，如果局部切除后发现肿瘤分化程度低或未分化或切缘残存癌组织，最好择期行胰十二指肠切除术。

三、术前准备

（1）术前 8 h 禁食，4 h 禁饮。

（2）术前置胃管及尿管，备皮。

（3）青霉素及普鲁卡因皮试，备血 800~1 200 mL。

（4）术前 30 min 肌注镇静药物，术前 1 h 及术中预防性各应用一次抗生素。

四、麻醉

一般采用全身麻醉，高位连续硬膜外麻醉有时也可。

五、手术步骤

（1）切开十二指肠侧腹膜，充分游离十二指肠降部，一般行 Kocher 切口充分游离。但注意过分游离十二指肠降部并不利于肿瘤切除及胆胰吻合，而且有可能影响胆胰管十二指肠吻合口的愈合（图 5-26）。

（2）切开胆总管及十二指肠降段前壁直视下探查肿瘤并明确部位及范围。沿胆总管向下插入金属探子，轻轻向腹侧方向顶起十二指肠，直达乳头，此时胆总管末端一般均已闭死，需轻柔操作，防止形成假道。通过视觉和手术者的触摸找到乳头部位，如能触及乳头肿物，应尽量

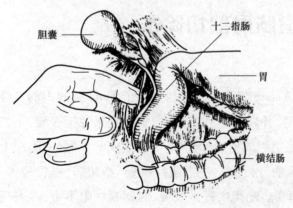

图 5-26 Kocher 切口游离十二指肠降段

明确肿瘤大小和活动度,在此水平作十二指肠壁横行切口或纵向切口(3~5 cm)(图5-27)。

(3)充分显露胆总管下端,胰管开口及肿瘤,在肿瘤基底的外下方,即远离胆总管下端及胰管开口的部位,相当于7~8点处,用蚊式钳夹住乳头开口的十二指肠后壁组织,沿钳夹线切开。每次钳夹3 mm,剪开3 mm,边切边缝,直到切开约1.5 cm时,通过此切开孔道可看到肿瘤组织及胰管开口、远端胰管开口,环绕乳头周围环形伸延切口,切缘距肿瘤边缘0.5~1.0 cm,采用边切边缝的方式,逆时针方向环行将肿瘤及其部分乳头组织等一并切除。如果肿瘤部位涉及胰管开口处,则需行全乳头切除和胰管成形术(图5-28)。

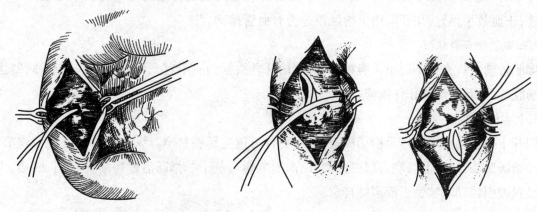

图5-27 切开十二指肠降段前壁　　　　　　图5-28 切除肿瘤和乳头

(4)切至胆总管下端前壁时要严密间断缝合,胰管切口的切缘也应分别和外上方的胆总管右壁及内下方的乳头切缘准备缝合。重建后,胆总管下端、胰管开口与十二指肠黏膜之间应完全内翻,不留粗糙面(图5-29)。

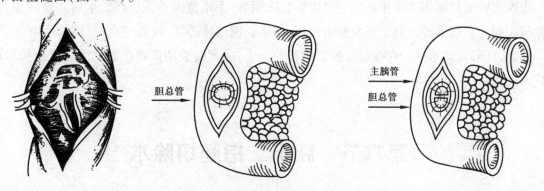

图5-29 重建胆总管下端、胰管开口

(5)切除标本送快速病理检查,了解肿瘤的分化程度、病理类型及切缘有无癌细胞残留。

(6)胆胰管末端与十二指肠吻合后经胆总管探查切口冲洗,观察吻合口有无渗漏。

(7)胆总管、胰管内置支架引流,以免术后发生十二指肠瘘,乳头切除后,胆道下端括约肌功能丧失,可在局部切除术前或之后进行胆囊切除。

六、术后处理

(1)术后持续胃肠减压,禁饮食,补液,防止出现水、电解质平衡紊乱,直至肠蠕动恢复为止。

(2)应用抗生素控制感染,并注意预防和纠正低蛋白血症的发生。

（3）术后保持腹腔内各引流管通畅，使十二指肠液、胰液、胆汁引流无阻，术后如果引流量逐日减少，术后 12~30 d 导管周围形成窦道后即可拔除。

（4）术后可常规应用奥曲肽等抑制胰液分泌的药物。

七、术后并发症及预防

1.出血

这里的"出血"主要是指术中出血，在十二指肠后壁与胆胰管之间切开每次不超过 3 mm，边切边缝，止血效果很好，切开前用手指触摸是否有血管搏动。

2.胆胰管吻合口狭窄

瘘胆管吻合口直径不应小于胆总管直径，切开乳头括约肌不宜太深，应注意勿切透肠壁达十二指肠腔外，一旦发现应作仔细修补。

3.十二指肠瘘

切开十二指肠前壁应尽量横切横缝，一层吻合可避免肠腔狭窄。纵切横缝虽可避免狭窄，但因十二指肠胰头部较固定，吻合口张力大，反而影响愈合。十二指肠后壁瘘多伴有胆、胰瘘，小的瘘口经腹腔引流，胆、胰管引流多能自愈。

4.反流

壶腹重建后大多数患者有反流。有人主张胆肠吻合口直径应大于 2.5 cm，胰肠吻合口直径应大于 1.0 cm，使反流物进出自由，并附加胆总管十二指肠前壁吻合，这样可避免胆、胰管植入口狭窄或肿瘤复发而再次手术。

壶腹部肿瘤局部切除术相对胰十二指肠切除而言，手术范围小、风险低、术后并发症少，对良性肿瘤应列为首选术式。对于恶性肿瘤而言，如果病例选择适当，效果与胰十二指肠切除相当。

总之，局部切除术是治疗壶腹部肿瘤的有效方法，手术的成功依赖正确的适应证选择和精细的技术操作。

第六节　胰十二指肠切除术

胰十二指肠切除术于 20 世纪 40 年代末已基本规范，切除范围包括胆总管、胆囊、胰头、十二指肠、部分空肠和部分胃以及上述器官周围的淋巴结。但是在 20 世纪 80 年代以前，胰十二指肠切除术的死亡率高达 10%~44%，平均死亡率 20%，5 年生存率不足 5%。因此胰十二指肠切除术的价值一直存在着争议，很多医师认为若可切除肿瘤，短路手术的效果也比胰十二指肠切除术要好一些。20 世纪 80 年代后期，随着外科技术的不断完善，加之麻醉、输血输液、外科营养、影像学的发展以及围手术期处理等的不断进步，胰十二指肠切除术的死亡率已降至 5% 以下，而 5 年生存率也升至 20% 左右，近年来还有不少无死亡率或死亡率接近 0 的报道。相信随着有关胰十二指肠切除术的基础和临床研究的不断深入，胰十二指肠切除术的前景将更加光明。

一、适应证

胰十二指肠切除术是十二指肠癌和其他壶腹周围癌患者可能获得长期生存的唯一手术方式,但是并不是每一个患者开腹后都能按原计划施行胰十二指肠切除术。

如果十二指肠癌诊断明确,利用目前的检查方法未发现其他组织或器官的转移,患者年龄不超过70岁,无严重的并存疾病,能够耐受大手术者,可视为适于行胰十二指肠切除术。

二、术前准备

十二指肠癌患者可能受到癌肿和梗阻性黄疸两方面的影响,故患者可能存在食欲不佳、恶心、呕吐、营养障碍、贫血、低蛋白血症等不利因素,此时若行分离范围广、切除器官多、消化道重建技术复杂的胰十二指肠切除术,对患者来说无疑是一个很重的负担,因此必须做好术前准备。一般情况下除腹部手术的常规准备外,术前准备应注意以下几个方面。

1. 纠正低钾、低钠等电解质紊乱,维持酸碱平衡

尤其在行经皮肝穿刺胆道引流术(PTCD)等胆汁外引流的情况下,易出现水、电解质紊乱和酸碱失衡,应注意发现并及时纠正。

2. 营养支持

国内外调查结果表明住院患者营养不良者约占一半,手术的创伤使患者处于更加激烈的应激和高分解代谢状态,机体发生一系列内分泌和代谢反应,对患者的治疗和术后恢复极为不利。因此,加强十二指肠癌患者术前的营养支持,给予必要的代谢调理,对确保胰十二指肠切除术的成功和达到预期的治疗目的均具有十分重要的临床意义。因此术前应给予患者高蛋白、高糖饮食,口服胆盐和胰酶制剂。如果患者营养不良,术前一周就应该进行营养支持并少量多次输入新鲜血液、血浆或白蛋白,以改善贫血,纠正低蛋白血症,提高机体对手术的耐受力,降低手术死亡率及并发症的发生率。对于进食少的患者可采用静脉营养支持。

3. 加强护肝治疗

每日口服或静脉注射高渗葡萄糖及多种维生素,如维生素 B_1、维生素 C 等。

4. 纠正出血倾向

合并梗阻性黄疸患者,因胆汁不能进入肠道,影响了维生素 K 的吸收,所以需要补充维生素K。一般于术前 5~7 d 开始肌内注射维生素 K_3 8 mg,每日 2 次或静脉点滴维生素 K_1 40 mg,每日1 次;使凝血酶原时间接近于正常。

5. 术前行减黄手术

对于重度梗阻性黄疸患者,尤其是黄疸时间长以及伴有胆道感染的患者,应先行减黄手术,2~3周后再行胰十二指肠切除术。

6. 应用广谱抗生素

一般于术前 1 d 开始全身应用广谱抗生素,以预防和治疗感染。

7. 肠道准备

对有可能行结肠联合切除的患者,术前应常规行肠道准备。

8.放置胃管

术前放置胃管。

9.伴有糖尿病的术前准备

需行胰十二指肠切除术的患者以中老年患者为主,部分患者往往伴有糖尿病,在并有梗阻性黄疸的患者中更为常见。一方面因为手术涉及胰腺,可能加重糖尿病的程度,促进糖尿病相关代谢并发症的发生,有时甚至成为术后致死的主要原因;另一方面糖尿病对胰十二指肠切除带来许多不利的影响,合并糖尿病的患者术后并发症的发生率和死亡率都显著高于非糖尿病患者。因此做好胰十二指肠切除前的准备十分重要。临床实际工作中应注意以下几点:

①对于部分血糖和尿糖检查阴性,但临床上不能排除糖尿病的患者,尤其是老年患者,应于术前反复多次检查血糖、尿糖或进行糖耐量实验。

②已经确诊为糖尿病的患者,应注意检查有无糖尿病的心血管系统、肾、神经系统、眼底的并发症。

③有效控制高血糖和糖尿。

④如存在酮症酸中毒应彻底纠正。术中也应注意动态监测血糖,注意避免因应激状态引起的血糖进一步升高。

三、麻醉与体位

可根据患者情况选择连续硬膜外麻醉或气管内插管全身麻醉。连续硬膜外麻醉的优点是:麻醉时间可按手术要求延长,麻醉过程反应小,肌肉松弛;缺点是:对心血管系统和肝功能有负面影响,有出血倾向的患者也不宜使用,以免发生硬膜外血肿。气管内插管全身麻醉相对安全,对合并有心血管系统疾病、有出血倾向和一般情况较差的患者同样适用。术中应禁止使用对肝脏毒性大的药物,麻醉过程中应力求平稳,避免发生缺氧与二氧化碳蓄积、低血压,充分补液,以维持足够的尿量。

采取仰卧位,右腰背部可适当垫高,以利于术野的显露。

四、手术步骤

1.切口

选择手术切口的原则是有利于术野的显露和术中操作。常用的手术切口有 3 种:右上腹经腹直肌切口、与肋弓平行的右肋缘下斜切口和上腹部横切口。右上腹经腹直肌切口显露比较充分,但一般需将切口延长至脐下 3~4 cm,对于肥胖患者此切口显露稍困难。右肋缘下斜切口应比胆囊切除术的切口低约 2 cm,内侧过中线至左上腹,此切口基本与胰腺走行平行,术野显露较为理想。上腹部横切口术野显露也比较充分,但肌肉损伤较大。

2.探查

开腹后首先应注意腹腔内有无腹腔积液和腹膜转移。如患者伴有梗阻性黄疸、胆囊明显胀大而影响探查时,可先于胆囊底部穿刺吸出胆汁以利于探查。和所有的肿瘤一样,探查应遵循由远及近的原则,依次为盆腔、肝脏和腹腔淋巴结,探查腹主动脉旁、横结肠系膜根部、小肠系膜根部、胰腺下缘等部位有无肿大的淋巴结及癌肿的直接侵犯。最后将左手的示指伸入 Winslow 孔内,拇指置于十二指肠前壁、肝外胆管及胰头部,仔细触摸其周围有无肿大的淋巴结(图5-30)。对于较小的十二指肠癌患者,应特别注意,尤其是十二指肠降部内侧乳头部有无肿物,必要时可切开十二指肠作进一步探查或术中活体组织病理检查。经过上述探查如未发现远处转移,局部病变可活动,即可进行下一步切除前分离,否则应停止探查改行姑息性手术。

3.切除前分离

(1)外侧分离:首先分离切断肝结肠韧带和胃结肠韧带,将游离的结肠肝曲和横结肠推向下方。剪开横结肠系膜与胰头之间的疏松组织,结扎、切断走向胰头部的小静脉(图5-31)。

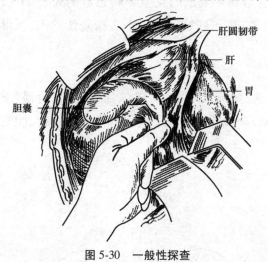

图5-30　一般性探查

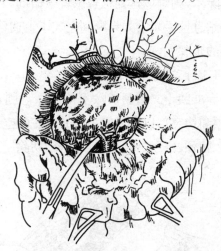

图5-31　结扎、切断胰头部肠系膜上静脉的分支

　　行 Kocher 切口切开十二指肠外侧后腹膜并延至十二指肠水平部及横结肠系膜根部。十二指肠及胰头后部与其后的组织之间为一正常的解剖间隙,可用手指钝性分开,分离的范围应达到腹主动脉的前方。然后将十二指肠与胰头部一起向左侧翻转,如确信肿块与下腔静脉和腹主动脉无浸润,可继续下一步分离,否则应放弃胰十二指肠切除术(图5-32)。

　　(2)下部分离:剪断横结肠系膜与胰头之间的疏松组织后即可显露出肠系膜上静脉(图5-33),也可沿结肠中静脉寻找、显露肠系膜上静脉。于胰腺后方用手指或钝头弯止血钳沿肠系膜上静脉与胰腺之间,向门静脉方向分离。如无阻力说明肠系膜上静脉与胰腺之间无浸润;如已固定说明肿瘤已侵犯血管,不要硬性分离以免大出血。

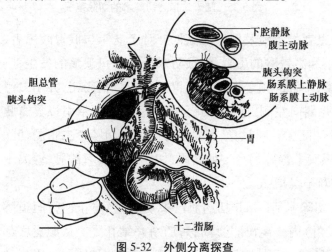

图5-32　外侧分离探查

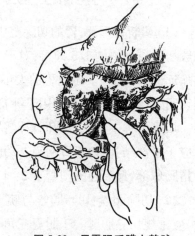

图5-33　显露肠系膜上静脉

（3）上部分离：在十二指肠上缘纵行切开肝十二指肠韧带至肝门处，分离出胆总管与肝动脉。在靠近幽门的小弯侧分离出胃右动脉和胃十二指肠动脉，分别予以切断、结扎和缝扎，此时一般可显露出门静脉。用左手或钝头弯止血钳沿门静脉表面向下分离，如果肿瘤未侵及血管，此手指可与下侧向上伸的手指相遇（图5-34）；相反则意味着肿瘤对血管有侵犯，此时应根据患者的情况和术者的经验来决定是否继续手术。一般来说，如果只是部分侵犯，可以将门静脉壁部分切除后行修补或端—端吻合；如果门静脉的侧壁和后壁都受到了侵犯，再行包括门静脉在内的胰十二指肠切除术，则难以达到延长患者生命的目的，反而会增加并发症的发生率和患者的死亡率，故应改行姑息性手术。如果顺利完成了上述切除前的分离，则可断定可行胰十二指肠切除术，可继续下面的步骤。

4.胰十二指肠切除

标准胰十二指肠切除术的切除范围包括胃远侧、全部十二指肠、胆总管下段、胆囊，胰腺的头、颈和钩突部以及近侧10 cm左右的空肠（图5-35）。大连医科大学附属一院一般按胃、胆管与胆囊、胰颈、空肠、钩突的顺序进行切除，具体步骤如下。

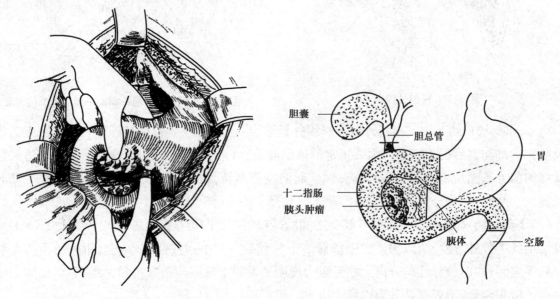

图5-34　两手指由上、下方探查　　　　图5-35　胰十二指肠切除术的切除范围

（1）切断胃远侧：胃的切除范围取决于患者的年龄及胃酸的高低。对于老年与低胃酸患者，一般切除胃远侧的1/3即可；对于50岁以下和高胃酸的患者，为预防术后吻合口溃疡的发生，应切除远侧胃的1/2。游离胃的大小弯侧网膜，于胃的预定切除线置胃钳和十二指肠钳，并于二钳间切断，胃切断后，近侧端用干纱布包裹好并翻向左侧，远侧端缝合闭锁后向右侧牵引以显露胰腺。切除过程中要注意连同胃网膜和幽门区淋巴结一同切除。如拟行保留幽门胰十二指肠切除术应于根部结扎、切断胃网膜右动脉，在肠系膜上静脉的分支处结扎、切断胃网膜右静脉，游离十二指肠球部，最后在幽门管下2~4 cm处切断十二指肠。

（2）切除胆囊：切断胆管与胰十二指肠切除术后，Oddi括约肌已被切除，为防止逆行胆道感染，应常规切除胆囊。于胆囊三角（Calot三角）内分离出胆囊动脉，切断并结扎之。从胆囊底部开始将胆囊从胆囊床上剥离下来，此时即可显露出肝外胆管。在胆囊管上方切断肝总管，以粗丝线结扎远侧胆管;近侧肝管内填塞纱布条或用无损伤血管钳钳夹,以免胆汁外溢污染腹腔。但若为重度梗阻性黄疸患者,为及早降低胆管内压力,可于肝侧胆管内置一根 16 号导尿管进行术中减压,这对改善肝功能、减少术后并发症可能有益。

(3)切断胰腺:对于十二指肠癌患者,胰腺的切断线在肠系膜上静脉走行的前方,即胰颈部。切断胰腺前,为减少切断时断面出血,应在预定切除线的胰腺尾侧上下缘各缝一 7 号丝线并结扎,以阻断胰腺的横向血管。胰头侧也可用一粗丝线结扎。切断胰腺时可在切断线下方放置一把大血管钳,以保护后方的血管。胰腺的断面应使其呈楔状。边切断,边注意寻找主胰管,主胰管一般位于胰腺的后上方,找到后距胰腺断面 0.5 cm 处切断,然后向其内插入直径相宜的硅胶管约 5 cm 并用可吸收丝线缝扎固定,硅胶管前端可剪数个侧孔,但注意不要将侧孔留在胰腺断面以外,以避免因此而产生的胰瘘。

(4)切断空肠:提起横结肠,剪开 Treitz 韧带并于 Treitz 韧带下方约 10 cm 处切断空肠,近侧端置入阴茎套内并结扎,远侧用肠钳钳夹备胰肠吻合用。游离切断的空肠近侧端并延续至十二指肠升部和水平部,游离完成后将近侧端空肠及十二指肠经由肠系膜上动、静脉后方拉向右上方。在游离切断时应注意同时廓清肝总动脉、肝固有动脉及胆管附近的淋巴结。

(5)切断钩突:将胃远端、胰头、十二指肠和空肠上段向右侧牵引,将肠系膜上静脉向左牵引,可显露出从胰腺注入肠系膜上静脉的数条小静脉,下缘较粗的是胰十二指肠下静脉,将这些小静脉一一结扎后切断。有时分离出的静脉壁较短,不宜用血管钳钳夹,以免因损伤门静脉或肠系膜上静脉而致大出血,可用细线缝扎后再切断。用拉钩将肠系膜上的静脉轻轻地拉向左侧,便可显露后面被神经丛包绕着的肠系膜上动脉。以左手示指插入钩突后方,拇指放在胰头前面,用手指将钩突提起并向右侧剥离,在靠近肠系膜上动、静脉处以血管钳逐步由上而下分束钳夹后切断钩突,断端双重结扎或缝扎,至此胰十二指肠切除完毕。必要时应分离出肠系膜上动脉,结扎切断胰十二指肠下动脉,并将钩突完全切除(图 5-36)。

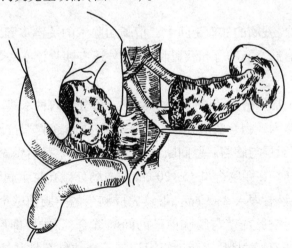

图 5-36　用手指分离钩突

5.消化道重建

(1)胰十二指肠切除术后消化道重建有以下几个基本原则:

①胆汁、胰液应在胃肠吻合口近端引流入空肠,因为胆汁和胰液为碱性消化液,可以中和胃

酸,防止吻合口溃疡。

②若切除幽门与十二指肠第一段,应同时行迷走神经加胃窦切除或切除远侧胃的70%,以防胃空肠吻合口溃疡。

③残胰胰管内应放置直径相宜的硅胶管经肠道将胰液引至体外,术后3周左右可将此管拔除。其目的在于保持胰液输出通畅,避免胰酶被激活而腐蚀吻合口。

④胆肠吻合口内可放置导管支撑、引流。

⑤消化道重建完成后,应在胰肠吻合口附近放置引流管,以保证胰十二指肠切除后局部的充分引流,防止感染。

(2)常用术式:胰十二指肠切除术后消化道重建的主要方法有 Child 法、Whipple 法和 Cattel 法(图5-37)。其中 Child 法和 Whipple 法较为常用,这两种方法的共同优点是不易发生上行感染和胃肠吻合口溃疡。Child 法发生胰瘘仅有胰液引出,只要引流通畅即可治愈;而 Whipple 法一旦形成胰瘘,则胆汁与胰液同时被引入腹腔内,胰酶易被胆汁激活而腐蚀血管,引起大出血。

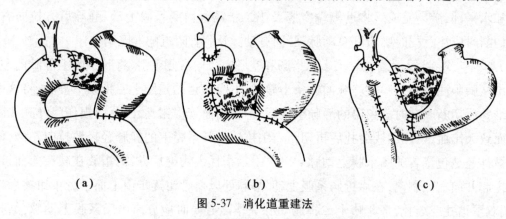

图 5-37　消化道重建法

(a)Child 法;(b)Whipple 法;(c)Cattel 法

(3)操作技术:

①胰空肠或胰胃吻合:残胰的处理是胰十二指肠切除术的关键步骤之一,目前临床上较为常用的残胰处理方法主要有胰空肠吻合和胰胃吻合,此外还有胰管栓塞法等不常用的方法。

a.胰空肠吻合。

胰空肠吻合是临床上应用最广泛的残胰处理方法,可分为两种术式。

● 残胰空肠端—端套入式吻合法。经横结肠系膜将空肠远侧端拉到残胰附近,先于两断端2~3 cm 处行空肠后壁浆肌层与胰腺后壁间断缝合,然后再行空肠后壁全层与胰腺后缘及前缘的间断缝合,接近吻合完成时,在距吻合口15~20 cm 的空肠处戳孔将主胰管内插管引出,荷包缝合后行浆肌层间断缝合,将该管埋入2~3 cm。继续完成剩余的空肠前壁全层与胰腺前缘的间断缝合,距吻合处2 cm 处再行空肠前壁与胰腺前壁的间断缝合,完成后即可将残胰套入空肠内(图5-38)。需要注意的是结扎不宜过紧,以免因组织切割而造成针孔性胰液外溢。这种吻合方法的优点是比较简单;缺点是胰腺残端暴露在肠腔内,易发生继发性出血和胰管开口处瘢痕挛缩和狭窄。针对这些缺点,彭淑牖设计了捆绑式套入吻合法,其操作步骤如下:先将空肠断端翻转3 cm,再用苯酚或电灼将翻转外露的黏膜烧毁,然后进行胰肠吻合,缝线仅穿过空肠正常黏膜而不穿透浆肌层,吻合结束后,将翻转的空肠复原,直接覆盖在残胰断端上,最后用可吸收缝线环绕覆盖残胰的空肠,将二者捆绑一圈。捆绑式套入吻合法的优点是:彻底消除了缝线间隙,胰液几乎没有可能从胰肠吻合口渗出。此外,该法操作简单、缝合容易,只需单层缝合加一圈捆绑。

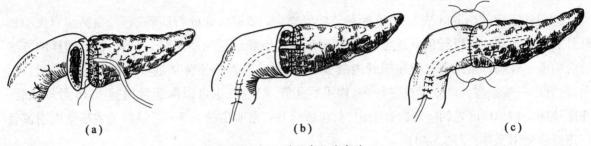

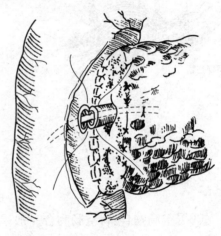

图 5-38 胰肠套入吻合法
(a)空肠后壁浆肌层与胰腺后壁间断缝合;(b)空肠后壁全层与胰腺后缘及前缘间断缝合;
(c)空肠前壁浆肌层与胰腺前壁间断缝合

● 胰空肠端—侧吻合法。首先在空肠对系膜缘纵行切开浆肌层,切开的长短应与胰腺断面等大,用蚊式钳在黏膜下层轻轻地分离,注意不要将黏膜层分破,用 4 号丝线在胰腺断面的后缘与空肠浆肌层后层之间行间断缝合,然后在空肠黏膜中央戳一个小孔,用 5 个 0 的可吸收线在胰管与空肠黏膜之间行间断缝合,线结应打在黏膜外。向胰管内插入直径相宜的硅胶管 3~5 cm,最后间断缝合胰腺前缘与空肠浆肌层前层(图 5-39)。

b.胰胃吻合。

和胰空肠吻合相比,一般认为胰胃吻合有以下优点:

图 5-39 胰空肠端—侧吻合

● 残胰紧贴胃后壁,吻合更为方便且吻合后张力小。

● 胃壁较空肠壁厚,血液供应丰富,对胰胃吻合口的愈合有利。

● 胰空肠吻合法的胰肠吻合口直接暴露于胰腺的消化液中,胰液中的胰酶易被激活,这是术后胰瘘发生的重要原因之一;而胰胃吻合胰液被引流入胃,在酸性条件下胰酶不易被激活,且胃内无肠激酶对胰酶的激活作用,减轻了对吻合口的消化作用。

● 游离空肠襻减少了一个吻合口,避免了术后早期胰液和胆汁在肠腔内的积聚,增加了肠内压和肠襻重量的作用,也避免了空肠襻多个吻合口导致空肠扭结的可能。

● 术后常规胃肠减压,使胃液、胰液被不断清除,避免了吻合口的张力。通过对胃管引流液淀粉酶的测定,可推测胰管的通畅性,还可经此途径进行长期的放射学和内镜检查。上述优点综合起来能减少术后致命性胰瘘的发生。该手术的要点主要有:于胰腺找出主胰管,向其内插入直径相宜的硅胶管 3~5 cm,并用 3 个 0 的可吸收线缝扎固定。在胃后壁找出合适的吻合位置,然后横行切开胃的浆肌层,用蚊式钳分离黏膜下层,使胃黏膜膨出,行黏膜下层止血并剪除膨出的胃黏膜。胃的切口应与胰腺端面大小相当。用 4 号丝线间断缝合胰腺前缘与胃上缘,然后再完成胰腺后壁与胃下缘之间的吻合,吻合时应注意胰腺的进针点应距胰腺断缘 1 cm,这样吻合完成后胰腺即可套入胃内。有人将胰胃吻合与胰空肠吻合做了比较,认为胰胃吻合效果良好,术后胰瘘的发生率很低,甚至有胰瘘发生率为0的报道。但也有人对套入胃内的胰管的通畅情况表示怀疑,主张采用胰管与胃黏膜吻合法,但在胃黏膜肥厚及胰管不扩张时胰管与胃黏膜吻合较为困难。

②胆肠吻合:以 Child 法为例,在距胰腺空肠吻合口 5~7 cm 处行胆肠吻合,空肠切口大小依肝外胆管直径而定。可行单层缝合,先行胆管后壁与空肠后壁的间断缝合,然后再以同样的方法缝合前壁。在吻合结束前一般在胆管内放置 T 形管,T 形管的长臂从近肝侧胆管另作小切口引出,短臂的一端经吻合口放置在空肠内,作术后胆管减压用;也可以向胆管内插入 16 号导尿管,在距该吻合口 20 cm 处的空肠戳孔引出,荷包缝合并行浆肌层缝合 3 cm,最后与主胰管内引流管一道经腹壁引至体外(图 5-40)。

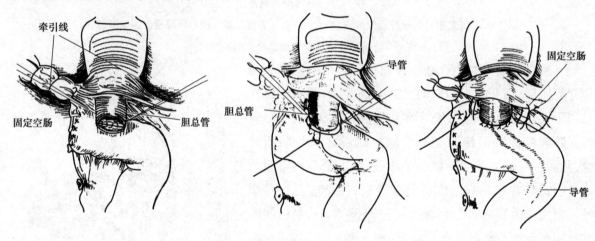

图 5-40　胆管与空肠吻合

③胃空肠吻合:胃空肠吻合一般采用横结肠前空肠输入端对胃小弯侧的端—侧吻合方式,亦可采用全口吻合,胃空肠吻合口距第二个吻合口之间的距离为 35~40 cm,吻合结束后可将胃管送入输入段内。输入端空肠不宜对胃大弯侧,以免食物反流。最后将空肠浆肌层与横结肠系膜裂孔边缘缝合(图 5-41)。

④腹腔引流:于网膜孔和胰肠吻合口附近放置多孔硅胶引流管,由右侧腹壁戳孔引出,胆道和主胰管引流管也同法引至腹腔外。

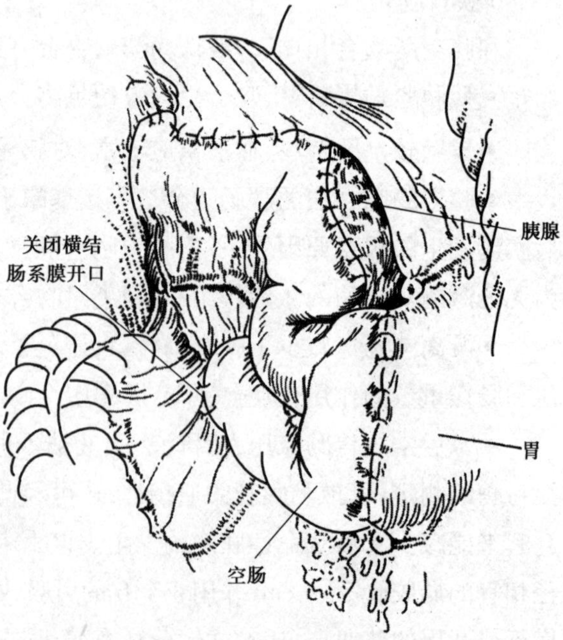

五、术后处理

(1)硬膜外麻醉 6 h 后或全麻清醒后,如生命体征平稳,可取半卧位。

图 5-41　胃与空肠端吻合

(2)持续性胃肠减压,直至胃肠道功能恢复。一般应持续 5~7 d,10 d 后可进流食。

(3)腹腔、肠肠和胆肠吻合引流管应分别接引流袋并记录引流量与性质。若术后恢复顺利,腹腔引流管可于 1 周左右拔除;术后 3 周可相继拔除胰肠和胆肠引流管;若术中发现肝外胆管无明显扩张,为防止后期胆肠吻合口狭窄,胆肠引流管应长期放置以起支撑作用,此时一般应放置 3 个月以上后拔除;若术后发生胰瘘或胆瘘,则应继续引流。

(4)经胃肠外给予营养支持,一般持续 2 周左右。同时注意补充维生素 C 和维生素 K 以及血浆、白蛋白等。

(5)应用抗生素预防或控制感染,应注意避免使用有肾毒性的抗生素。

(6)可予法莫替丁 20 mg 静脉注射,每日 2 次,以维持胃内 pH 值为 5.0 左右,1~2 周后可停药。

(7)术后患者,尤其是术前就已合并糖尿病的患者,应常规监测血糖、尿糖和酮体,根据监测结果及时处理。

第七节　保留幽门的胰十二指肠切除术

自 1935 年 Whipple 首次开展胰十二指肠切除术以来,该术式一直是治疗壶腹周围癌的经典术式,其包括远端胃部分切除、胰头切除、十二指肠切除和消化道、胆道、胰液流出道的重建。但在一定数量的患者中,远端胃的部分切除导致了脂肪泻和倾倒综合征的发生,加剧了术后胰腺功能不全引起的消化不良,且存在较高的胆汁反流性胃炎、吻合口溃疡的发生。人们不断寻求更理想的术式,1978 年 Tra-verso 和 Longmire 首先提出保留胃幽门的胰十二指肠切除术(PPPD),并在 1 例合并胰头部假性囊肿的慢性胰腺炎患者和 1 例十二指肠第三部肿瘤的患者实施该术式。近年来,该术式逐渐得到重视,应用此术式治疗胰头部病变的报道日渐增多。

一、适应证

(1)胰头及其周围的良性病变,如慢性胰腺炎、胰腺结石、局限于胰头的囊肿等。

(2)壶腹癌、胆管下段癌、十二指肠乳头癌。

(3)恶性程度较低的胰头部肿瘤。

(4)胰头癌,癌肿尚未浸润幽门及十二指肠,胃周围第 5、6 组淋巴无转移。

(5)胰头癌的姑息性减瘤手术。

二、禁忌证

(1)较复杂的慢性胰腺炎肿块已靠近十二指肠球部,难以确定其是否属恶性。

(2)慢性胰腺炎合并有十二指肠溃疡。

(3)同典型的胰十二指肠切除术。

三、手术步骤

(1)手术步骤同典型的胰十二指肠切除术。

(2)保留幽门的胰十二指肠切除术的关键步骤是保存胃窦和幽门括约肌的神经支配,并保持十二指肠第一段的血运(图5-42)。在慢性胰腺炎等良性病变时不需解剖和清除淋巴结,应保留胃右动脉及其伴行的神经纤维。

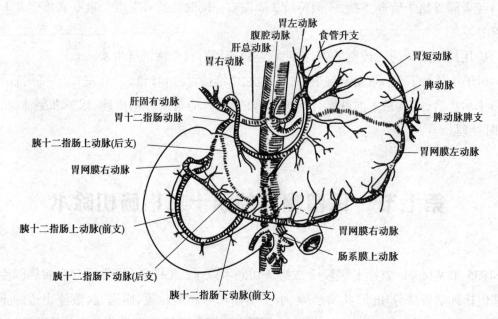

图5-42　十二指肠的动脉供应

(3)近肝动脉处切断结扎胃十二指肠动脉,胃网膜右动脉则在幽门下切断结扎,并保存其向胃的分支和大网膜上的血管弓(图5-43)。

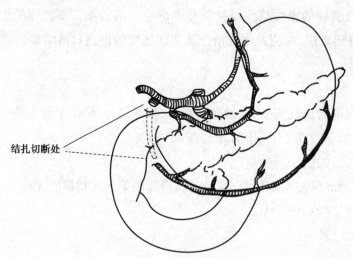

图5-43　切断胃十二指肠动脉和胃网膜右动脉

(4)在幽门环以下3～4 cm处钳夹离断十二指肠,胰腺的切除步骤同典型的胰十二指肠切除术。

(5)肠道的重建按胰、胆、胃的顺序进行[图5-44(a)]。胰管与空肠行套入式吻合或端一侧吻合,胰管内放置引流管;胆管与空肠行端一侧吻合,内放置T形管。于结肠前行十二指肠球部与空肠端一侧吻合,吻合时避免缝合幽门环肌,以免影响术后幽门的功能,或按胃、胰、胆的顺序重建胃肠道[图5-44(b)];或行消化道Roux-en-Y(游离空肠襻)重建。恶性病变时重建亦可行胰胃吻合(图 5-45)。

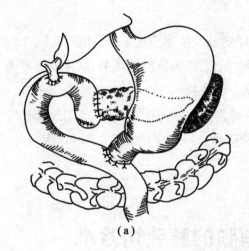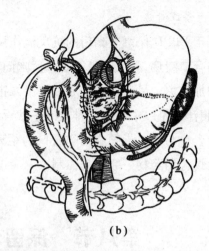

(a) (b)

图 5-44 保留幽门的胰十二指肠切除术的重建

(a)胰、胆、胃顺序;(b)胃、胰、胆顺序

(6)如病变为恶性,术中对胰头处解剖广泛,估计手术后有较长时间胃排空障碍,需调整胃腔内压力者放置一胃造瘘管;如幽门部的手术操作处理较少则可常规不放。

(7)其他步骤同典型的胰十二指肠切除术。

四、注意事项

(1)良性病变,尽可能不切断胃右动脉,以保持胃幽门及十二指肠球部的血供和迷走神经幽门支的完整,避免术后胃排空延迟的发生。

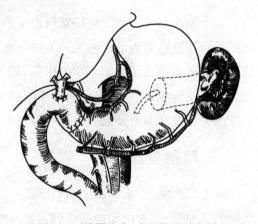

图 5-45 胰胃吻合、十二指肠—空肠吻合及胆管—空肠吻合

(2)十二指肠球部与空肠吻合前注意观察十二指肠端的血运情况,如不满意应剪除一圈,直至十二指肠肠壁血运良好。

(3)恶性病变需清扫第 5、6 组淋巴结,如快速病理检查为阳性则必须放弃行保留幽门的胰十二指肠切除术。

(4)同典型的胰十二指肠切除术。

五、并发症的预防及处理

1.胃排空障碍

部分患者术后 10 d 仍不能拔除胃管经口饮食,通常认为与术中损伤前后迷走神经与配置的神经及其分支有关,近来有学者发现该部分患者术前即已存在胃排空延迟的现象——可能与肿瘤累及淋巴结产生迷走神经自我切除或肿瘤分泌某些抑制物质有关。对这类患者经过持续胃肠减压、胃肠外营养支持,多可顺利恢复。有学者对拟行 PPPD 的患者术前行胃肌电图检查,以筛选出术后可能出现胃排空延迟的患者。术中行胃或空肠造瘘术,安置减压组合管(PS II 型管),能有效地防治 PPPD 术后胃排空障碍。

2.吻合口溃疡

由于 PPPD 保留了幽门的抗反流作用,吻合口溃疡的发生率明显下降。但仍有约 3% 的患者发生吻合口溃疡,其原因可能与术后幽门功能差,缺少十二指肠胃反馈调节,肠胃反流严重,胃酸分泌增加有关。另一个可能原因是十二指肠空肠吻合口与胰肠吻合口、胆肠吻合口较远,碱性的胰液、胆汁不足以中和幽门排出的正常胃酸,故术中妥善保留幽门的功能,适当缩短胰肠吻合口、胆肠吻合口与十二指肠空肠吻合口的距离有助于预防吻合口溃疡的发生。PPPD 术后并发的吻合口溃疡应用药物一般较易控制。

第八节　保留十二指肠的胰头切除术

由于胰头与十二指肠的特殊解剖关系,两者过去一直被认为是密不可分的,所以胰头十二指肠的联合切除已成为治疗胰头病变的标准术式。1980 年 Beger 率先对慢性胰腺炎患者实施了保留十二指肠的胰头切除术(DPRHP)。该术式不仅切除了病变的胰头,还保留了胃、十二指肠及胆道的正常连续性。近年来,通过不断的临床实践,其手术适应证逐渐扩大,成为一种更理想的治疗部分慢性胰腺炎及胰头良性肿瘤的术式选择。

一、解剖学基础

胰十二指肠上、下动脉的前后支在十二指肠的内侧与胰头间互相吻合,分别组成了胰十二指肠的前后血管弓,并由此向其两侧发出众多的分支,对胰头与十二指肠供血(图 5-46)。其中,胰十二指肠上后、下后及下前动脉均走行胰后筋膜。此外,十二指肠的上部和升部还接受十二指肠上动脉、第一支空肠动脉供血,这些分支在十二指肠黏膜下形成丰富的血管网。切除胰头时只要完整保留胰十二指肠前、后动脉弓或仅保留动脉弓的后侧支,即可维持十二指肠的血供。术中注意保障胰后筋膜的完整性,也有助于避免误伤胰十二指肠的主要动脉。胰十二指肠的静脉与动脉伴行,若保留十二指肠的动脉,则静脉也得以保留。

二、适应证

(1)胰头部局限性炎性肿块伴有顽固性疼痛,或伴有胆总管胰腺段阻塞及狭窄。

(2)胰头部良性肿瘤和囊性病变。

(3)未累及十二指肠的胰头部低度恶性肿瘤。

三、禁忌证

(1)胰头部病变并发十二指肠梗阻。

(2)全胰腺损毁性病变、钙化,或已有糖尿病者。

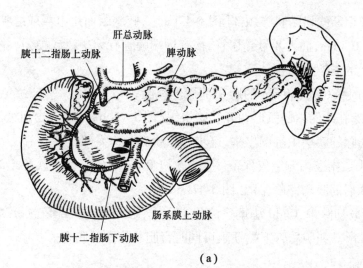

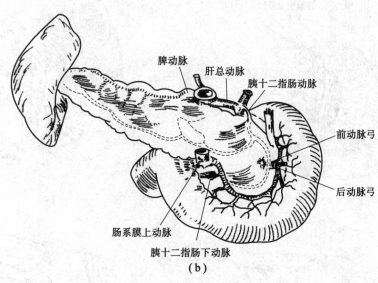

图 5-46　胰十二指肠动脉

(a)胰腺动脉前面观;(b)胰腺动脉背面观

(3)因顽固性疼痛行胰管空肠吻合术失败者。

(4)已侵犯十二指肠胰头部的恶性肿瘤。

四、手术步骤

DPRHP 改良方法较多,但其主要步骤相同,只是在胰头切除范围及保留十二指肠血运的方法上稍有区别。

1.保留十二指肠的胰头次全切除术(Beger 法)

(1)切口选择及进腹后探查同胰十二指肠切除术步骤。

(2)行 Kocher 切口,向前方游离十二指肠、胰头及胆总管。用手指伸至胰头后方进一步探查,在切除胰头部肿块时指导切除的深度和保护腹膜后结构免受损伤。

(3)分离肠系膜上静脉、门静脉前方与胰头后方之间的疏松组织,引入一阻断带。沿胰腺上缘游离肝总动脉,用阻断带牵引。于胰腺颈部预定切断线远、近端的上、下缘各缝扎一针以阻断胰腺横行的血管。沿拟切断线切断胰腺颈部[图 5-47(a)],胰腺断面用电凝或缝扎止血。

（4）将胰管解剖出 0.5 cm,插入 8 号导尿管,探查远端胰管有无狭窄或梗阻,并将导管留置于胰管内作为胰肠吻合后的支架管。

（5）在距十二指肠内缘 0.5～1.0 cm 的胰头部用丝线交锁贯穿缝扎一排,避免损伤胰十二指肠前动脉弓,然后再在缝扎线的内侧弧形切开胰腺组织[图 5-47(b)],遇有出血处逐一缝扎止血,将胰腺段胆总管从拟切除的胰头中解剖出来,逐步切除胰头及钩突部。

（6）移去胰头后,十二指肠内侧缘仅保留一层 0.5～1.0 cm 厚的半月状胰腺组织,十二指肠内侧缘的前后血管弓及胰后筋膜均完整保留[图 5-47(c)]。

（7）按胰头十二指肠切除术,Child 法重建消化道方式,取 Roux-en-Y 形空肠襻与胰腺断端行套入式吻合[图 5-47(d)]。如胆总管下端梗阻可同时行胆总管空肠吻合。

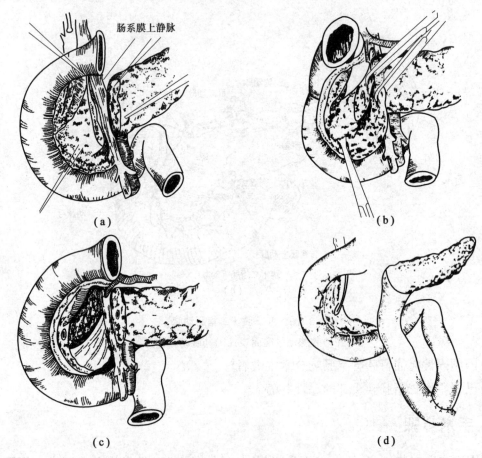

图 5-47　Beger 法

（a）分离肠系膜上静脉,切断胰腺颈部;（b）逐步切除胰头与钩突部;

（c）切除胰头后,十二指肠内缘保留一鞘状胰腺组织;（d）胰肠端与空肠 Roux-en-Y 式吻合

2.保留十二指肠的胰头次全切除术

与 Beger 法相比,该法主要做了以下改变:

①切断胃十二指肠或胰十二指肠上动脉。

②不游离十二指肠及胰头。

③将胰头完全切除。

④切断胆总管,切除胆囊。其方法如下。

(1)显露胰腺后,不行 Kocher 切口。于胃网膜右动、静脉根部将其结扎、离断。于胰上缘游离胃十二指肠动脉或胰十二指肠上动脉,将其结扎、离断。

(2)分离肠系膜上静脉、门静脉前方与胰颈后方的间隙。于门静脉右缘切断胰颈,切除胆囊。于十二指肠上缘切断胆总管,结扎远侧断端,紧靠十二指肠将胰头连同胆总管远侧端游离至十二指肠乳头旁。

(3)沿肠系膜上静脉右缘分束切断胰腺钩突。

(4)于乳头所在处十二指肠壁外离断,缝扎主、副胰管及胆总管,移去胰头,完整保留胰后筋膜。

(5)胰肠的重建可采用游离空肠襻胰腺断端套入式吻合(同 Beger 法),或胰腺断端与十二指肠降部、横部吻合,或胰腺断端与空肠起始部吻合。

(6)胆总管近侧断端与十二指肠行端—侧合。

3.胰头部分切除、胰管空肠侧—侧吻合术(Frey 法)

(1)基本步骤同 Beger 法。

(2)Kocher 切口,分离胰颈上方的门静脉和下方的肠系膜上静脉。

(3)术者左手托于胰头的后方,距十二指肠内缘和肠系膜上静脉右缘各 5 mm,逐步向深层切开胰腺,但不切断靠背侧的胰腺,背侧保留一层 3~5 mm 厚的完整胰腺组织,切除胰头大部分。

(4)将胰体尾部扩张的胰管横向剪开,创缘缝扎止血。再将拟行吻合的 Y 形空肠襻提至胰腺前侧,行空肠胰管侧—侧吻合(图 5-48)。

4.胰头次全切除,胰体、尾广泛去神经术(Warren 法)

(1)按 Beger 法行胰头次全切除术,注意保存胰十二指肠动脉血管弓以维持十二指肠的血运,注意避免损伤胆总管下端和十二指肠系膜。

(2)于肠系膜上静脉左缘结扎、切断脾静脉,再于根部结扎、切断脾动脉,胰体、尾部与脾脏依靠胃短血管及脾结肠血管提供(图 5-49)。由于脾动、静脉被切断,其所有的伴行神经纤维亦被切断。

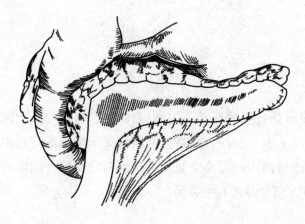

图 5-48　Frey 法

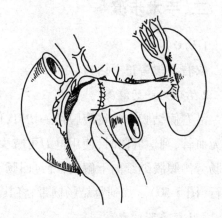

图 5-49　Warren 法

(3)将胰体、尾连同脾动脉、静脉、神经与后腹膜完全分离,使其仅与脾门血管相连,成为一完全游离的去神经胰瓣。

（4）胃肠道重建采用一段 Y 形空肠襻与胰腺远侧断端行套入式对端吻合。

五、术后处理

（1）同胰十二指肠切除术。

（2）注意术后早期腹腔内出血和肠道出血。

（3）注意观察腹腔引流液有无胆汁、胰液、十二指肠液，若有消化道瘘发生应尽早使用双管负压吸引充分引流。

（4）注意预防和警惕术后急性胰腺炎的发生。

第九节　十二指肠节段性切除术

这种术式临床上应用较少,适应证较窄,多应用于十二指肠横部、升部（即十二指肠第 3、4 段）的疾病,但有人认为节段性十二指肠切除术创面小,并发症少,手术死亡率低,只要能根治性切除肿瘤,其 5 年生存率不低于胰头十二指肠切除术的效果。

一、适应证

（1）十二指肠第 3、4 段,尤以第 4 段横段损伤或严重损伤,周径>1/2,不能修补者。

（2）十二指肠第 3、4 段良性疾病（溃疡、肿瘤等所致的狭窄、出血、穿孔）,修补后不安全或可能造成狭窄者。

（3）十二指肠第 3、4 段的恶性肿瘤患者不能耐受胰十二指肠切除或十二指肠节段性切除,能达到根治目的者。

二、手术步骤

1.切口

取右上腹旁正中切口。

2.右侧结肠的游离

沿右侧结膜旁沟将腹膜作一切口,伸入右手示指将腹膜与其下的脂肪和疏松组织分离,此间隙无血管,到达肝曲时,使用电刀可减少出血。此手术一般没必要将大网膜游离于横结肠。可沿结肠旁沟腹膜继续向下解剖,绕过回肠下部分,然后向内侧游离空肠。所有解剖均在同一间隙内进行（图 5-50）。找到肾结肠韧带,将其切断,即可完全游离右半结肠。

3.小肠系膜的游离

将左手示指伸进小肠系膜和腹后壁之间,切断其间无血管的联结带,一直游离至 Treitz 韧带,将全部小肠置于左上腹,其解剖状况类似先天性小肠旋转不良者（图 5-51）。

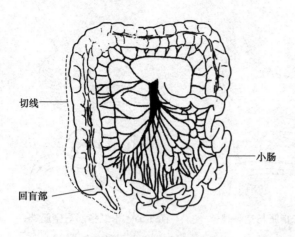

图 5-50 游离右半结肠的范围

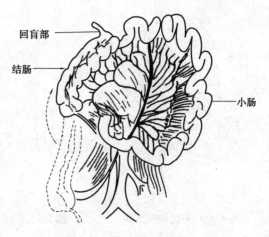

图 5-51 右半结肠及小肠的左上翻起

4.十二指肠节段切除

完成上述操作后,则在十二指肠第三、四段上已没有任何组织。如果拟切除十二指肠肿瘤,应判断切除是否安全。如果部分胰腺受累,则应根据病变情况决定是行部分胰腺切除还是全部胰腺切除。如果十二指肠已暴露,最好在明确远段十二指肠血供的情况下开始解剖,将每一支血管用血管钳夹闭,结扎切断。解剖至胰头时,要特别小心谨慎,可将发自胰腺的各支小血管逐一分离结扎,这样可安全游离十二指肠,予以节段切除(图5-52),切除范围应根据病灶性质和局部情况而定。

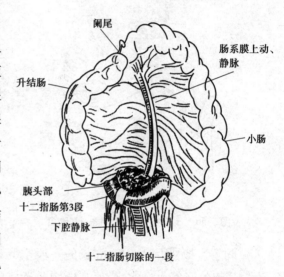

图 5-52 十二指肠第 3 段(横部)的一小段切除

5.重建消化道

十二指肠节段性切除后,消化道的重建有多种方法。

(1)十二指肠对端吻合术:充分游离十二指肠,切除十二指肠第三、四段病灶后,考虑张力不大,可以施行十二指肠对端吻合时,将十二指肠两断端靠拢,行两根牵引线,后壁间断浆肌层缝合后,再用 4 号丝线或可吸收缝线,将两断端全层间断内翻吻合,间断加固前壁浆肌层,完成对端吻合(图5-53)。

(2)十二指肠/空肠端—端吻合、端—侧吻合、侧—侧吻合术:十二指肠病灶施行节段性切除后,将十二指肠的远端封闭。上提空肠与十二指肠近端施行二层间断端—端或端—侧或侧—侧吻合(图5-54—图5-56)。

(3)关闭十二指肠的两断端,行胃空肠吻合术:切除十二指肠段之后,由于近端无法吻合,故行两断端关闭及胃空肠吻合术(图5-57)。

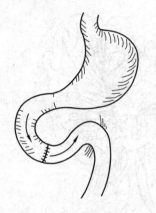

图 5-53　十二指肠对端
　　　　吻合术

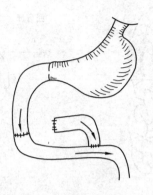

图 5-54　十二指肠与空肠端—
　　　　端吻合术

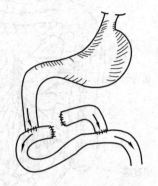

图 5-55　十二指肠与空肠端—
　　　　侧吻合术

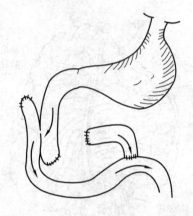

图 5-56　十二指肠与空肠侧—侧吻合

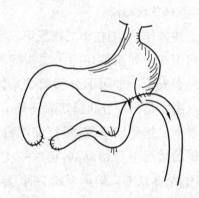

图 5-57　关闭十二指肠两断端,行胃—空肠吻合术

　　(4)间置空肠:用 12～15 cm 长的一段空肠嫁接于十二指肠近端与远端之间,如主要血管未断,此段分离的肠管血供完好,但其近侧及远侧的空肠段应靠近系膜缘予以切断(图 5-58),余留肠段两侧的肠管,在结肠系膜开口的下方切断,使其有较宽、较短的肠系膜,此空肠段与十二指肠近、远端分别行间断两层端—端吻合(图 5-59)。注意应反复观察肠管色泽,检查其肠系膜的动脉搏动。

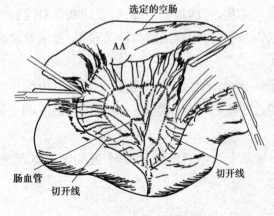

图 5-58　分离切断肠管

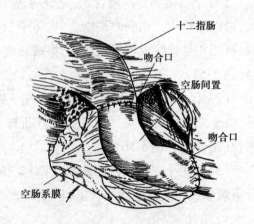

图 5-59　空肠与十二指肠端—端吻合

6.关腹

消化道重建完成后,将右侧结肠和小肠放回原位,不必重建肠系膜与后腹壁的联系。腹腔内放置引流管。

三、术后处理

(1)按一般腹部外科手术后护理常规进行,应延长胃管放置时间。

(2)病重者或病情需要者应送 ICU 病房监护。

(3)严密观察引流管,注意引流的量、色泽及引流的内容物,保持引流通畅。

(4)观察并早期发现并发症。

(5)加强营养支持及广谱抗生素的应用。

第十节　胆总管与十二指肠吻合术

胆总管与十二指肠吻合术常用的有两种,即胆总管与十二指肠的端—侧吻合术和胆总管与十二指肠侧—侧吻合术。

一、适应证

(1)胆总管下端梗阻,胆总管直径达到 2 cm 以上。

(2)复发性胆管炎和结石,肝内三级分支以下肝管无梗阻及结石。

(3)复发性胆管结石,肝内胆管结石已经清除。

(4)行肝内胆管结石的联合手术时,肝内病变已切除。

(5)低位损伤性肝外胆管狭窄。

(6)老年急症患者,不适宜做更复杂的胰十二指肠切除手术。

(7)晚期的壶腹部癌和胰头癌以缓解黄疸。

(8)低位的手术中胆总管损伤,手术中即时处理。

二、禁忌证

(1)吻合口以上胆管有结石、狭窄、梗阻。

(2)胆总管直径<1.5 cm,吻合口不够大,易缩窄。

(3)胆管中下段癌,吻合口易被肿瘤堵塞。

三、手术步骤

1.胆总管与十二指肠的端—侧吻合术

分离胆总管,切开后探查,若胆总管下端狭窄梗阻,可在胰腺上缘横断胆总管,以防侧—侧吻

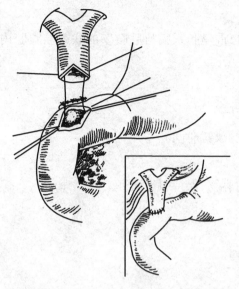

图 5-60　胆总管与十二指肠的端—侧吻合术

合术后胆总管下端食屑沉积,造成"污水池"综合征。

胆总管横断时,可边切开边缝扎止血,避免损伤胆总管周围血管。长时间胆道感染者,胆管壁厚而血管丰富,有时出血较多,应特别注意保护门静脉及其分支,将十二指肠与胆总管前面稍加分离,把十二指肠球部向下翻,选择与胆总管相应部位横行切开,应避免离幽门过近。胆总管断端与十二指肠切开部作端—侧双层缝合,黏膜层用 3-0 丝线间断缝合(或用铬制肠线),外层用细丝线间断缝合加强。黏膜缝合时应避免用粗丝线和缝合过密,否则易致肉芽肿形成和后期瘢痕狭窄(图 5-60)。

一般情况下,胆总管与十二指肠吻合后,胆管内不放置引流管,但考虑到手术后早期吻合口的通畅有问题,可放一 T 形管,将其一短臂经吻合口放至十二指肠内。

对良性的胆总管梗阻,在行胆总管与十二指肠吻合术时宜行胆囊切除术,以避免后期发生急性胆囊炎并发症。

2.胆总管与十二指肠的侧—侧吻合术

此手术不需切断胆总管,是最常采用的方式。但此手术的缺点是在胆管与十二指肠之间形成一间隔,胆汁仍沿其自然通道流通,肝内下降的结石和肠液反流时,进入胆道内的食物渣有可能存留在胆管下端引起慢性炎症和临床症状,造成盲端综合征(也被形象地称为"污水池"综合征)。

手术时应将吻合口放在胆总管的最低位和十二指肠第 2 段上部的后侧。将十二指肠外侧腹膜切开,游离并下翻十二指肠和向前游离十二指肠及胰头,将胆总管切开向下伸延至胰腺后,在十二指肠的后一侧壁行相应的纵行切开,将两切口作黏膜对黏膜侧—侧吻合。腹腔内肝下区放置潘氏(Penrose)引流管(图 5-61、图 5-62)。

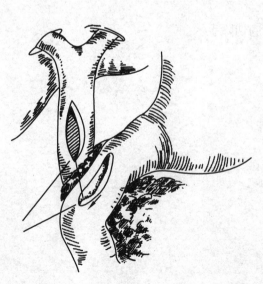

图 5-61　胆总管与十二指肠的侧—侧吻合术

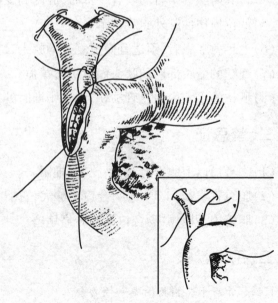

图 5-62　缝合吻合口前层

四、术后处理

同一般胆道外科手术后处理。注意腹腔引流有无吻合口瘘与出血,测定引流液的淀粉酶含量;T形管应固定妥当,防止脱落,注意胆汁引流的量、色、透明度,有无絮状物与沉渣。

五、注意事项

胆肠内引流术是在解除了胆管内梗阻、去除了炎性感染病灶后,为通畅胆肠之间胆汁流通的措施,它主要用于:

①胆管狭窄切开后的修复,不使切开处胆管因缝合而更狭窄。

②解除胆管扩张后造成的胆汁引流淤滞。

胆肠内引流术更应强调的是:

①任何内引流术的形式(胆总管与十二指肠或空肠、胆囊与空肠或胃等),只有在吻合口以上1~2段大胆管内不存在梗阻因素时方可考虑应用,否则必然导致严重的胆管炎和并发症。

②内引流术的各种形式,都只能解除吻合口以下的病变,不宜用来治疗肝胆管结石和狭窄。

③内引流的形式很多,包括 Oddi 括约肌切除术等,在临床上均广泛应用,但最常用的还是胆总管或胆囊与空肠的端—侧或侧—侧吻合,即襻式或 Roux-en-Y 式应用最多,而胆总管与十二指肠吻合术,虽然手术较简单,但因认为发生逆流感染的机会多一些,故临床上近来应用较少。

第十一节 经十二指肠 Oddi 括约肌切开和成形术

良性的十二指肠乳头狭窄和 Oddi 括约肌纤维性狭窄是胆囊和胆管结石的常见并发症。Oddi 括约肌狭窄是引起胆囊切除术后综合征的主要原因。乳头部狭窄可分为:乳头开口黏膜粘连性狭窄和 Oddi 括约肌纤维性狭窄两大类。经十二指肠施行 Oddi 括约肌切开和成形术(OS),是一种很好的手术方法,但手术较复杂,难度较大,存在一些并发症。内镜外科开展以来,许多有条件的医院都开展了经十二指肠镜的乳头切开术,虽然该术式创伤小,康复快,但内镜外科发展不平衡,技术差距很大,而且有的患者不宜施行内镜下乳头切开术,故经十二指肠 Oddi 括约肌切开和成形术仍然是一种常用的外科术式。

一、适应证

(1)十二指肠乳头结石嵌顿,不能取出又不能推入十二指肠者。

(2)Oddi 括约肌狭窄、痉挛者或合并乳头旁憩室者。

(3)肝内胆管多发结石或泥沙样结石,不能手术取净者,或胆石症术后反复发作者。

(4)狭窄段较长,内镜下切开时有一定困难和危险者。

(5)慢性胰腺炎患者,胰管、胆总管下端病变致 Oddi 括约肌狭窄、痉挛者,先天性胆总管扩张症。

（6）一般情况可耐受较复杂手术患者。

二、手术步骤

1.Oddi 括约肌切开术

（1）切口选择：同一般胆总管引流术。

（2）探查：

①一般探查：详细检查肝、胆、胰、脾及肝十二指肠韧带周围组织。

②游离胆总管，行 Oddi 括约肌切开术：解剖肝十二指肠韧带，切开胆总管探查，并将十二指肠第2段外侧剪开，向内作钝性游离（Kocher 手法）。将探子从胆总管切开处插至壶腹部（图5-63、图5-64）。

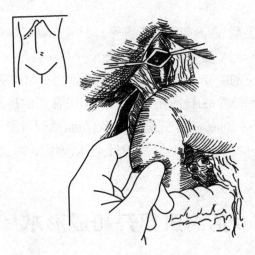
图 5-63　Kocher 手法

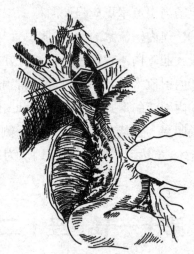
图 5-64　十二指肠游离后，向内翻转及向前提起

③壶腹部结石活动，可用取石钳取出，或将其夹碎取出，亦可试着将其推入十二指肠，注意不可粗暴，以免损伤胆总管和十二指肠。若上述方法均不能将结石取出，则需横行或纵行切开十二指肠前壁，拉开前壁，显露十二指肠乳头（图5-65、图5-66）。

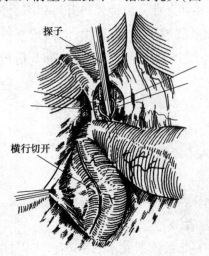
图 5-65　在十二指肠第2段的前外侧壁上行横行切开

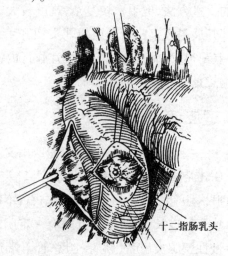
图 5-66　显露胆总管

④结石嵌顿固定不能取出,则用探条将结石顶住,以探条为引导将十二指肠乳头 Oddi 括约肌的前外侧楔形切开 1~1.5 cm,以避免损伤胰管。结石暴露出来后,用取石钳取出,逐一结扎出血点(图5-67—图 5-69)。

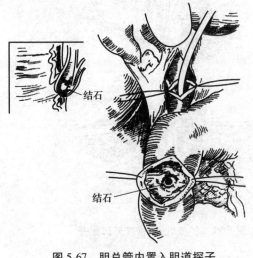

图 5-67 胆总管内置入胆道探子

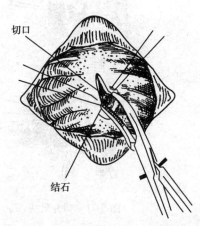

图 5-68 找到嵌顿的结石,在其两侧置牵引线

⑤全层缝合十二指肠壁的切口,随后再作浆肌层缝合,完成手术(图 5-70)。

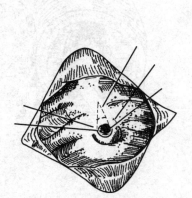

图 5-69 作楔形切除

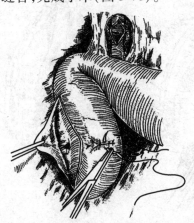

图 5-70 全层缝合十二指肠壁切口

2.Oddi 括约肌成形术

(1)沿十二指肠纵壁前外侧 11 点钟处夹两把蚊嘴钳或撑开器,或用一导尿管插入其间,每次纵行切开 Oddi 括约肌 1.5~2 mm,注意不可切穿十二指肠后壁,如此逐步向上方切开,共 1.5~3 mm(图 5-71、图 5-72)。

(2)缝合:用圆针无损伤缝线间断缝合胆总管下端管壁和十二指肠黏膜,针距大约 2 cm,于顶端将十二指肠肌层"8"字形缝合加固,注意勿伤及胰管(边切边缝)。成形之后的 Oddi 括约肌呈马蹄形(图 5-73)。

(3)最后用止血钳或探条伸入胰管开口处,轻轻扩张,将细导管插入胰管,进一步探查胰管内有无结石、狭窄(图 5-74)。

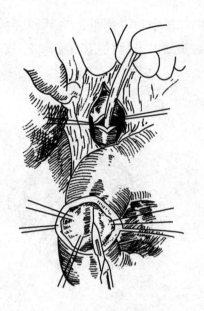

图 5-71　切开乳头

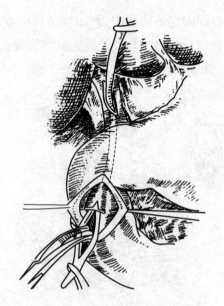

图 5-72　扩张乳头,使其开口张开

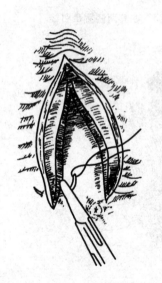
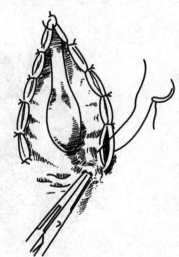

图 5-73　胆管与十二指肠黏膜的缝合

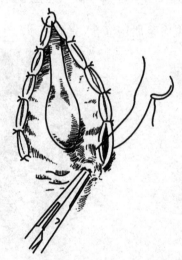

胰腺

导管

图 5-74　导管插入胰管

（4）用 1 号或 4 号缝线横行双层关闭十二指肠前壁。清理腹腔,清点器械,敷料,按常规分层关闭腹腔。

三、注意事项

（1）在施行十二指肠乳头括约肌成形术时,若胆囊无功能,必须同时切除胆囊,以免术后发生逆行感染。

（2）在做十二指肠外侧缘切口（Kocher 切口）时,应尽量游离十二指肠,减轻十二指肠闭合时的张力,以防十二指肠瘘。

（3）在探查 Oddi 括约肌,使用胆道探子（Bake 扩张器）时,不要粗暴,以防损伤胆总管和十二指肠,而造成假道。

（4）在缝合胆总管下端管壁和十二指肠黏膜两侧时，应显露胰管开口是否有胰液流出，以免缝闭了胰管的出口而引起急性胰腺炎。

（5）十二指肠切口的缝合方法有纵切纵缝、纵切横缝、横切横缝等，均应根据具体情况而定，原则上应注意避免过多内翻缝合而造成狭窄；尽量减轻缝合时的张力，避免肠瘘发生。一般按原切口方向缝合为佳。

（6）应置腹腔引流管，引流腹腔内积液。

四、术后处理

经十二指肠 Oddi 括约肌切开和成形术是一种细致、复杂的外科手术，在技巧上要求较高。因为有可能发生一些较严重的并发症，如术后出血、急性胰腺炎、十二指肠瘘、十二指肠梗阻、胆道感染等，故应针对这些并发症进行预防与及时处理。

第六章

结肠癌手术治疗

第一节　结肠癌手术原则与术前肠道准备

结肠癌是一种常见的消化道恶性肿瘤,生长比较缓慢,从肿瘤发生到出现临床症状,需600多天,肿瘤环肠腔内生长一周约需1年半至2年。

结肠癌早期可无症状,且与常见消化道症状不容易区分,因而容易被忽视。结肠癌的临床症状与肿瘤发生部位、病期的早晚、有无并发症等相关。常见的临床症状有:

①大便性状或排便习惯改变。如大便次数增多,不成形便,腹泻或便秘,脓血便。左半结肠癌发生梗阻时,腹泻与便秘会交替出现,甚至有里急后重感。右半结肠肿瘤出血时少有鲜血便,出血量少时会有黑便;左半结肠肿瘤出血量较大或乙状结肠下段出血,以暗红色黏液血便多见。

②腹痛。如腹部隐痛,多为排便后缓解。随着疾病进展,腹痛逐渐加重,出现阵发性绞痛。疼痛持续或缓解时间与梗阻的程度有关;肿瘤穿孔后出现腹膜炎症状与体征。

③腹部包块及肠梗阻症状。出现腹部肿块,多为瘤体本身或肿瘤浸润周围组织或脏器,以右半结肠多见,在老年和消瘦患者肿块更易被触及。随着肿瘤的进展,肠腔开始狭窄,出现完全或不完全肠梗阻表现,如腹胀、腹部不适及排便困难,排气排便减少,甚至腹胀加重,停止排气排便。肠梗阻多为肿瘤晚期表现,以左半结肠多见。

④全身症状。癌肿晚期由于慢性失血、生长消耗、破溃感染等往往出现贫血、消瘦、乏力、发热等全身症状。不同部位的结肠癌可直接浸润周围组织与脏器,出现相应临床表现,如肝曲癌可侵犯或压迫胆管系统,出现梗阻性黄疸及肝功能异常,需要与其他梗阻性黄疸相鉴别;如侵犯或压迫两侧肾、输尿管时,可出现血尿、排尿困难、腰背部胀痛、肾或输尿管扩张;常见血行转移到肝脏,可出现肝大、腹腔积液及黄疸等表现;转移至肺,出现咳嗽、血痰;转移至脑,会出现精神改变,头痛甚至昏迷;转移至骨,出现骨痛、病理性骨折。癌肿还可播散至全腹,引起癌性腹膜炎,导致腹腔积液、肿瘤种植腹盆腔等。

右半结肠癌患者更易引起贫血。大便潜血检查最早应用于无症状人群大肠癌筛查,临床常联合应用免疫学法和化学法两种方法检测可提高准确率,如对粪便隐血试验阳性者进一步行钡剂灌肠X线检查及纤维结肠镜检查。除结肠癌外,其他结肠器质性疾病也可出现粪便隐血试验阳性,但结肠功能性疾病则很少出现。临床中常用的与结肠癌相关的肿瘤标志物有癌胚抗原(CEA)和糖类抗原(CA)。癌胚抗原测定对结肠癌的特异性诊断意义不大,但对预后及术后随访预测复发或转移有较高价值。癌胚抗原水平一般术后6周恢复正常,否则提示有肿瘤残留,若癌胚抗原浓度持续不断升高,其数值超过正常数值的5~6倍,提示复发转移。故术后监测癌胚抗原有助于早期发现复发和转移。

一、治疗原则

结肠肿瘤的外科治疗已有一百多年历史,近年来,随着医疗器械的发展、结肠外科理论和操作技术的进步以及对胚胎学发生的再认识,结肠癌的治疗取得了显著进展。目前外科手术治疗仍是唯一可以治愈结肠癌的手段,但以外科、内科、放疗为基础的多学科协作诊疗(MDT)模式已成为提高诊治效率的主要模式。结肠癌外科手术治疗适应证包括:

①全身状态和主要器官功能可耐受手术。

②肿瘤局限于肠壁。

③癌肿侵犯周围脏器但可以整块切除,区域淋巴结能完整清扫。

④已有肝、肺、卵巢等远处转移经评估转移灶可全部切除。

⑤广泛侵袭或远处转移已无法根治,选择姑息性手术处理梗阻、大出血、穿孔等并发症。

结肠癌手术治疗的基本原则如下。

1.无瘤原则

肿瘤手术"无瘤"操作,避免肿瘤细胞由于外科医生的操作不当造成医源性扩散,"无瘤"操作应贯穿整个手术过程。主要包括:

①切口保护。完成开腹切口操作后即缝合切口边缘或使用切口保护器、纱布垫保护切口。

②探查。探查时遵循不接触、少接触以及轻柔接触原则,先探查远离肿瘤部位的腹腔脏器,最后探查肿瘤肠段,尽量不直接接触肿瘤。

③肿瘤隔离。对肿瘤明显浸出的浆膜表面使用纱布或需切除的网膜缝合覆盖,也可用生物胶涂肿瘤表面以隔离。

④更换手套及手术器械。一旦术中接触过肿瘤及在肿瘤标本离体后,应及时更换手套和接触过肿瘤的器械以完成后续手术操作。

⑤先结扎血管。在术中尽可能先结扎肿瘤区域的主要动、静脉,以降低肿瘤经血液循环播散的风险。

⑥腹腔冲洗。标本离体后43℃双蒸馏水或加入氟尿嘧啶进行腹腔创面冲洗,以清洗或破坏手术过程中脱落的肿瘤细胞。

2.合理肠段切除、规范淋巴结清扫

合理肠段切除、规范淋巴结清扫是结肠癌根治手术的基本要求。肠壁淋巴组织沿肠管长轴分布,自肿瘤由近及远约每5cm为1站,多数肿瘤沿肠壁浸润不超过1站,因此肠管切除范围距离肿瘤边缘至少6~10cm。淋巴道转移是主要转移方式,应进行规范的淋巴结清扫术,包括结肠上、结肠旁、中间组和中央组淋巴结。

3.完整结肠系膜切除(CME)

直视下锐性游离脏壁层之间的筋膜间隙,保持脏层筋膜的完整性,充分暴露营养血管并结扎,最大限度地减少腹腔肿瘤播散,清除区域淋巴结。CME 主要适用于Ⅰ—Ⅲ期的结肠癌。

二、手术分类

结肠癌的外科手术治疗可分根治性切除、扩大根治性切除和姑息性切除。根治性切除多适用于治疗早、中期肿瘤;扩大根治性切除适用于局部晚期侵犯邻近脏器但可达到根治性切除的结肠癌;姑息性切除主要用于治疗晚期肿瘤。

结肠癌的根治性切除要求整块切除肿瘤以及其上、下两侧 10 cm 以上的肠管,并包括相应区域的 1、2、3 站淋巴结。肿瘤切除后的满意度采用残留肿瘤分类来表示,具体如下:

①R_0,术中无肉眼肿瘤残留,术后无病理切缘阳性。

②R_1,肉眼未见肿瘤残留,但标本显微镜下切缘肿瘤残存。

③R_2,术中肉眼肿瘤残留。

④R_X,是否残存肿瘤无法估价。

结肠癌的扩大根治性切除是在标准根治性切除的范围上,扩大切除范围,主要体现在以下几方面:

①淋巴结清除的范围扩大至第 3 站,即肠系膜上血管供血区清扫至肠系膜上血管根部淋巴结;肠系膜下血管供血区淋巴清扫至肠系膜下血管根部淋巴结。

②切除肿瘤主干血管上、下各一根主干血管并清扫其所属区域淋巴结。

③肠管切除的范围达到 10~15 cm 即可。

④切除肿瘤侵犯周围器官和组织,能达到根治性切除。

对已经是晚期或全身性转移而无法达到根治性切除,为了缓解或预防肿瘤梗阻、出血或穿孔等急症的发生而采取的手术称为姑息性手术。随着晚期结肠癌在综合治疗模式下可以转化或降期的治疗水平不断提高,姑息性手术的实际应用目的只是减少肿瘤负荷或缓解肿瘤出血梗阻等症状,起到提高生活质量、延长生命的作用。

三、术式选择

右半结肠根治性切除术适合盲肠癌、升结肠癌或结肠肝曲癌,侵及盲肠或有淋巴结转移的阑尾腺癌。左半结肠根治性切除适合结肠脾曲癌、降结肠癌及肠系膜血管根部淋巴结转移的乙状结肠癌。横结肠中部癌宜选择横结肠根治性切除术,横结肠靠近脾区宜选择左半结肠根治性切除术,靠近肝区宜选择扩大右半结肠根治性切除术。无肠系膜下血管根部淋巴结转移的乙状结肠癌选择乙状结肠根治切除术。肠道准备不良、有大量积粪的横结肠癌、结肠肝曲癌及某些梗阻性左半结肠癌宜选择扩大右半结肠切除术。梗阻性左半结肠癌手术指征:

①患者无严重心肺及其他脏器疾病,能耐受根治性切除者。

②肠道梗阻时间短,肠壁无浆肌层撕裂,血运良好。

③术中肠道灌洗理想,除去粪便充分。

④估计吻合口松弛无张力,血运好,达到吻合口近端空、远端通的要求。

⑤完全性梗阻者,保守治疗 4~6 h 不缓解;不完全性梗阻者,保守治疗 24 h 不缓解。梗阻并发中毒性休克者,则应在抗休克同时及时手术,去除病因。结肠次全切除术适合同时存在多源的结肠癌,再次发生的异时性结肠癌或近端结肠极度扩张、大量积粪的梗阻性左半结肠癌。

四、术前肠道准备

结直肠是人体内最大的细菌和毒素库,细菌种类有 400 多种,占粪便干质量的 10%~20%。术前肠道清洁准备的目的是清除粪便、减少肠道内细菌的数量、减低腹内压力、清除局部感染,这样有利于术中操作,降低腹腔感染及吻合口瘘的发生率。术前肠道准备效果良好的判断标准是:结肠腔内空虚,不增加肠黏膜的水肿;肠道内细菌总量减少,不会导致菌群失调;清洁方式对患者容易接受,耐受性良好,不影响患者水、电解质平衡;对肿瘤刺激小,不造成瘤体破裂、播散或出血。完成良好的术前肠道准备可以通过下列两种方式:

①通过机械清洗肠腔中固体物质,减少肉眼可见的潜在污染源,称为机械准备。

②通过口服不吸收性抗生素抑制肠黏膜表面和黏液上部附着的细菌,称为抗生素准备。

具体措施如下:

1.饮食控制

饮食原则是高蛋白,足热量,并含有充足电解质的少渣或无渣饮食。传统的方式为,术前 3 d 进半流食,术前 1 d 进全流食,可有效减少肠道内的粪便量及食物残渣,但准备时间长的部分患者可能出现体液失衡和能量不足,应视情况给予静脉输液支持。为避免这种情况,目前提倡术前1 d无渣半流或全流质饮食,术前口服肠内免疫营养要素饮食制剂,可改善患者的营养状况并调节免疫功能,在保证肠道良好清洁的同时最大限度缩短术后肠功能恢复时间。要素饮食制剂发展很快,临床应用最多的制剂为安素和能全素(配制成等渗溶液)。术前 2~3 d 口服,可最大限度地减少肠腔内粪便量且患者无任何痛苦。口服要素饮食患者能量不减少,故不会因灌肠消耗体力。对年老体弱、不完全性肠梗阻者,用要素饮食加缓泻剂行肠道准备也是可行的。

2.抗生素肠道灭菌准备

细菌不仅存在于大肠粪便中,还黏附于肠道黏膜上,存在于黏液中。通过良好的机械清洗法可除去大肠中的粪便,以及粪便中的细菌,但对黏附于大肠黏膜上和存在于黏液中的细菌却作用甚微。口服或肠外应用抗生素可抑制肠黏膜表面附着及黏液中的细菌,从而降低术后腹腔内及切口的感染发生率。由于临床加强预防性使用抗生素的管理,且如何正确地预防性使用抗生素仍存争议,目前已不积极应用。

(1)口服预防性抗生素的传统做法是联合用 2 种抗生素,用药时间大多从术前 3 d 开始。如甲硝唑联合卡那霉素或链霉素,术前 3 d 起,连服 3 d,手术日晨再加服一次,与传统做法相比,术后并发症并无增加。各医院可能都有自己常用的肠道准备方案,随着全肠道灌洗的应用(能达到良好的清洁效果),口服抗生素这一准备方法可能会停用。

(2)肠外抗生素的应用包括静脉、肌内或皮下注射给药,可减少口服给药时肠道内源性耐药菌株和肠道菌群的失调。

理想的围术期肠外抗生素选择应符合以下标准：

①高效杀菌力。

②抗菌谱广。

③高度的组织渗透力。

④维持组织内有效浓度时间长。

⑤不良反应少。

给药时间：首次给药时间以术前2 h为宜，亦可在麻醉开始前给药。应保证在污染可能发生前使患者有关组织达到足够的药物浓度。围术期肠外抗生素的应用应尽可能缩短，能覆盖感染危险期即可。一般认为，右半结肠手术后感染危险期为12 h，左半结肠手术后感染危险期为24 h。

3.肠道机械性清洗

肠道机械性清洗包括：机械性消化道灌洗和口服导泻药物等方法。近来，多项随机对照研究结果显示术前的机械性肠道准备并未减少吻合口瘘、肠腔感染、切口感染的发生率，反而会增加上述并发症的风险。快速康复外科理念也不主张术前行机械性清洗。目前口服导泻药物已经取代了传统的机械性肠道准备。

常用的口服导泻药物主要包括：

①番泻叶，可水解产生大黄素，刺激肠蠕动，引起腹泻。其使用剂量不宜大，一般以5~10 g为宜。通常在服用4~7 h后引起腹泻，此方法价廉、刺激性小、护理简单。

②聚乙二醇电解质溶液（PEG-ELS），一种等渗、平衡的电解质灌洗液。聚乙二醇是一种长链高分子聚合物，在消化道内不被吸收和代谢，其通过氢键结合固定肠腔内的水分子，增加粪便含水量并迅速增加粪便体积、加速肠蠕动，起到清洁肠道的作用。用法是：术前一日晚上，患者口服或通过胃管注入聚乙二醇电解质灌洗液，速度为1~1.25 L/h，排便逐渐变为水样便，直至排出液清亮。主要特点：不脱水，不破坏电解质平衡和肠道正常菌群，不损伤肠道黏膜，不产生可燃气体，清洁肠道迅速，大量应用对液体或电解质的平衡无明显改变，肾功能衰竭、急性心力衰竭及慢性阻塞性肺疾患等患者均可应用，不良反应小。口服PEG-ELS的良好的肠道清洁效果国内外均有报道，对全身影响小，所需准备时间短，是目前效果最佳、导泻速度最快的肠道清洁剂。

③无硫电解质灌洗液（SF-ELS）。和PEG-ELS相比，SF-ELS除具有与PEG-ELS相同的优点外，还因其不含硫酸盐，所以口感比PEG-ELS好，具更好的耐受性。

对于不全梗阻或长期便秘的患者，应提前进行肠道准备，除了进行饮食控制外，应术前3 d开始服用蓖麻油或硫酸镁等缓泻剂，并且在手术日清晨据情况灌肠，以确保肠道准备效果。具体用法：术前3 d开始每晚口服50%硫酸镁30 mL，或服蓖麻油30 mL，术前1 d晚改服50%硫酸镁70~80 mL，然后服5%葡萄糖盐水1 000 mL。对于所有肠道准备效果不佳者，术晨仍排粪液则视为肠道准备无效，需补充进行清洁灌肠，术晨或当日术前3 h，取温开水或0.9%生理盐水500~800 mL加入灌肠器，软质肛管外涂以润滑剂，插入肛门内6~10 cm，使水缓慢灌入直肠后将肛管拔出，等待20 min后进行排泄。

第二节 右、左半结肠根治切除术

一、右半结肠根治切除术

（一）概述

右半结肠癌的切除范围包括回肠末段 15 cm，盲肠、升结肠、结肠肝曲和横结肠右半及相应的系膜。淋巴结的清扫范围至肠旁淋巴结。肿瘤若侵犯胆囊、右肾或右侧输尿管，可行相应的扩大根治术。结肠癌直接浸润周围脏器，若能完整切除亦能取得较好的效果。

（二）适应证

右半结肠根治切除术适用于盲肠、升结肠、结肠肝曲癌、肿瘤靠近肝曲的横结肠癌以及阑尾腺癌。

（三）禁忌证

（1）晚期结肠癌，估计淋巴结广泛转移难以完全清扫干净。

（2）并发远处多发转移。

（3）全身情况差或并发心肺疾病，难以承受麻醉和手术。

（四）术前准备

（1）纠正术前的贫血或低蛋白血症。

（2）完善有关检查，常规行肝脏 CT 或 B 超检查，了解有无肝脏转移。如果患者有糖尿病，应将血糖控制在基本正常范围，心肺肾功能不全者应积极处理。

（3）术前留置胃管和尿管。为减少患者不适，目前有条件的医院在麻醉后留置胃管和尿管。

（4）麻醉诱导前可静脉注射预防性用抗生素。

（五）麻醉

气管内插管静脉复合麻醉或持续硬膜外麻醉。

（六）体位

仰卧位。

（七）手术步骤

1.切口

取正中切口或右侧经腹直肌切口；若取正中切口由右侧绕脐。

2.探查并显露右半结肠

探查前用切口保护圈保护切口。进腹后先探查有无腹腔积液；肝脏、盆腔及肠系膜淋巴结有无转移，从直肠开始触摸结、直肠，以免遗漏多源瘤；最后再检查原发病灶大小、活动度以及与邻近器官的关系，以判断切除病灶的可能性。若肿瘤侵犯至其他脏器，可能时应将其一并切除。探查完成后，用温生理盐水纱布垫保护小肠与大网膜,并用深部拉钩向左侧腹腔拉开,显露右侧结肠(图6-1)。

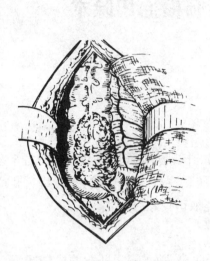

图6-1 显露右侧结肠和肿瘤

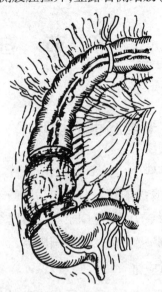

图6-2 结扎肿瘤远近侧肠腔,肿瘤表面用干纱布垫包裹

3.无瘤措施

预定切断的横结肠及距回盲部15 cm左右的回肠用两根细纱带分别结扎,边缘血管亦一并结扎在内。如果肿瘤可疑侵及浆膜层,需用干纱布垫包裹肿瘤或表面涂以化学黏胶,将肿瘤予以隔离(图6-2)。

4.游离右半结肠

手术床左倾,将盲肠及升结肠牵向左侧,沿右结肠旁沟自髂窝至结肠肝曲切开升结肠外侧后腹膜,自回盲部至升结肠将右侧结肠与结肠系膜向中线牵拉,此时需注意避免损伤十二指肠与输尿管(图6-3)。然后将肝结肠韧带结扎切断(图6-4),分离结肠肝曲。将胃结肠韧带右侧切开,分离横结肠右段(图6-5)。

5.阻断血供

切开横结肠中段和回肠末段(距回盲瓣10~15 cm处)的系膜,将结肠右动脉、静脉,回结肠动脉、静脉和结肠中动脉、静脉的右侧分支分离,于根部双重结扎并切断(图6-6)。

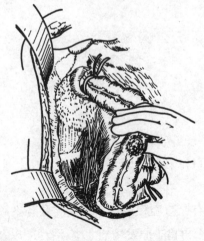

图6-3 将结肠推向中线,显露腹膜后组织

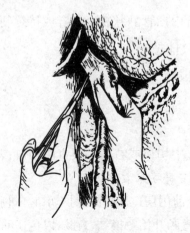

图6-4 结扎切断肝结肠韧带

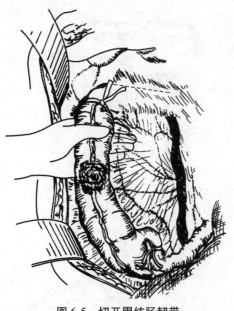

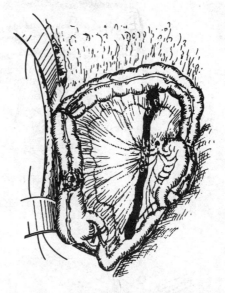

图 6-5　切开胃结肠韧带　　　　　　图 6-6　结扎、切断肠系膜血管

6.切除病灶

于横结肠拟切除线(距肿瘤边缘 10 cm 以上)和末段回肠(距盲肠 15 cm 处)钳夹肠管,其中回肠末端应斜行钳夹。切除端肠管用十二指肠钳(或全齿直止血钳)夹住,保留端肠管以无损伤肠钳夹住,分别切断末段回肠和横结肠(图 6-7)。至此,将末段回肠、盲肠、升结肠和右半横结肠连同系膜、右半部大网膜、腹膜后脂肪及淋巴组织一并切除。

7.消化道重建

①手工法:将回肠、横结肠行端—端吻合术。先用 1 号丝线于后壁两端各缝 1 针牵引线,间断缝合后壁浆肌层和全层(图6-8),最后缝合前壁全层和浆肌层。吻合完毕后,关闭系膜裂孔(图6-9),右侧腹后壁腹膜裂口缺损较大时,应尽量缝合减少创面或用回肠系膜加以覆盖固定。回肠和横结肠的吻合,亦可采用端—侧吻合或侧—侧吻合(图 6-10)。

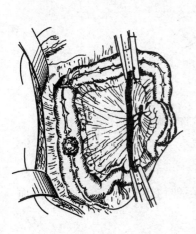

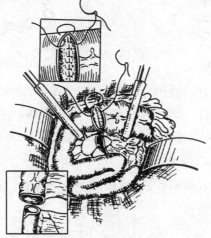

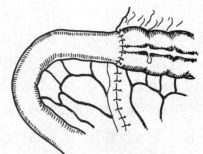

图 6-7　切断右半结肠　　　图 6-8　吻合回肠横结肠吻合口的后壁　　　图 6-9　吻合完毕,封闭系膜孔

②吻合器法:回肠和横结肠的吻合可采用吻合器行端—侧吻合或侧—侧吻合(图 6-11)。

③吻合环法:回肠、横结肠的吻合还可以用吻合环吻合。

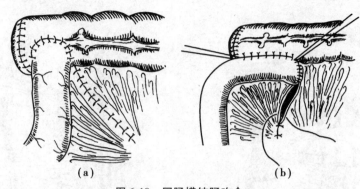

图 6-10　回肠横结肠吻合

（a）回肠横结肠端—侧吻合；（b）回肠横结肠侧—侧吻合（手工）

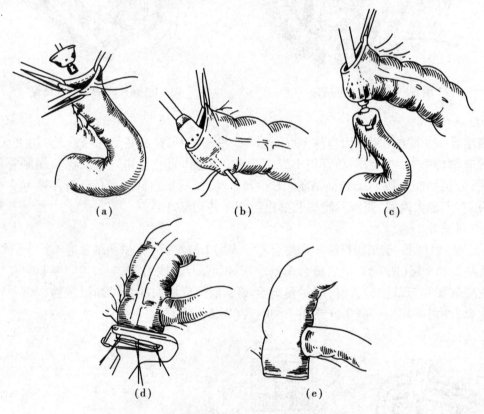

图 6-11　回肠横结肠吻合（吻合器端—侧吻合）

（a）回肠荷包缝合，置入抵钉座；（b）横结肠断端置入管型吻合器；（c）连接吻合器两部分，击发吻合；

（d）线型缝合器闭合横结肠；（e）完成吻合后外观

8.关腹

温蒸馏水反复冲洗腹腔后检查创面止血，逐层缝闭腹壁各层。一般可不放引流，创面若渗血较多，则置腹腔引流管，自切口旁引出。

（八）术中注意事项

（1）手术过程中要严格执行"无瘤技术"，最大限度地减少术中肿瘤细胞的"医源性播散"可能。如先缝扎血管、绑扎肠管、浸出浆膜的肿瘤表面隔离、双蒸水冲洗腹腔。游离右半结肠时，注意勿损伤十二指肠、右肾、性腺血管和输尿管。

（2）右半结肠根治性切除的关键步骤是肠系膜上静脉的充分游离,以完成各分支血管根部和第3站淋巴结的清扫。该区域血管较多,操作需细致,视野要清晰。

（3）因回肠末段是回结肠动脉供血,为避免术后吻合口瘘的发生,吻合时既要注意血供,又要注意无张力,且吻合口远近端要通。若回肠过细,可沿回肠对系膜侧切开,以保证与横结肠断端对合准确,或行回肠—横结肠端—侧或侧—侧吻合。吻合后关腹前要检查回肠1 m左右的血供情况。

（4）向左侧游离大网膜,结扎、切断胃网膜左血管时,先在脾左侧垫大纱布抬高脾脏,同时切断脾结肠韧带,以免撕破脾被膜。

（5）手术完毕时,热(一般42 ℃)无菌蒸馏水冲洗腹腔和腹膜后,吸净积血及血块。

（九）术后处理

（1）术后当日吸氧,取仰卧位,密切观察血压、脉搏、呼吸和体温,待血压、脉搏平稳24 h后改半卧位。如病情需要转重症科监护。

（2）术后禁食、静脉补液,必要时输血,禁食期间注意口腔护理。继续胃肠减压,待肛门排气(多数患者在术后3~5 d恢复)后,若患者不感腹胀即可拔除胃管。

（3）拔管后可进流质饮食,逐渐过渡到半流质和普通饮食,鼓励早下床活动,术后2周内禁直肠镜检和灌肠。

（4）积极控制感染,应用广谱抗生素。

（5）术后留置尿管,一般情况下术后24 h可以拔除。

（6）创口疼痛术后48 h内最剧烈,可给予适量镇痛剂。

（7）术后根据患者的全身情况、肿瘤分期和诊疗规范,决定是否行辅助化疗。

（8）术后定期复查B超、肠镜、血癌胚抗原等,以早期发现转移或复发病灶。

（十）手术并发症

1.吻合口瘘

多发生在术后1周左右,表现为局部腹膜炎和发热等全身症状,由于右侧的结肠内容物呈糊糊态且富含消化酶,故发生吻合口瘘后其漏出物直接进入腹腔,患者的腹膜炎症状及全身症状均较严重。对于全身情况严重者,可行吻合口外置;若腹腔内污染不重,全身情况尚可耐受者,可暂行腹腔引流,引流时须保持引流管畅通,若无效可考虑重作吻合或同时作回肠造口。

2.机械性肠梗阻

多与腹腔内感染或小肠与切口缝合部发生粘连以及腹部手术后内疝形成有关。前者一旦发生,先行非手术治疗,无效时则需做粘连松解术。内疝形成者应尽早再次手术解除压迫。

3.输尿管损伤

术中如损伤了输尿管的血运,术后易发生坏死、穿孔。若术中即发现损伤,则应行缝合或吻合,并放置输尿管支架管;若在24 h后始发现损伤,因并发炎症、水肿,修补常失败,可先做暂时性肾盂造口术,并引流外渗尿液,待2~3个月后再做修复手术。

4.吻合口狭窄

轻度狭窄不用处理,因粪便有扩张作用,可自行缓解;重度狭窄,则必须手术治疗。

二、左半结肠根治切除术

(一)概述

切除左侧 1/2 或 1/3 横结肠及其相应系膜、降结肠及其系膜和部分乙状结肠及其系膜,肠管两切缘距离肿瘤边缘需大于 10 cm,根部离断左结肠血管、中结肠血管和乙状结肠血管的第 1—2 支。清扫切除区域系膜的淋巴结、上述血管根部淋巴结和肠系膜下血管根部淋巴结。

(二)适应证

结肠脾曲、降结肠和乙状结肠上段的恶性肿瘤。

(三)禁忌证

(1)晚期结肠癌,估计淋巴结广泛转移难以完全清扫干净。

(2)并发远处多发转移。

(3)全身情况差或并发心肺疾病难以承受麻醉和手术。

(四)术前准备

同"右半结肠根治切除术"。

(五)麻醉

气管内插管静脉复合麻醉或持续硬膜外麻醉。

(六)体位

仰卧位。

(七)手术步骤

1.切口

取正中切口,由于需游离脾区,切口应足够长。切口保护套保护切口,置 C 形腹部拉钩以充分暴露。

2.探查

探查进入腹腔后,由远至近探查是否有腹腔积液。先探查盆底有无结节;然后探查肝、胆、脾、胃、小肠、结肠和直肠、系膜和腹主动脉旁淋巴结;最后探查原发病灶的大小、活动度以及与周围器官的关系。

3.显露左半结肠

体位调整为头高右侧卧位,利用小肠重力向右侧、右下腹倾斜。右侧用温盐水纱布垫保护小肠与大网膜,显露左侧结肠和肿瘤位置(图 6-12)。

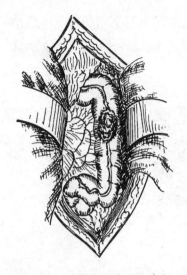
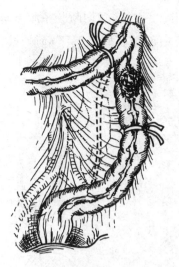
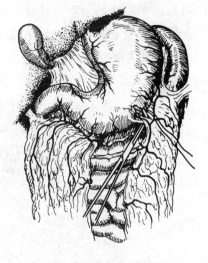

图 6-12 显露左侧结肠和肿瘤　　　图 6-13 肿瘤两侧结扎，阻断肠腔　　　图 6-14 结扎切断左半侧大网膜

4.无瘤措施

在横结肠近脾脏水平和乙状结肠远端水平分别用纱带结扎结肠肠腔，将边缘血管一并结扎在内（图 6-13），如果肿瘤可疑侵及浆膜层，需用干纱布垫包裹肿瘤或涂以化学黏胶，将肿瘤予以隔离。

5.游离左半结肠

从大弯侧胃网膜左侧血管弓上开始切开大网膜，并向左游离，结扎、切断胃网膜左血管和脾结肠韧带（图 6-14），可以用超声刀直接离断网膜和结肠系膜。游离结肠脾曲（图 6-15），注意避免损伤肾脏和胰尾。然后沿降结肠后外侧腹膜将降结肠完全游离（图 6-16）。降结肠与升结肠虽同为腹膜间位器官，但降结肠直径小，所以所占腹膜间位少，游离较容易。

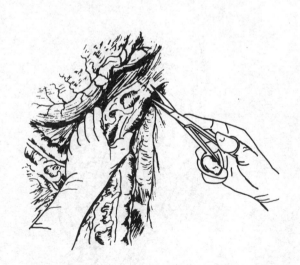
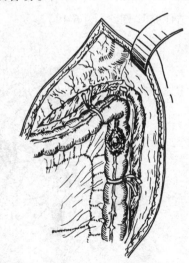

图 6-15 结扎切断脾结肠韧带　　　　　　　图 6-16 游离降结肠

6.处理血管

沿横结肠系膜根部与胰体下缘交界处切开后腹膜，将十二指肠第三段向上牵开，即可显露腹主动脉及肠系膜下动脉根部，将其周围的脂肪淋巴组织全部清除，并结扎、切断肠系膜下动脉（图

6-17）。然后在肠系膜下动脉左侧相同平面结扎、切断肠系膜下静脉,如肠系膜下动脉根部淋巴结肿大,则应在更高位置胰腺下缘贴近根部结扎肠系膜下静脉,或保留直肠上动脉,在左结肠动脉的起始部结扎、切断左结肠动、静脉。

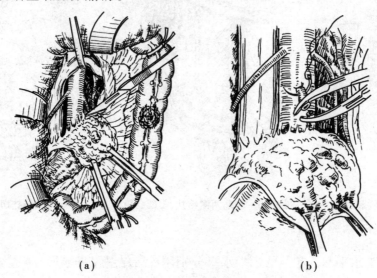

(a)　　　　　　　　　　　　(b)

图 6-17　处理淋巴组织和血管

(a)清除腹主动脉旁和肠系膜下动脉根部的淋巴脂肪组织;(b)结扎切断肠系膜下动脉

7.切除相应系膜

提起拟切除肠段,注意保留吻合部位的血管弓,直视下避开左肾及其肾上腺、左输尿管和生殖血管(图 6-18),分离系膜至拟行吻合之结肠处。

8.病变部整块切除

切断横结肠和乙状结肠结扎带远侧之肠管,对大网膜、横结肠左半、脾曲和降结肠及其系膜和淋巴结作整块切除(图 6-19)。

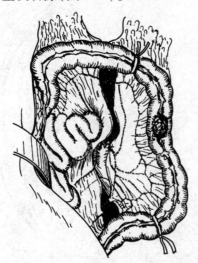
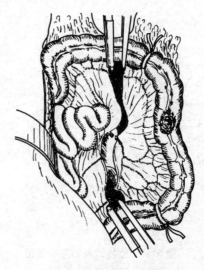

图 6-18　游离结肠系膜　　　　图 6-19　整块切除肿瘤所在
　　　　至拟切除肠管处　　　　　　　部位的肠管和系膜

9.消化道重建

行横结肠—乙状结肠或直肠端—端吻合,吻合应采用手工法、吻合器法或吻合环法,但手工吻合连续锁边吻合易引起吻合口狭窄。然后缝闭系膜缺损。

10.引流与缝合

冲洗腹腔后,于左侧结肠旁沟处放置一引流管,从切口左侧腹壁另戳孔引出,分层关腹。如果肿瘤已侵及浆膜层,可用42 ℃热水配化疗药溶液行腹腔化疗,引流管夹闭在术后2~4 h才开放。

（八）术中注意事项

（1）手术过程中要严格执行"无瘤技术",最大限度地减少术中肿瘤细胞"医源性播散"的可能,提高手术效果,改善术后长期生存率。

（2）游离脾结肠韧带时,注意不可猛力牵引结肠,以免撕裂脾脏;将左半结肠系膜从后腹膜壁层分离时,应常规显露胰尾、左侧肾脏、输尿管和生殖血管,避免损伤诸脏器。

（3）横结肠—乙状结肠或直肠端—端吻合血供好、无张力,而且缝扎松紧要合适,以避免发生吻合口瘘;若张力较大,可游离结肠肝曲部位。

（九）术后处理

同"右半结肠根治切除术"。

（十）手术并发症

（1）左侧输尿管和生殖血管的损伤。

（2）脾脏和胰腺尾部的损伤。

（3）吻合口瘘和吻合口狭窄。

第三节　横结肠根治性切除术

一、适应证

横结肠中部癌。

二、禁忌证

（1）晚期结肠癌,估计淋巴结广泛转移难以完全清扫干净。

（2）并发远处多发转移。

（3）全身情况差或并发心肺疾病难以承受麻醉和手术。

三、术前准备

同"右半结肠根治切除术"。

四、麻醉

气管内插管静脉复合麻醉或持续硬膜外麻醉。

五、体位

仰卧位。

六、手术步骤

1.切口

取上腹部正中切口。

2.探查

进入腹腔后，首先用切口保护套隔离保护切口，然后由远至近探查，注意有无血性腹腔积液。先探查盆底有无结节，然后探查肝、胆、脾、胃、小肠、结肠和直肠、肠系膜和腹主动脉旁淋巴结，最后探查原发病灶的大小、活动度以及与周围器官的关系。

3.无瘤措施

如果肿瘤可疑侵及浆膜层，用干纱布垫包裹肿瘤或表面涂以化学黏胶以隔离肿瘤，然后在肿瘤的近、远侧，分别用纱带结扎横结肠肠腔，将边缘血管一并结扎在内（图6-20）。

4.游离横结肠

从胃网膜血管弓上开始，先向左游离左半侧大网膜至结肠脾曲，分离、结扎、切断胃网膜左血管和脾结肠韧带；再沿胃网膜右血管弓游离右半大网膜，结扎、切断胃网膜右血管，在十二指肠第2段前面及腹侧壁向下分离直至结肠肝曲，将横结肠和结肠肝曲完全游离（图6-21）。

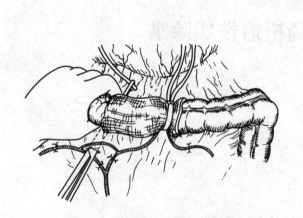

图6-20　结扎横结肠肿瘤两侧肠管

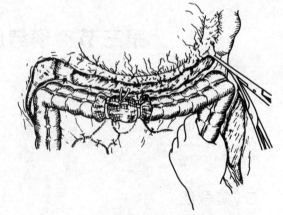

图6-21　游离横结肠和结肠的肝区、脾区

5.切断横结肠系膜

"V"形切开横结肠系膜（图6-22），向前上方牵开横结肠，切开横结肠系膜与胰腺下缘交界处，向下分离，显露结肠中动脉及静脉，分离后于根部切断并双重结扎，清除其周围淋巴结（图6-23）。

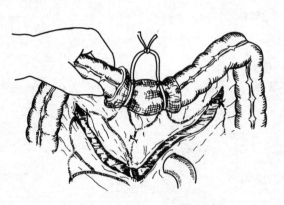

图 6-22 "V"形切开横结肠系膜

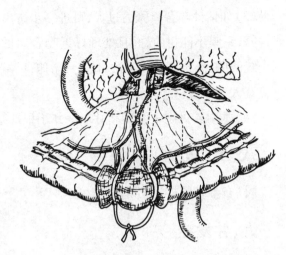

图 6-23 结扎切断横结肠中动脉及静脉

6.肠管离断

在预定切除水平将两端结肠切断。

7.整块切除肠管及相应系膜

分别将横结肠边缘血管结扎、切断,整块切除包括全部大网膜、相应横结肠及其系膜和淋巴结(图 6-24)。

8.消化道重建

将升、降结肠作端—端吻合,吻合完毕后缝闭系膜缺损处(图 6-25)。

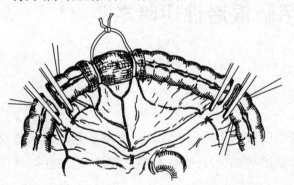

图 6-24 整块切除横结肠、大网膜和横结肠系膜

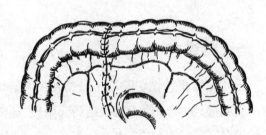

图 6-25 升、降结肠端—端吻合,闭合系膜裂孔

9.关腹

无菌热双蒸馏水冲洗腹腔后逐层关腹,若肿瘤侵及浆膜层,可行腹腔化疗。

七、术中注意事项

(1)手术过程中要严格执行"无瘤技术",最大限度地减少术中肿瘤细胞"医源性播散"的可能,提高手术效果,改善术后长期生存率。

(2)游离结肠脾曲时,不宜用力牵拉以免撕破脾包膜。肝结肠、脾结肠韧带均需逐一结扎、切断。

（3）如估计吻合口张力过大，可进一步游离右半结肠或脾曲以利对拢。吻合时针距不宜过疏或过密，系膜不能扭曲，并且处理好近吻合口的肠脂垂。如吻合两断端口径大小有差异，则应采用先缝两侧缘，再缝中点方法，使"一端伸，一端缩"，最终同步完成缝合。此外，注意建立的吻合口应宽大、畅通。

（4）术中若见副中结肠动脉应一并于根部结扎切断。

八、术后处理

同"右半结肠根治切除术"。

九、并发症

1.吻合口瘘和吻合口狭窄

预防和处理见右半结肠切除术。

2.脾脏损伤

脾脏损伤多是游离结肠脾曲时撕裂脾被膜所致，术中多能发现，一般不需要切除脾脏，可用电凝、黏胶或修补等方法进行处理。术后若出现大量腹腔出血，应积极探查。若为脾脏损伤，先进行修补止血，如果无效可行脾切除术。

第四节　乙状结肠根治性切除术

一、概述

乙状结肠根治性切除术切除癌肿在内的切缘距肿瘤边缘应大于 10 cm 的乙状结肠肠段及相应肠管系膜，如病灶位于乙状结肠起始段，还需要游离部分降结肠，包括所属的系膜，如病灶位于乙状结肠下段，则还需游离部分直肠上段。在肠系膜下血管发出左结肠血管分支后予以离断或直接于肠系膜下血管根部离断。清扫切除区域系膜的淋巴结及血管周围的淋巴脂肪组织。

二、适应证

无肠系膜下血管根部淋巴结转移的乙状结肠癌。

三、禁忌证

（1）晚期结肠癌，估计淋巴结广泛转移难以完全清扫干净。

（2）并发远处多发转移。

（3）全身情况差或并发心肺疾病难以承受麻醉和手术。

四、术前准备

同"右半结肠根治切除术"。

五、麻醉

气管内插管静脉复合麻醉或持续硬膜外麻醉。

六、体位

仰卧位。

七、手术步骤

1.切口

取中下腹正中切口,1/4 在脐上,3/4 在脐下。

2.探查

进入腹腔后,用切口保护圈保护切口,然后探查有无腹腔积液;肝脏、盆腔及肠系膜淋巴结有无转移,从直肠开始触摸结、直肠,以免遗漏多源瘤;再检查原发病灶大小、活动度以及与邻近器官的关系,以判断切除病灶的可能性。若肿瘤侵犯至其他脏器,可能时应将其一并切除。

3.无瘤措施

在肿瘤近、远侧分别用纱布带结扎乙状结肠肠腔,系膜血管一并结扎在内(图6-26)。如果肿瘤可疑侵及浆膜层,用干纱布垫包裹肿瘤或表面涂以化学黏胶以隔离肿瘤。

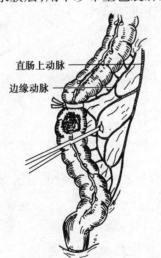
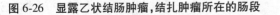
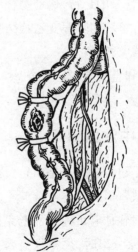

直肠上动脉

边缘动脉

图 6-26　显露乙状结肠肿瘤,结扎肿瘤所在的肠段　　图 6-27　游离乙状结肠,注意左输尿管与生殖血管

4.游离乙状结肠

提起乙状结肠向内牵拉,切开乙状结肠左侧的后腹膜,上至降结肠,下达上段直肠两侧腹膜,保证两切缘距离肿瘤边缘至少 10 cm。显露腹膜后组织,注意保护左侧的输尿管和生殖血管(图6-27)。

5.结扎

显露腹主动脉及肠系膜下动脉根部,在肠系膜下动脉根部附近切开腹主动脉左侧缘的后腹膜,向下向上游离,即可显露腹主动脉及肠系膜下动脉根部(在腹主动脉分叉的近端约4 cm),清除周围淋巴脂肪组织,于乙状结肠动脉根部双重结扎切断(图6-28),同时处理伴行静脉。如该处淋巴结明显大,则于肠系膜下动脉根部双重结扎切断,同法处理肠系膜下静脉(图6-29)。

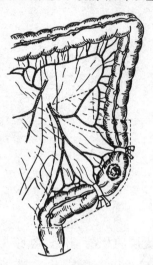

图 6-28　结扎乙状结肠动脉及切除范围

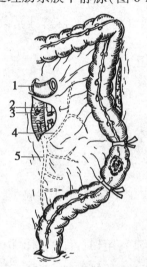

图 6-29　结扎肠系膜下动、静脉

1—Treitz 韧带;2—肠系膜下静脉;3—肠系膜下动脉;

4—左结肠动脉;5—直肠上动脉

6.扇形分离拟切除的乙状结肠系膜

注意血管弓的走行,保证吻合口有充足的血供,再分别切断乙状结肠近、远侧的肠管,整块切除病变乙状结肠及其系膜和淋巴结。

7.消化道重建

降结肠和直肠端—端吻合,多采用吻合器吻合(图6-30),缝闭或胶合系膜缺损。

八、术中注意事项

(1)手术过程中要严格执行"无瘤技术",最大限度地减少术中肿瘤细胞"医源性播散"的可能。

(2)有时输尿管可能紧靠肠系膜下动脉起始处,在将乙状结肠及其系膜从后腹膜壁层分离时,须常规显露并妥善保护左侧输尿管和生殖血管,以避免对这些脏器的损伤。

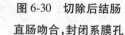

图 6-30　切除后结肠

直肠吻合,封闭系膜孔

(3)降结肠-直肠端—端吻合张力大,则应游离部分降结肠加以松解。

(4)乙状结肠癌,若见肠系膜下动脉根部淋巴结转移阳性,则行左半结肠切除术。

九、术后处理

同"右半结肠根治切除术"。

十、手术并发症

（1）左侧输尿管的损伤。
（2）吻合口瘘和吻合口狭窄。

第五节　扩大右半结肠根治性切除术

一、适应证

横结肠近端癌和结肠肝曲癌,或者为肠道准备不良,有大量积粪的横结肠癌、结肠肝曲癌及某些梗阻性左半结肠癌。

二、禁忌证

（1）晚期结肠癌,估计淋巴结广泛转移难以完全清扫干净。
（2）并发远处多发转移。
（3）全身情况差或并发心肺疾病难以承受麻醉和手术。

三、术前准备

同"右半结肠根治切除术"。

四、麻醉

气管内插管静脉复合麻醉或持续硬膜外麻醉。

五、体位

仰卧位。

六、手术步骤

1.切口
取腹正中切口,切口要足够长,以便术中暴露良好。

2.探查
进入腹腔后,先用切口保护套隔离保护切口,然后由远至近探查。先探查盆底有无结节,然后探查肝、胆、脾、胃、小肠、结肠和直肠、肠系膜和腹主动脉旁淋巴结,最后探查原发病灶的大小、活动度以及与周围器官的关系。

3.无瘤措施

在预定切断水平用纱布带分别结扎横结肠和回肠末段,边缘血管一并结扎在内,一般来说,应距离癌肿边缘上、下方不少于 10 cm 作为肠管切断水平。如果肿瘤可疑侵及浆膜层,需用干纱布垫包裹肿瘤或化学胶涂肿瘤侵出面,将肿瘤予以隔离。

4.分离大网膜

由胃网膜血管弓上开始向左游离左半侧大网膜,分离、结扎、切断胃网膜左血管,根据需要游离或不游离结肠脾曲、降结肠。然后沿胃网膜血管弓向右侧游离横结肠及结肠肝曲。从回盲部开始显露右结肠旁沟,直视下剪开右后外侧腹膜,游离盲肠和升结肠,至此拟切除部分肠管已完全游离。

5.处理血管和系膜

在胰头前面解剖出胃-结肠静脉共同干(图6-31),将共同干的结肠支(结肠右静脉)结扎、切断,一并清除血管周围的脂肪淋巴组织。于胰腺钩突部内侧、胰腺下缘水平解剖出肠系膜上血管和结肠中血管,将结肠中血管根部的脂肪淋巴组织亦清除,并结扎、切断结肠中血管根部。然后,沿肠系膜上血管方向剪开后腹膜,分离、解剖结肠右血管和回结肠血管,先后在诸血管根部予以结扎、切断。将拟切除肠段和相应系膜从根部至肠缘分离、结扎。其间可提起肠管,观察血管弓的走行,保证吻合口有充足的血供。

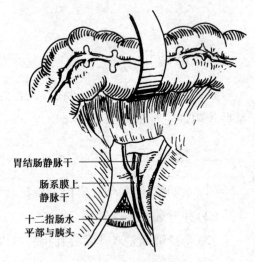

图 6-31　显露胃-结肠静脉共同干

（图中标注：胃结肠静脉干、肠系膜上静脉干、十二指肠水平部与胰头）

6.病灶切除

于横结肠左1/3 或更远处和末段回肠处钳夹、切断肠管,移除回肠末段、盲肠、升结肠、横结肠及其系膜。

7.消化道重建

将回肠、横结肠断端行端一端吻合,吻合方法同右半结肠切除术;再将系膜缘对合缝闭。

8.关腹

用双蒸馏水冲洗腹腔,逐层缝闭腹壁。视创面渗液情况决定是否放置引流。

七、术中注意事项

（1）手术过程中严格执行"无瘤术原则",同右半结肠。

（2）整块切除右半结肠时,应特别注意十二指肠和右侧输尿管的解剖关系,避免损伤十二指肠第3 段及右侧输尿管。

（3）向左侧游离大网膜并结扎切断胃网膜左血管后,应垫高脾脏位置并切断脾结肠韧带,以避免撕破脾脏包膜。

（4）结肠肝曲癌可向胃大弯右侧淋巴结和幽门下淋巴结转移,故应将胃网膜右血管连同右半侧大网膜一并切除,并于根部切断胃网膜右动脉,清除幽门下淋巴结。

八、术后处理

同"右半结肠根治切除术"。

九、手术并发症

（1）术后胃无张力症偶见于切除胃网膜血管者,特别是横结肠癌并发胃大弯切除时极易发生。发生后均应保守治疗,短者 10 d 左右,长者 40 d 可缓解。

（2）存在肛门括约肌功能不良的患者可能术后会出现顽固性腹泻,因而强调对这类患者不宜行扩大切除术。

第六节 梗阻性左半结肠切除术

一、概述

外科治疗结肠癌性梗阻的目的一是解除梗阻,二是切除肿瘤,三是恢复肠管的通畅。左半结肠癌所致梗阻的手术术式有以下几种选择:

①肿瘤一期切除,一期吻合。

②一期切除吻合,近侧结肠造口,二期关闭造口。

③Hartmann 造口术,即一期根治性切除肿瘤后,直肠远端封闭,结肠近端造口,可二期闭瘘恢复肠道连续性。

④采用扩大右半结肠切除术治疗左侧梗阻性结肠癌,行回肠乙状结肠或回肠直肠吻合。

⑤一期造口,二期切除吻合,三期关闭造口。

⑥对于不能切除的肿瘤,施行单纯造瘘或回结肠吻合的捷径手术。术式选择不一,各有利弊,应根据患者的全身情况、肿瘤局部浸润情况及手术者的技术水平进行选择。随着术中肠道灌洗术临床应用水平、新型抗生素预防性应用水平及临床医生手术技术的提高,越来越多学者倾向于在适宜条件下对梗阻性左半结肠癌患者行一期切除吻合术。

对无法行根治术的情况仍需行单纯粪便转流,其原理是将肠内容物由结肠近端引流到结肠远端,避开肿瘤引起的梗阻部位,但因回盲瓣影响,回肠造瘘解除结肠梗阻慎用。该术适用于患者一般情况差,不能耐受麻醉;肿瘤局部侵犯广泛无法切除;肿瘤远处转移;结肠癌引起梗阻等情况。手术方式包括盲肠造口术、结肠襻造瘘、内短路术和支架置入术。

①盲肠造口术:一般指盲肠置管造口引流,局部麻醉或者开腹将盲肠直接固定在右下腹,将带有蘑菇头的管子或者 Foley 导尿管经腹壁置管放入盲肠,置管造瘘只在暂时减压或者不能结肠

襻造瘘的情况下使用。

②结肠襻造瘘:适用于梗阻性结肠癌分期切除的一期手术,或是无法根治切除的晚期结肠肿瘤的姑息疗法。一般选择横结肠,在右上腹造口,造瘘口的位置要远离正中切口和肿瘤。因结肠造口还纳相对困难,如为暂时性造口选择时需要慎重。

③内短路术:适合不能手术切除的、梗阻部位在盲肠到乙状结肠之间的结肠癌性梗阻,可以避免肠造口,多采用盲肠-乙状结肠侧—侧吻合。

④支架置入术:内镜下支架置入先缓解梗阻,1~2周后肠壁水肿消除后行根治性切除。

二、适应证

(1)患者无严重心肺及其他脏器疾病,能耐受根治性切除者。

(2)肠道梗阻时间短,肠壁无浆肌层撕裂,血运良好。

(3)术中肠道灌洗理想,除去粪便充分者。

(4)估计吻合口松弛无张力,血运好,达到吻合口近端空、远端通的要求。

(5)完全性梗阻者,在保守治疗4~6 h不缓解;不完全性梗阻者,也应在保守治疗24 h不缓解。梗阻并发中毒性休克者,则应在抗休克同时及时手术,去除病因。

三、禁忌证

(1)晚期结肠癌,估计淋巴结广泛转移难以完全清扫干净。

(2)并发远处多发转移。

(3)全身情况差或并发心肺疾病难以承受麻醉和手术。

四、术前准备

同"右半结肠根治切除术"。

五、麻醉

气管内插管静脉复合麻醉或持续硬膜外麻醉。

六、体位

仰卧位。

七、手术步骤

1.切口

取足够长腹正中切口。

2.探查

探查前用切口保护圈保护切口。进腹后先探查有无腹腔积液;肝脏、盆腔及肠系膜淋巴结有无转移,从直肠开始触摸结、直肠,以免遗漏多源瘤;再检查原发病灶大小、活动度以及与邻近器官的关系,以判断切除病灶的可能性。按左半结肠切除术常规切除病灶。

3.灌洗

经阑尾或回肠末段切口插管行术中肠道灌洗(图6-32),病灶远端肠腔亦行生理盐水灌洗(图6-33)。

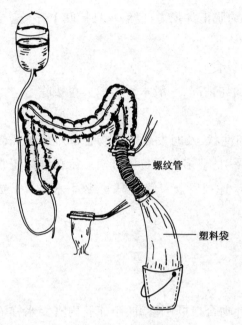

图6-32　近端结肠顺行灌洗

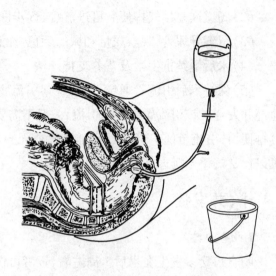

图6-33　远端直肠逆行灌洗

4.吻合

灌洗完毕后,再用1%的甲硝唑200 mL灌洗,用聚维酮碘消毒结肠两断端,视肠管扩张程度采用合适的、安全的吻合方式,以行端—端吻合为主。缝闭系膜缺损。

5.冲洗腹腔

用0.1%苯扎溴铵或3 000~4 000 mL温生理盐水冲洗腹腔,梗阻性结肠癌多已侵及结肠浆膜面,应行腹腔盥洗化疗或区域化学粒子植入。

6.吻合口旁放置引流管

从侧腹壁另戳口引出,逐层关腹。

八、术中注意事项

(1)一期切除吻合术中对吻合口的处理原则是"上要空、口要正、下要通"。

①保证吻合口近端结肠腔的粪便洗净,抗生素冲洗,必要时行有效的盲肠造瘘术。

②保证吻合口无明显炎症、水肿,有良好的血运,没有张力。

③吻合口两侧肠腔口径大小相似,以行端—端吻合为主。

④注意肠管吻合时无机械性狭窄、扭曲,也无功能性障碍。

(2)梗阻近端的肠管可多切除一些,如行扩大右半结肠切除术,可连同受累的回肠末段一并切除。尽量选择血运良好、水肿较轻,肠壁脆性小的地方作切线离断肠管。

(3)操作中注意用纱垫保护好术野,避免粪便污染。

(4)术中分离结肠时,注意勿损伤输尿管、肾脏、膀胱等器官。

(5)引流要放在吻合口附近,但不能压住吻合口,引流管要求柔软,但不致被压瘪。

九、术后处理

(1)术毕即给予扩肛,持续5~10 min,除去肛门括约肌正常张力,以后每日扩肛1~3次,至肛门自动排气为止。

(2)肠道恢复排气排便后可进流食,逐步恢复正常饮食。

(3)留置导尿管,观察尿量和尿的颜色,注意有无血尿情况,一般术后1~2 d可拔除。

(4)术后继续抗生素及营养支持疗法。

(5)保持术后引流管通畅,认真观察引流物的量和性状,及时发现术后吻合口瘘或腹腔内出血等并发症。该引流属于安全引流,一般不需要负压吸引,至多为低负压吸引。待自肛门正常排气排便,日引流量低于30 mL,引流液性质无异常时可考虑拔管。一般情况下,该手术引流管拔除可以比常规手术延迟1~2 d,应更慎重。

十、并发症

1.吻合口瘘

吻合口瘘多发生在术后1周左右,轻者可仅有少许吻合口周围渗漏,引流管内有粪水样液体流出,表现为轻微的临床症状。重者可能发生吻合口大部乃至完全裂开,引起局限性或弥漫性腹膜炎。瘘的发生可能有以下几方面原因:

①急诊手术未能行充分的肠道准备。

②梗阻近端肠腔内多量积粪未能清除。

③梗阻近端结肠与远端肠腔口径及肠壁的厚度差别太大,一期吻合困难。

④术中腹腔的污染与感染。

⑤结肠吻合口远侧仍有梗阻或不完全梗阻,包括肛门括约肌的持续痉挛状态引起吻合口张力较大以致发生破裂。

⑥吻合技术上的缺陷。一般根据患者术后临床表现及体检可发现吻合口瘘,必要时可通过口服药用炭末、直肠指诊、B超或腹部照片等检查确定。一旦发生吻合口瘘,但无腹膜炎表现,引流管通畅,可暂行保守治疗,改善患者全身状况,加强营养支持疗法;选用抗生素时应同时给抗厌氧菌药;并发糖尿病者,应用胰岛素治疗;停止用各种影响免疫功能的抗癌药;用低分子右旋糖酐与丹参类药物改善组织微循环。若引起局限性腹膜炎,则仅行腹腔引流或将感染创口敞开引流即可,有条件时应采用肠外营养(PN)疗法,如吻合口远端肠管无梗阻,多数患者在全身营养支持治疗下2~4周内可愈合。引起弥散性腹膜炎者可行横结肠造口术使粪便转流,或将原吻合口拆开,近远端肠管分别造口,待腹腔感染控制,伤口愈合后再择期手术处理。

2.感染

感染包括因肠襻坏死、肠穿孔后产生粪性腹膜炎致全身性感染、术后留置导尿管所致泌尿系感染、肺部感染以及术后腹部切口感染等局部感染。治疗上应选用大剂量广谱并对肾脏损害较小的抗生素(包括抗厌氧菌药物),应静脉用药,以保持血中药物达到治疗浓度。同时纠正水、电解质与酸碱代谢紊乱,防止多器官功能衰竭。对于术后局部感染则应视感染部位、范围与是否形成脓肿,采取相应的处理方法,包括穿刺抽吸、B超引导下穿刺置管引流和必要时经腹切开引流放置较粗的硅胶管引流。

第七节 结肠次全根治性切除术

一、适应证

(1)同时存在多源的结肠癌。

(2)再次发生的异时性结肠癌。

(3)近端结肠极度扩张、大量积粪的梗阻性左半结肠癌。

二、禁忌证

(1)晚期结肠癌,估计淋巴结广泛转移难以完全清扫干净。

(2)并发远处多发转移。

(3)全身情况差或并发心肺疾病难以承受麻醉和手术。

三、术前准备

同"右半结肠根治切除术"。

四、麻醉

气管内插管静脉复合麻醉或持续硬膜外麻醉。

五、体位

仰卧位。

六、手术步骤

1.体位与切口

取仰卧位,以脐为中心腹正中切口。

2.结肠次全切除的手术步骤

结肠次全切除的手术步骤是扩大的右半结肠切除术和左半结肠切除术的加合(参考相关章节)。但需要注意以下要点:

①首先隔离末端回肠和乙状结肠远端。

②结肠中、右及回结肠血管应在起始部结扎切断;肠系膜下动脉在其根部结扎切断,并在其左侧 2~3 cm,十二指肠空肠曲的左侧结扎切断肠系膜下静脉。

③全部清扫肠系膜上血管和腹主动脉周围的脂肪淋巴组织(图 6-34)。

④分离后腹膜时,必须清除显露双侧输尿管和生殖血管。

⑤最后离断末端回肠及远端乙状结肠,将肠管及其系膜整块切除。

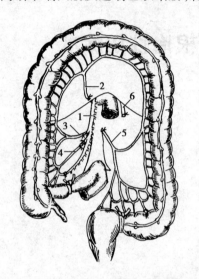

图 6-34　结肠次全切的范围和结扎的血管

1—肠系膜上动脉;2—中结肠动脉;3—右结肠动脉;

4—回结肠动脉;5—肠系膜下动脉;6—肠系膜下静脉

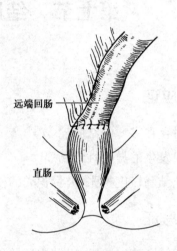

远端回肠

直肠

图 6-35　回肠直肠吻合术

3.消化道的重建

根据两肠管断端口径的情况,可采用回肠-乙状结肠端—端或端—侧吻合(图 6-35)。最后关闭系膜缺损。

七、术中注意事项

(1)严格遵守"无瘤原则",减少种植性播散。

(2)游离后腹膜时,应常规显露两侧输尿管和生殖血管,加以保护。

八、术后处理

(1)术后当日吸氧,取仰卧位,密切观察血压、脉搏、呼吸和体温,待血压、脉搏平稳 24 h 后改半卧位。因本手术创面大,失血会较多,如病情需要转重症科监护。

(2)术后禁食,静脉补液,必要时输血,禁食期间注意口腔护理。继续胃肠减压,待肛门排气(多数患者在术后 3~5 d 恢复)后,若患者不感腹胀即可拔除胃管。

(3)拔管后可进流质饮食,逐渐过渡到半流质和普通饮食。鼓励早下床活动,术后 2 周内禁直肠镜检和灌肠。

(4)术后多数患者出现大便次数较多或水样稀便,可酌情应用止泻剂。

(5)积极控制感染,应用广谱抗生素。

（6）术后留置尿管，一般情况下术后 24 h 可以拔除。

（7）创口疼痛在术后 48 h 内最剧烈，可给予适量镇痛剂。

（8）术后根据患者的全身情况、肿瘤分期和诊疗规范，决定是否行辅助化疗。

（9）术后定期复查 B 超、肠镜、血 CEA 等，以早期发现转移或复发病灶。

九、主要手术并发症

同左半、右半结肠根治切除术。

第七章

阑尾腹腔镜切除术

急性和慢性阑尾炎是胃肠外科最常见的疾病,阑尾切除术是实施例数最多的手术,也是外科住院医师培训的重要项目。腹腔镜外科医生的手术训练,也是从腹腔镜阑尾切除术开始的。大量临床实践已证实,腹腔镜阑尾切除术比开腹手术创伤小,痛苦轻,术后切口感染等并发症少,患者恢复快,对开腹手术暴露困难的肥胖患者优势尤其明显。且腹腔镜手术可在微小创伤下全面探查腹盆腔,有效清除脓液,利于患者术后恢复,并可鉴别妇科、泌尿外科等相关系统疾患,发现早期腹股沟疝等隐匿性疾病。随着手术技术的进步,经脐单孔腹腔镜阑尾切除术可达到术后无瘢痕的美容效果。另外,腹腔镜阑尾切除术用于妊娠期阑尾炎也有其独特优势。临床实践已证明,妊娠早、中期(<20 周)并发急性阑尾炎,行腹腔镜阑尾切除术对母婴是安全的,甚至有在更晚孕期行腹腔镜手术的报道,可以避免污染切口在继续妊娠过程中造成的诸多不利因素,如切口裂开、切口感染,甚至流产等。腹腔镜的腹腔内视野可以直接观察回盲部解剖情况,比开腹手术的腹腔外视野更全面、清晰,特别是盲肠后位、回肠后位、盆位等阑尾位置较隐蔽的情况,可以避免过多扰动肠道和妊娠子宫而引起损伤或刺激宫缩。腹腔镜阑尾切除术已广泛应用于临床,在有条件的医院已经成为常规手术。

阑尾根部位于盲肠末端 3 条结肠带交汇处、体表投影为麦氏点(右髂前上棘与脐连线的中外 1/3 分界点)。阑尾尖端游离,可伸向任何方向,阑尾常见位置主要有回肠前位(28%)、盆位(26%)、盲肠后位(24%)、回肠后位(8%)、盲肠下位(6%)。此外尚有少数高位阑尾、盲肠浆膜下阑尾、腹膜外阑尾和左下腹阑尾等。腹腔镜阑尾切除术对位置隐蔽和高位阑尾很有优势,无须延长切口增加创伤,可降低切口感染的风险。且腹腔内多角度视野可以清晰观察局部解剖,避免盲目探查的误伤。阑尾动脉源自回结肠动脉终末支,血运受阻极易发生坏疽。阑尾静脉经回结肠静脉、肠系膜上静脉回流至门静脉,因此急性阑尾炎可能导致门静脉炎或肝脓肿。

一、适应证

(1)急性和慢性阑尾炎。

(2)妊娠 20 周以内发作的急性阑尾炎。

二、禁忌证

(1)因严重心肺疾患等不能耐受气管插管全身麻醉者。

(2)腹腔复杂手术史,存在广泛粘连者。

(3)并发休克、严重水电解质平衡紊乱等的危重患者。

三、术前准备

(1)常规禁饮食,备皮,清洗脐部。急性阑尾炎需给予静脉补液,调整水电解质平衡并使用抗生素。

(2)妊娠期急性阑尾炎应与产科协同制订围术期处理和用药方案,予镇静和抑制宫缩等保胎治疗。

四、体位与套管放置

患者取仰卧位,手术开始后调至头低左倾位,以利于暴露回盲部。术者立于患者左侧,扶镜手立于术者右侧,显示器设置在术者对面(图7-1)。

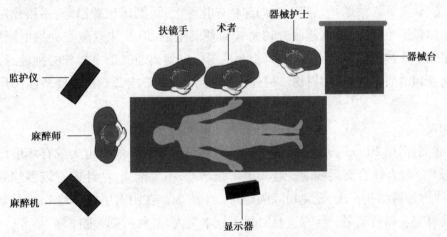

图 7-1 腹腔镜阑尾切除术手术室布局

在脐下缘开放法置入 10 mm 套管作为观察孔,建立气腹后置入 30°镜,再于麦氏点左侧对称位置及脐下 10 cm 正中或偏右侧,分别放置 5 mm 套管作为操作孔;也可将两个操作孔设计在双侧耻骨结节上方,术后阴毛可遮盖瘢痕,使用此法应注意避免损伤膀胱,患者取人字体位,术者立于患者两腿之间(图7-2)。

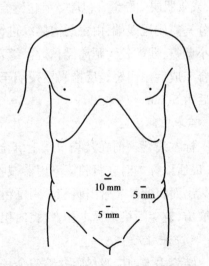

图 7-2 腹腔镜阑尾切除术套管位置

五、麻醉

气管插管全身麻醉。

六、手术步骤

1.腹盆腔探查

术中应先全面探查腹盆腔,再重点针对右下腹,明确阑尾炎诊断。若术前诊断急性阑尾炎,但术中所见阑尾病变不符,应提高警惕,考虑其他鉴别诊断,腹腔镜探查对此多可提供明确信息。在腹腔镜下观察回盲部形态和寻找阑尾都更加容易。若化脓性阑尾炎局部脓苔多,有大网膜、回肠或盲肠覆盖包裹,需用无损伤肠钳钝性剥离暴露阑尾。少见的浆膜下阑尾部分或全部位于盲肠浆膜下,无明显阑尾系膜,可用剪刀剪开浆膜暴露,不要带电操作,以免损伤盲肠。盲肠后位和少见的腹膜外阑尾多需游离盲肠与侧腹壁附着部。对化脓坏疽病变严重的阑尾不要过度牵拉,避免阑尾破裂或断裂,多量脓液和粪石漏出加重腹腔污染。探查同时先尽量吸尽所见脓液。

2.结扎离断阑尾系膜

阑尾动脉多为1支,少数2支,沿阑尾系膜游离缘走行。大多数阑尾系膜近阑尾根部有无血管区,由此处穿过器械较安全且容易。

根据阑尾长短在合适部位提起阑尾,展开系膜,分离钳钳尖闭合紧贴根部穿过系膜,经此孔带入10 cm 7号丝线。两手分离钳配合打结结扎阑尾系膜。如阑尾系膜水肿明显,需分次结扎,也可用带电分离钳切开部分系膜后再结扎。距结扎丝线约5 mm以上剪刀剪断或电凝离断阑尾系膜。除腹腔内打结外,也可用 Prolene 线在腹腔外打结后推入结扎。在解剖清晰、暴露良好时,可以用结扎锁、钛夹等方法结扎系膜。在局部粘连化脓严重,阑尾位置隐蔽,系膜较短、卷曲等情况下,结扎系膜较困难,而用带电器械凝切是较简便安全的,但要注意应先夹持电凝较大范围的系膜,使阑尾动脉在热损伤下凝固闭合,再于此范围内电切离断。带电操作必须注意保持与肠壁的距离,并间断短时通电,避免副损伤。另外,还可使用超声刀或者双极电凝离断阑尾系膜,更加简便安全。

3.切除阑尾

两手器械配合,用10 cm长7号丝线结扎阑尾根部。若阑尾根部粗大或有坏疽穿孔,不宜单纯结扎,可行8字缝合闭合阑尾残端。若阑尾化脓严重,粗大饱满,估计内有较多脓液或粪石,应在根部结扎线远端再结扎一次,避免切除阑尾时污染腹腔。在距阑尾根部约1 cm处切开阑尾,电凝烧灼残端,再完全离断阑尾。标本应及时置入标本袋内,避免污染腹腔。

阑尾残端结扎切实,根部周围无明显病变时无须包埋,必要时可行腹腔镜下荷包缝合、8字缝合,或浆肌层间断缝合包埋。荷包缝合:经10 mm套管将2-0带针缝线放入腹腔,带线长约15 cm。充分暴露阑尾残端,由盲肠内侧缘进针进行荷包缝合,进针点距阑尾根部约5~8 mm,或根据残端大小调整,残端较大距离需稍远。缝至盲肠外后方时可将针反持完成下方和内侧的缝合。荷包缝合完成后用钳轻轻反推阑尾残端至肠腔内,同时收紧荷包线打结。缝针可在镜下用器械稍扳直后由5 mm套管取出。

4.取出阑尾

标本袋置入前在其袋口线上绑全长7号丝线一根,经10 mm套管置入腹腔后线尾留在套管外,最后取标本时在腹腔镜下用器械收紧袋口,再牵拉丝线,即可将标本袋口收入观察套管,随套管拔出而将标本袋带出腹腔。阑尾粗大者可于袋内分次取出。腹腔污染严重时可先冲洗袋壁后再取出,避免污染取标本孔,腹腔内积液需吸尽。

5.冲洗引流

结束手术前应吸尽腹盆腔残余积液,污染严重时可局部冲洗术野、盆腔并吸净液体,但不主张大范围腹腔冲洗,以免感染扩散。同时观察阑尾残端及系膜处理是否牢靠。若化脓感染严重,粪石或脓液漏出,污染严重时应放置术野或盆腔引流管,经下腹部套管引入。放尽气腹、拔出各套管,切实缝合脐部套管孔(缝合前可用活力碘浸泡消毒),术毕。

七、单孔法阑尾切除术

单孔法腹腔镜阑尾切除术可用带操作通道的腹腔镜(0°镜)实施(图 7-3),只作脐部一个套管孔(图 7-4),放入腹腔镜和一把操作器械,找到阑尾后自脐部套管孔提出腹腔切除,操作简单,美容效果良好,主要针对回盲部无粘连,阑尾根部游离,放尽气腹后可提至脐孔的慢性阑尾炎和单纯性阑尾炎。因器械和腹腔镜使用同一个硬质通道,活动互相制约,且仅能置入单把器械,故视野不稳定、欠清晰,不能进行复杂的分离操作。

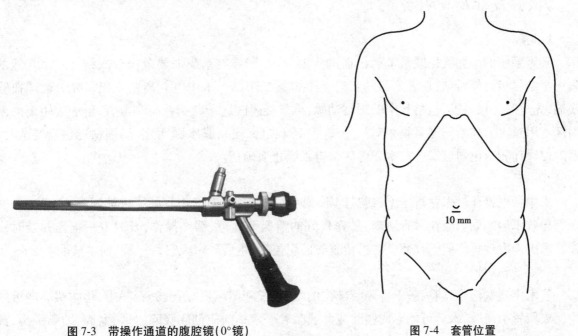

图 7-3　带操作通道的腹腔镜(0°镜)　　　　　图 7-4　套管位置

在有条件的情况下也可使用专用的单通道腹腔镜手术器械(LESS),通过一个多通道软质构件建立腹壁通道,腹腔镜镜头角度可调,与器械的相互影响降低,且可以置入两把器械,进行更复杂的操作,实现经单孔完全腹腔内阑尾切除。手术步骤如下:

(1)在脐下缘开放法置入 10 mm 套管建立气腹。

(2)将带操作通道的腹腔镜置入腹腔,由操作通道置入肠钳,探查腹腔、盆腔及盲肠,据阑尾、盲肠游离度及局部粘连情况评估能否进行单孔操作,如有轻度粘连或系膜卷曲较短可先行简单分离(钝性分离或电切分离),如单器械操作困难,可由麦氏点向腹腔穿刺置入带线缝针,穿过阑尾系膜后再穿出腹壁,悬吊阑尾,形成张力,再分离影响阑尾提出的粘连或系膜。带电操作时可使用夹持组织后旋转再电凝的动作,可增加一部分张力。游离至阑尾根部提拉至脐孔处即可。

(3)夹持阑尾尖端,提至套管内,同时消除气腹,拔出套管,同时将阑尾自脐部套管孔提出腹腔。在腹腔外结扎切断阑尾系膜,切除阑尾后若张力许可,可作荷包缝合包埋残端,放回腹腔,也可以不做荷包包埋。切实缝合套管孔,术毕。

八、术后处理

(1)鼓励患者术后早下床活动,有利于胃肠道功能恢复,预防肠粘连。

(2)多数患者术后第 1 天即可开始饮水并逐渐恢复流质饮食,但对腹腔感染重、肠道功能恢复不良者应待排气后逐步恢复饮食。

（3）对妊娠期阑尾炎患者围术期使用 $MgSO_4$ 抑制宫缩，常规用量为 25% $MgSO_4$ 30 mL 加入 5%葡萄糖液 500 mL，$1\sim2$ g/h，静滴，每日可用至 15 g。用药期间应注意监测呼吸、膝跳反射和尿量，及时排除 $MgSO_4$ 中毒表现。术后应给予敏感抗生素，如离预产期尚远，应予镇静和抑制宫缩等保胎治疗。可口服苯巴比妥，每次 30 mg，每日 3 次，服用 $3\sim5$ d。如已临近预产期或胎儿已发育成熟（≥37 周），可任其自然分娩。

九、并发症及其防治

1.出血

阑尾系膜的结扎线松脱是术后出血的主要原因，肥厚的系膜需要分段分次结扎。结扎线的第一个结尽量打外科结，在无张力的状态下再打第二个结。术中电凝离断系膜需充分凝固血管残端，先电凝一段系膜，包括其中的阑尾动脉，再于凝固区远端离断系膜和血管，留一定距离的凝固区。用超声刀离断阑尾系膜相对简单安全，特别是阑尾系膜水肿明显，局部粘连包裹复杂时，超声刀操作相对电器械安全。术毕前应检查系膜止血确切。

2.肠漏

术中带电操作过于贴近肠壁，或显露不清时在分离过程中损伤盲肠或末端回肠，若术中未发现则导致术后肠漏。应在术野清晰、暴露良好的情况下规范、精细操作，及时发现损伤并及时修补。术中未发现损伤但仍存怀疑时可留置腹腔引流管，术后严密观察，一旦发现尽早手术探查。

3.腹盆腔脓肿

若术中遗漏清除盆腔、膈下等隐蔽部位的脓液，或阑尾坏疽穿孔、粪石漏出、化脓感染严重的病例未留置引流管，术后可能形成腹腔或盆腔脓肿。术毕前应彻底吸除术区、盆腔、结肠旁沟，甚至肝上间隙的脓液，可局部冲洗，并放置引流管。若术后发热不退、腹泻、腹痛持续、腹膜炎体征、腹胀、肠道功能恢复不良，应考虑腹盆腔积脓可能，B 超、CT 等检查有助于诊断。应先予广谱抗生素治疗，并据术中腹腔脓液培养药敏结果调整敏感抗生素，保守治疗无效可行 B 超或 CT 引导穿刺引流，若不能成功则需腹腔镜或开腹手术探查，清除脓肿，充分引流。

参考文献

[1] 杨雁灵.普通外科基础手术精讲[M].北京:科学出版社,2017.

[2] 徐延田,等.现代肝胆外科诊疗策略[M].长春:吉林科学技术出版社,2016.

[3] 吴肇汉,秦新裕,丁强.实用外科学[M].4版.北京:人民卫生出版社,2017.

[4] 周良辅.现代神经外科学[M].2版.上海:复旦大学出版社,2015.

[5] 赵玉沛,陈孝平.外科学[M].3版.北京:人民卫生出版社,2015.

[6] 中华医学会神经病学分会.2016版中国脑血管病诊治指南与共识[M].北京:人民卫生出版社,2016.

[7] 詹文华.胃癌外科学[M].北京:人民卫生出版社,2014.

[8] 李晓兵.神经外科疾病诊疗新进展[M].西安:西安交通大学出版社,2014.

[9] 钱锋.实用胃癌手术图解操作要领与技巧[M].北京:人民卫生出版社,2015.

[10] 倪世宇,苏晋捷,奚拥军,等.实用临床外科学[M].北京:科学技术文献出版社,2014.

[11] 李敬东,王崇树.实用临床普通外科学教程[M].北京:科学出版社,2014.

[12] 赵玉沛,姜洪池.普通外科学[M].北京:人民卫生出版社,2008.

[13] 杨玻,宋飞.实用外科诊疗新进展[M].北京:金盾出版社,2015.

[14] 林擎天.普通外科临床解剖学[M].上海:上海交通大学出版社,2015.

[15] 李南林,凌瑞.普通外科诊疗检查技术[M].北京:科学出版社,2016.

[16] 刘新文.临床普通外科诊疗指南[M].西安:西安交通大学出版社,2015.

[17] 王宇.普通外科学高级教程[M].北京:人民军医出版社,2016.

[18] 苗毅.普通外科手术并发症预防与处理[M].4版.北京:人民卫生出版社,2017.

[19] 金中奎,钟朝辉,林晶.胃肠外科围术期处理[M].北京:人民军医出版社,2015.

[20] 李春雨.肛肠外科学[M].北京:科学出版社,2016.

[21] 何永生,黄光富,章翔.新编神经外科学[M].北京:人民卫生出版社,2014.

[22] 高志清.普通外科临床经验手册[M].北京:人民军医出版社,2014.